André Sorge | Winfried Kümmel

Das PsychErgo-Konzept

Vertragsbasierte Ergotherapie mit psychisch erkrankten Menschen

Ein Praxiskonzept für die individualisierte und betätigungsbasierte Ergotherapie

Spektrum Ergotherapie

Herausgeber

DVE Deutscher Verband Ergotherapie

Die Autoren

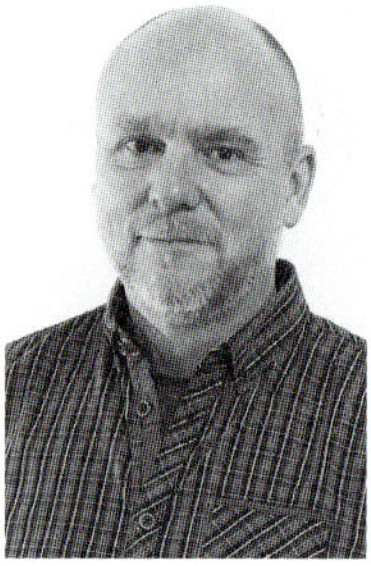

André Sorge
ist Ergotherapeut, Certified Transactional Analyst – Transaktionsanalytiker im Anwendungsbereich Psychotherapie (CTA-P), Skriptdrama-Therapeut (nach Pesso), Coach und Heilpraktiker beschränkt auf das Gebiet der Psychotherapie. Er arbeitet in eigenen Praxen in Marburg sowie als Leiter und Referent im PsychErgo Institut Marburg. In folgenden Verbänden ist er Mitglied: Deutscher Verband Ergotherapie e. V. [DVE], Deutsche Gesellschaft für Transaktionsanalyse e. V. [DGTA], European Association for Transactional Analysis [EATA], Deutsche Gesellschaft für Coaching e. V. [DGfC] sowie im Verband Freier Psychotherapeuten, Heilpraktiker für Psychotherapie und Psychologischer Berater e. V. [VFP].

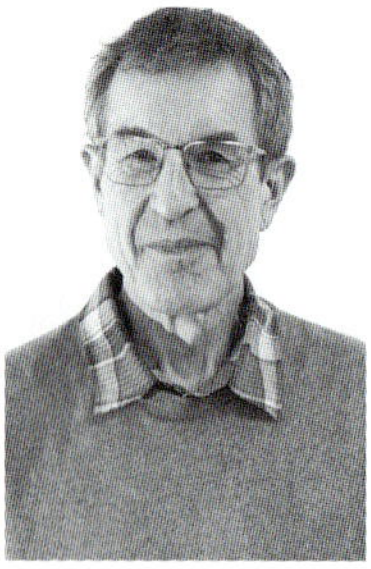

Winfried Kümmel
ist Ergotherapeut, Gestalttherapeut, Mindfulness Based-Stress-Reduction-Lehrer (MBSR), Systemischer Supervisor – Institut für Psychosoziale Fortbildung und Praxisberatung (IPFP), Heilpraktiker beschränkt auf das Gebiet der Psychotherapie. Er arbeitet in eigener Praxis in Frankfurt am Main sowie als Leiter und Referent im PsychErgo Institut Marburg. In folgenden Verbänden ist er Mitglied: Deutscher Verband Ergotherapie e. V. [DVE], Deutsche Vereinigung für Gestalttherapie e. V. [DVG], Verband der Achtsamkeitslehrenden – Mindfulness Based Stressreduktion/Mindfulness Based Cognitive Therapy e. V. [MBSR/MBCT] sowie im Verband Freier Psychotherapeuten, Heilpraktiker für Psychotherapie und Psychologischer Berater e. V. [VFP].

André Sorge | Winfried Kümmel

Das PsychErgo-Konzept
Vertragsbasierte Ergotherapie mit psychisch erkrankten Menschen

Ein Praxiskonzept für die individualisierte und betätigungsbasierte Ergotherapie

Bibliografische Information der Deutschen Nationalbibliothek
Die Deutsche Nationalbibliothek verzeichnet diese Publikation in der Deutschen Nationalbibliografie; detaillierte bibliografische Daten sind im Internet über http://dnb.d-nb.de abrufbar.

1. Auflage 2023
ISBN 978-3-8248-1318-6
eISBN 978-3-8248-9867-1

Mollweg 2, D-65510 Idstein
Vertretungsberechtigte Geschäftsführer:
Dr. Ullrich Schulz-Kirchner, Martina Schulz-Kirchner
Umschlagfoto: © André Sorge
Zeichnungen: Michelle Sorge
Icon Wolke: Flaticon.com
Fachlektorat: Thomas Leidag
Lektorat: Doris Zimmermann
Umschlagentwurf und Layout: Petra Jeck/Susanne Koch
Druck und Bindung:
Plump Druck & Medien GmbH, Rolandsecker Weg 33, 53619 Rheinbreitbach
Printed in Germany

Inhalt

Teil III Theorie des PsychErgo-Konzeptes

Vorwort

Die Ergotherapie mit psychisch erkrankten Menschen erfordert fundiertes Fachwissen, methodische Kompetenz, praktische (Selbst-)Erfahrung und viel Übung, das wissen wir aus eigener Erfahrung. Das PsychErgo-Konzept soll Ihnen helfen, erfolgreich vertragsbasierte, individualisierte und betätigungsbasierte Ergotherapie durchführen zu können.

Wir wollen therapeutische Unsicherheiten ausräumen sowie die Qualität und Wirksamkeit der Ergotherapie weiter verbessern. Wichtig ist uns dabei, systemisch transaktionale und gestaltpsychologische Arbeitsweisen mit betätigungsbasierter Ergotherapie zu verknüpfen, um Entwicklung zu gesundem Betätigungsverhalten sowie Autonomie bei Klienten zu bewirken.

Das PsychErgo-Konzept[1] ist ein integratives ergotherapeutisches Behandlungskonzept für eine wirksame individualisierte, klientenzentrierte, vertrags- und betätigungsbasierte Ergotherapie mit psychisch erkrankten Menschen.

Da betätigungsbasiertes Lernen in der Ergotherapie zum Erfolg führt, ermöglichen wir auch Teilnehmenden der PsychErgo-Seminare praktisches Erfahren in einer entspannten Lernatmosphäre. Die Wertschätzung vorhandener Fähigkeiten und Fertigkeiten, das Erschließen persönlicher Ressourcen sowie die gezielte Unterstützung im Lernprozess sollen helfen, den individuellen Ergotherapie-Stil zu entwickeln.

Das PsychErgo-Konzept ist ein praxisbezogenes Fort- und Weiterbildungskonzept mit der Zielsetzung, Ergotherapeutinnen (→ *Kap. 1*) Wissen und Fertigkeiten praktisch zu vermitteln, damit sie mit umfassender Fachkompetenz und Sozialkompetenz ausgestattet eine bedarfsgerechte, individualisierte Ergotherapie mit psychisch erkrankten Menschen durchführen können.

Fühlen Sie sich eingeladen, unsere Auffassung von Ergotherapie zu verstehen, die Arbeitsweise mit dem PsychErgo-Konzept zu entdecken und Ihre eigenen Erfahrungen damit zu verknüpfen.

Wir freuen uns, das Buch über das PsychErgo-Konzept trotz so mancher Herausforderung fertiggestellt zu haben! Die drei Jahre Pandemie waren kräftezehrend, häufig türmten sich Schwierigkeiten ins Unüberschaubare. Neben der Umsetzung der unterschiedlichen Vorschriften und Schutzmaßnahmen erforderten die häufigen Ausfälle von Mitarbeiterinnen in den Praxen, aber auch die vielen Kleinigkeiten

1 **PsychErgo** ist ein beim Patent- und Markenamt angemeldeter, geschützter Begriff.

drumherum, viel Zeit und Planungsgeschick. Das Buchprojekt war in dieser Zeit insofern eine Herausforderung, weil die Versorgung der Klienten Vorrang hatte. Auch familiär gab es in dieser Zeit viele Probleme zu lösen, weshalb wir an dieser Stelle unseren Ehefrauen für ihre Unterstützung herzlich danken wollen!

Ein besonderes Dankeschön sagen wir Michelle Sorge für die liebevoll und ausdrucksstark gestaltete Buchillustration. Mit spitzem Stift und flinker Hand hat sie die Charaktere auf den Punkt gebracht. Danken möchten wir unseren beiden Referentinnen Fiona Miesel und Cornelia Oberste-Frielinghaus für Anregung, Kritik und Mitarbeit bei der Weiterentwicklung des PsychErgo-Konzeptes. Des Weiteren danken wir der Lehrtrainerin und Lehrsupervisorin für Transaktionsanalyse (Bildung) Anne Huschens sowie Doris Zimmermann und Tom Leidag vom Schulz-Kirchner Verlag für das Lektorat.

Wie ein Kind entwickelt sich das PsychErgo-Konzept weiter, ist vermutlich gerade in der Pubertät und bildet seine Identität aus. Wir hoffen, dass viele Kolleginnen (→ *Kap. 1*) das „Kind" fördern und fordern, damit es seinen Beitrag für die Ergotherapie von psychisch erkrankten Menschen leisten kann. Die empirische Evidenz ist noch zu erbringen, jedoch wissen wir aus eigener Erfahrung und den Berichten der zertifizierten PsychErgo-Expertinnen (→ *Kap. 1*), wie wirkungsvoll die Ergotherapie mit dem PsychErgo-Konzept ist.

André Sorge und Winfried Kümmel

1 Einleitung zum Praxisbuch – das PsychErgo-Konzept

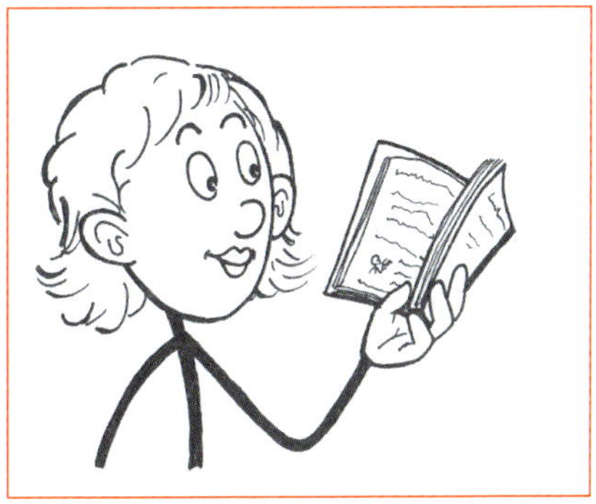

Abb. 1: Die Leserin

Die Einzigartigkeit eines jeden Menschen ist zunehmend im Bewusstsein unserer Gesellschaft, was wir sehr begrüßen! Aktuell äußert sich das beim Versuch einer Sprache, die alle Geschlechter individuell anspricht. In einem Buchtext führt das dazu, dass dem Lesefluss Barrieren auferlegt werden. Wir möchten Ihnen ein angenehmes Lesen ermöglichen, daher haben wir uns entschieden, in diesem Buch für alle Ergotherapeuten die weibliche Form und für alle Klienten sowie andere Personen die männliche Form zu verwenden. Die Personen im Buch sind konstruiert, die Namen fingiert und die entsprechenden Narrative zum Schutz anonymisiert und verfremdet. Ähnlichkeiten mit lebenden oder verstorbenen Personen weisen damit auf die Allgemeingültigkeit der beschriebenen persönlichen Faktoren, Betätigungsprobleme und Umweltfaktoren hin.

Das Ihnen vorliegende Buch bündelt unsere langjährige Erfahrung aus der Ergotherapie mit psychisch erkrankten Menschen. Das hier beschriebene PsychErgo-Konzept ist als Entwicklungsrahmen zur Kompetenzerweiterung für Ergotherapeutinnen zu verstehen. Es bietet Ihnen die Möglichkeit, verschiedene Methoden und Arbeitsweisen in Ihre Behandlungen zu integrieren. Es ist kein „Rezeptbuch", auch wenn wir modellhaft beschreiben, „wie" man die Ergotherapie durchführen kann. Verstehen Sie es vielmehr als eine Anregung zur Verknüpfung mit Ihrem vorhandenen Fachwissen und Können, um diese Kernkompetenzen zum Wohle Ihrer Klienten weiterzuentwickeln.

Die Menschen sind trotz derselben psychiatrischen Diagnose immer einzigartig, woraus unserer Meinung nach eine individualisierte Ergotherapie resultieren muss. Das bedeutet, dass der einzelne Mensch immer wichtiger ist als die angewendete Behandlungsmethode. Anders ausgedrückt: Was einem Klienten mit beispielsweise einer mittelgradigen depressiven Episode hilft, muss nicht zwangsläufig beim anderen Klienten mit derselben ICD-Diagnose F32.1 zum Erfolg führen. Das „Weshalb" veranlasste uns, den Menschen mit seinen psychischen Systemen genauer zu betrachten.

Zusammenfassend können wir heute sagen: Die **Klientenzentrierung** lehrt uns, dem jeweiligen Menschen zuzuhören und ihn als Experten für sein eigenes Leben ernst zu nehmen. Die **Beziehungsorientierung** hilft, dass wir uns wirklich für den Klienten interessieren und uns auf eine Beziehung einlassen. Die **Betätigungszentrierung** ist für uns als Ergotherapeutinnen wichtig, um unsere Kernkompetenz zu entfalten. Die **Achtsamkeit** hilft uns, eine wertschätzende Atmosphäre zu schaffen und bewusst wahrzunehmen. Die **Vertragsbasierung** ist für uns nützlich, damit der Klient eigenverantwortlich an seinen Zielen arbeitet und wir unsere „gut gemeinten“ Ratschläge für uns behalten. Die **Psychologie** der Transaktionsanalyse und der Gestalttherapie nutzt uns, Menschen in ihrer Persönlichkeit und ihrer Kommunikation zu verstehen.

Die **Individualisierung** der Ergotherapie bedeutet, den einzelnen Menschen spezifisch zu behandeln, quasi bei jedem Klienten die Ergotherapie „neu zu erfinden“. Das ist herausfordernd, weil wir kein Schema abarbeiten können, hat aber den positiven Effekt, dass die Berufsausübung nicht langweilig wird! Aus unserer großen „Werkzeugkiste“ wählen wir die für unseren einzigartigen Klienten passenden Diagnose-, Behandlungs- und Evaluationsinstrumente aus. Mit Bedacht nutzen wir standardisierte Assessments und Behandlungsverfahren und passen sie der Wirklichkeit unseres Klienten an. Dadurch erreichen wir gemeinsam einen nachhaltigen Behandlungserfolg und der Klient erlangt mehr Autonomie.

Das erscheint vielleicht als Widerspruch zur geforderten leitlinienorientierten evidenzbasierten Praxis. Doch geben wir zu bedenken, dass es uns um bewusste Reflexions- und Entscheidungsprozesse geht, die wissenschaftliche Erkenntnisse, Erfahrungswissen aus der alltäglichen Praxis, Intuition der Ergotherapeutin und die Kompetenz des Klienten zusammenbringen.

Wir haben in diesem Buch genau das versucht: Wissenschaftliches Denken, Erfahrungswissen und praktisches Handeln zu vereinen.

Als wissenschaftstheoretische Zugangsweise haben wir den „Bootstrap“-Ansatz und die Theorie lebender, sich selbst-organisierender Systeme in Zusammenhang mit dem Prinzip der lokal stimmigen Umgebung und dem Echoeffekt gewählt (Brink, 2021; Capra, 2022; Bohm, 2018).

Nach dem „Bootstrap“-Ansatz ist keine Theorie besser oder schlechter als eine andere, jedoch kann eine Theorie in einem bestimmten Bereich brauchbarer sein. Die vielen Theorien, Modelle und Konzepte, die in der Ergotherapie Anwendung finden, sind netzförmig miteinander verknüpft, überschneiden sich teilweise und beschreiben die jeweils unterschiedlichen Aspekte und Ebenen der Wirklichkeit. Die einzelnen (Teil-)Theorien selbst sind in zentralen Bereichen vereinbar, können aber in Randbereichen ohne Weiteres widersprüchlich sein (Rath, 1992).

Das Prinzip der lokal stimmigen Umgebung bedeutet hier, dass eine (Teil-)Theorie, ein Modell oder ein Konzept als Element des Netzes in sich logisch konsistent ist und es folgerichtige und stimmige Übergänge zu den anderen Theorien, Modellen oder Konzepten im Netz gibt.

Wie weit die einzelnen Theorien anwendbar und weiterentwickelbar sind, hängt vom Echoeffekt ab. Der Echoeffekt bedeutet zum einen, dass die Theorie nicht mehr bringen kann als das der Theorie zugrunde liegende Konstrukt, mit dem Wirklichkeit beobachtet wird. Zum anderen bedeutet er, dass die beobachtete Wirklichkeit zum beobachtenden System, dem definierten Beobachtungsinstrument und dem Beobachter in Wechselwirkung steht. Die Beobachtung verändert und modifiziert die beobachtete Wirklichkeit und umgekehrt. Diese Wechselwirkung ist eine unmittelbare Folge aus der Heisenberg'schen Unschärferelation (Capra, 1980).

In der ergotherapeutischen Praxis ist es zweckmäßig, die Erklärungs- oder Beschreibungsmodelle zu wechseln, zum Beispiel vom MOHO-Subsystem „Habituation" zum Rollenmodell der Transaktionsanalyse überzugehen oder umgekehrt. Modelle zu wechseln, zwischen denen Verbindungen und Übergänge definierbar sind, erweitert den Beobachtungs- und Erklärungshorizont und unterstützt eine echte klientenzentrierte Arbeitsweise (Jerosch-Herold, 1999/2004).

Die Vernetzung von beobachtbarer Wirklichkeit mit Theoriesystemen ist in → *Abb. 2* für das PsychErgo-Konzept beispielhaft dargestellt.

Die Perspektive des PsychErgo-Konzeptes ist, den Menschen als unteilbare Ganzheit, als ein lebendes, sich selbst-organisierendes dynamisches System zu betrachten. Die Theorien und Modelle bilden ein miteinander verknüpftes, sich überschneidendes Netz und beschreiben bestimmte Aspekte der Wirklichkeit des Menschen in seiner Umwelt und bei seiner Betätigungsausführung. Sie wirken wie ein Filter, wie eine Lupe, die in ihrer begrenzten Reichweite einen Aspekt scharf stellen und gleichzeitig andere vernachlässigen. Auf einer differenzierten Ebene bringen sie die bestehenden Theorien, Modelle und Konzepte in einen stimmigen Zusammenhang. Die Betrachtung der menschlichen Betätigung mit dem Model of Human Occupation (MOHO) (Filter A bis D) führt zu den Theorien der Subsysteme Volition, Habituation, Performanz und der Theorie der Einflüsse der Umwelt auf das Betätigungsverhalten. Die Filter E) bis G) der Transaktionsanalyse sind nützlich, um die Entfaltung der Organisation der Persönlichkeit des Menschen zu betrachten, was zur Theorie der Struktur und Dynamik der Persönlichkeit führt. Ebenso hilfreich ist die Betrachtung der Funktionsentfaltung in energetischer und materieller Form in Beziehungen zwischen Personen oder zur Umwelt, was zur Theorie der Transaktion und Kommunikation führt. Schließlich führt die Betrachtung der Funktionsentfaltung in der historisch gewachsenen und erlebensgeschichtlich entwickelten Wechselwirkung und Stellung einer Person in Beziehung zur Umwelt (Gesellschaft) zur Theorie des Skripts.

Die Betrachtung der Lebensharmonie eines Menschen mit dem KAWA-Modell (Filter H) führt zu einer asiatisch geprägten Auffassung von Leben, Erfüllung, Wohlergehen und einer am Kollektiv orientierten Ethik, die sich der gegenseitigen Abhängigkeit und Untrennbarkeit aller Elemente der Umwelt bewusst ist.

Das Person-Environment-Occupation-Performance-Modell (PEOP) (Filter I) wiederum fokussiert die Notwendigkeit der Kompetenz im Betätigen, um die Partizipation im alltäglichen und gemeinschaftlichen Leben mit dem Ziel der Erfahrung von Wohlbefinden zu ermöglichen. Das führt zur Theorie der kontinuierlichen wechselseitigen Interaktion und Dynamik zwischen Klient und Umwelt.

Das bio-psycho-soziale Modell (WHO/DIMDI, 2001, 2005) der Internationalen Klassifikation der Funktionsfähigkeit, Behinderung und Gesundheit (ICF) (Filter J) lenkt die Betrachtung auf die Wechselwirkung zwischen Gesundheitsproblem, Körperfunktionen und Körperstrukturen, Aktivitäten, Teilhabe und Kontextfaktoren. Das führt zur Theorie der Funktionsfähigkeit, Behinderung und Gesundheit.

Es können weitere Theorien, Modelle und Konzepte als Filter genutzt werden, je nachdem, wer unser Klient ist und welche individuellen Aspekte fokussiert werden müssen, um eine optimale Ergotherapie zu ermöglichen. Die Grafik in → *Abb. 2* ist entsprechend erweiterbar. Wir belassen es hier bei den genannten Theorien, Modellen und Konzepten als Beispiel.

1.1 Wie Sie dieses Praxisbuch nutzen können

Das Buch ist in drei Teile gegliedert. In **Teil I** stellen wir in zwölf Thesen unsere Sicht auf den Menschen, die Betätigung, die Ergotherapie sowie ethische Prämissen dar.

Den Kern des Buches bildet der ausführliche Therapiebericht der Ergotherapeutin Christiane Hofmann über ihren Klienten Markus Traubert in **Teil II**. Er schildert die einzelnen Phasen des Behandlungsverlaufes von der Aufnahme bis zur Verabschiedung im Kontext einer ergotherapeutischen Praxis.

In **Teil III** beschreiben wir dann die Theorien, Modelle, Konzepte, Assessments und Instrumente, die im PsychErgo-Konzept zur Anwendung kommen.

Das **Glossar** hilft Ihnen Abkürzungen, Definitionen und Erklärungen von Begriffen schnell nachzuschlagen.

Im **Anhang** finden Sie Links zum Download der PsychErgo-Assessments und Informationen zur Fortbildung zur PsychErgo-Expertin.

Der Fokus in diesem Buch liegt auf der Ergotherapie in ambulanter Praxis mit erwachsener Klientel. Das Konzept ist problemlos auf andere Wirkfelder der Ergotherapie übertragbar, wie zum Beispiel stationäre, teilstationäre psychiatrische Einrichtungen oder Wohngruppen für psychisch erkrankte Menschen sowie die Kinder- und Jugendpsychiatrie. Elemente des Konzeptes sind auch anwendbar in anderen ergotherapeutischen Fachdisziplinen, beispielsweise in der Neurologie, Geriatrie, Pädiatrie oder im Jobcoaching.

Im Folgenden (→ *Kap. 1.1.1*) erhalten Sie einen inhaltlichen Überblick, sodass Sie Ihrem Lesestil entsprechend das Buch nutzen können. Es ist möglich, zwischen den Kapiteln zu springen oder das Buch wie einen guten Roman von Anfang bis zum Ende zu lesen. Ganz gleich wie Sie es mögen, wir wünschen Ihnen ein erkenntnisreiches und angenehmes Lesevergnügen!

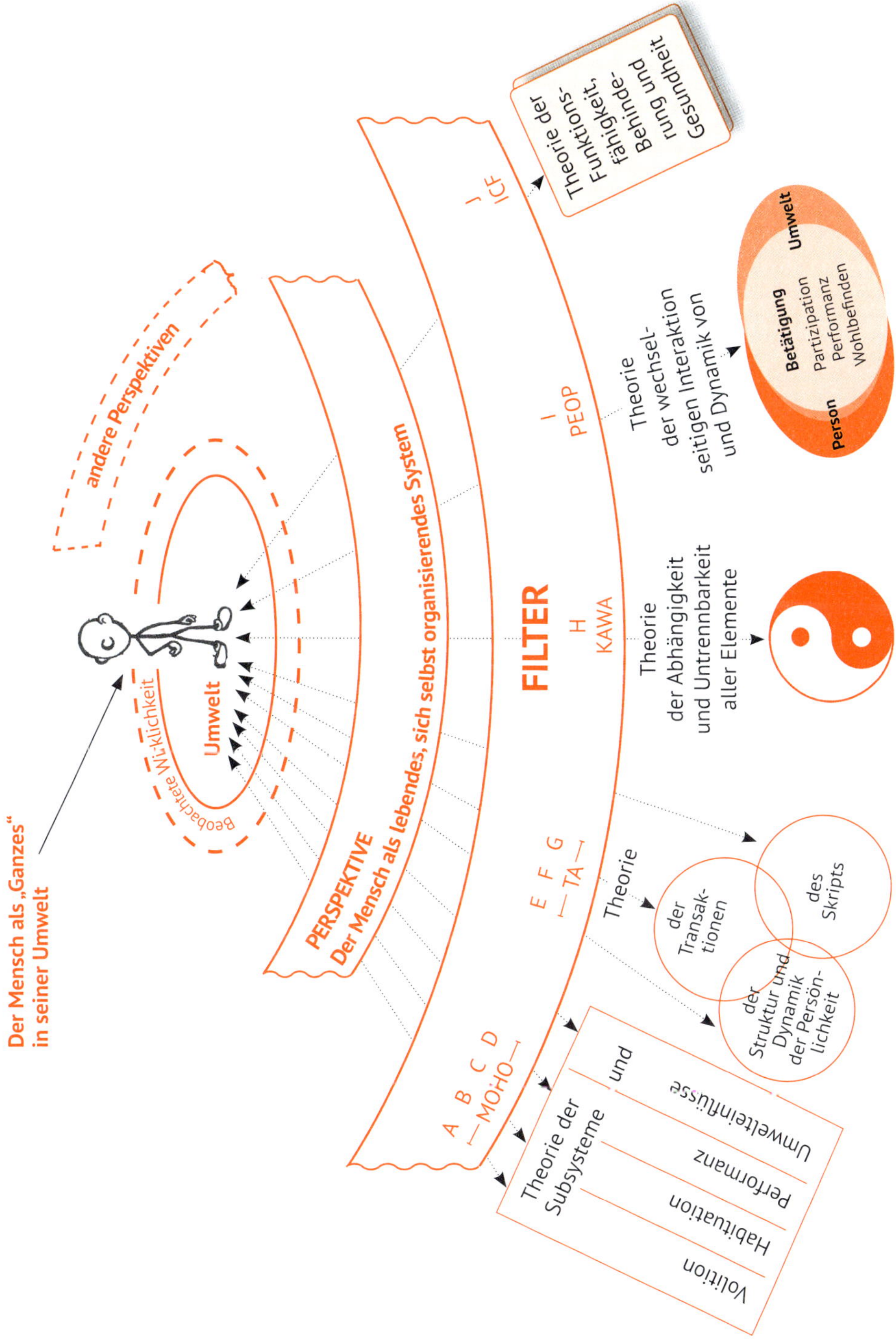

Abb. 2: Beobachtbare Wirklichkeit und Theoriesysteme

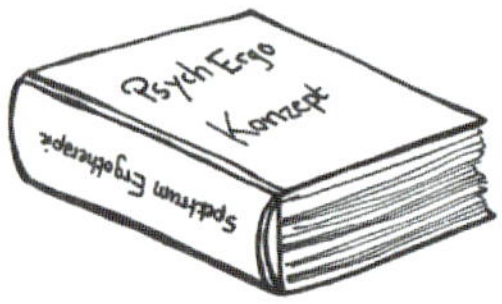

Abb. 3: Das Buch

1.1.1 Aufbau und Gliederung des Buches

In den Texten verknüpfen Verweise wie (→ *Kap. 1.1.1*) die zugehörigen Inhalte der einzelnen Kapitel und Unterkapitel miteinander. Ebenso ist es bei Abbildungen. Spezifische Informationen haben wir in den farblich unterlegten Feldern „Erklärfix“ und „Beispiel“ zusammengefasst.

- Im Feld **„Erklärfix“** erhalten Sie Erläuterungen, wichtige Erkenntnisse oder Besonderheiten, Definitionen oder Zusammenfassungen.
- Im Feld **„Beispiel“** lesen Sie Klientenbeispiele zur Veranschaulichung des Haupttextes, damit Theoretisches und Methodisches lebendig wird.
- In den **Dialogen** kennzeichnet das Symbol die Denk- und Entscheidungsprozesse der Ergotherapeutin Frau Hofmann – oder die des Vertretungstherapeuten Herrn Estaren – bei der Wahl ihrer Interventionen, also ihr professionelles Reasoning.

Teil I

Kapitel 2 – *Teil I: Thesen über den Menschen, Betätigung, Ergotherapie und Ethik* beschreibt den Bezugsrahmen des PsychErgo-Konzeptes in zwölf Thesen über den Menschen, die Betätigung, die Ergotherapie sowie ethische Prämissen.

Teil II

Die Ergotherapie des Klienten Markus Traubert durch seine Ergotherapeutin Christiane Hofmann in der Praxis für Ergotherapie Neumann verdeutlicht in diesem Teil die praktische Vorgehensweise mit dem PsychErgo-Konzept. In der Darstellung des Behandlungsverlaufes haben wir den Dialogen besonderen Raum eingeräumt. Wir möchten Ihnen damit wirksame Kommunikation aufzeigen und psychodynamische Hintergründe verständlich machen, die – wenn sie unbeachtet bleiben – den Behandlungserfolg gefährden oder zumindest erschweren.

- Das Kapitel 3 – *Vom Auftrag bis zur Zielerreichung* – haben wir den Voraussetzungen und Vorbereitungen gewidmet, damit eine individualisierte, klientenzentrierte, vertragsbasierte und betätigungsbasierte Ergotherapie von psychisch erkrankten Menschen überhaupt beginnen kann.
- In Kapitel 4 – *Erwartungen und Auftrag klären* – beschreiben wir den Prozess der Auftragsklärung hinsichtlich der Erwartungen, aber auch der Befürchtungen des Klienten an die Ergotherapie.
- Im Kapitel 5 – *Den Menschen kennenlernen* – schauen wir auf die Persönlichkeit des Klienten und wie der Aufbau einer tragfähigen therapeutischen Beziehung gelingt.
- Im Kapitel 6 – *Betätigungsprobleme diagnostizieren* – zeigen wir das methodische Vorgehen anhand der Assessments PEBI und des Flussdiagramms aus dem KAWA-Modell sowie den Schutz des Klienten mit der Lebenszusage.
- In Kapitel 7 – *Den Zielvertrag vereinbaren* – beschreiben wir den Prozess der Zielvereinbarung anhand unseres PsychErgo-Zielvereinbarungsinstruments (PEZI).

- Das Kapitel 8 – *Ergotherapie vertragsbasiert umsetzen* – widmen wir dem ergotherapeutischen Behandlungsprozess und der Zusammenarbeit verschiedener Professionals.
- Im Kapitel 9 – *Die Ergotherapie geht zu Ende* – nehmen wir eine wichtige Behandlungsphase in den Blick, den Abschluss der Ergotherapie.

Teil III
Die Theorien, Modelle, Konzepte, Instrumente und Assessments, die im PsychErgo-Konzept zur Anwendung kommen, beschreiben wir im Teil III. Die in der ergotherapeutischen Community bekannten Theorien und Modelle zur menschlichen Betätigung werden nur kurz dargestellt. Ausführlicher erläutern wir Erklärungsmodelle, Konzepte und Interventionen, die für das Verständnis der persönlichen Faktoren, die psychodynamischen Prozesse sowie deren Auswirkungen auf das Betätigungsverhalten unserer Klienten relevant sind.

- Im Kapitel 10 – *Einleitung zur Theorie des PsychErgo-Konzeptes* – beschreiben wir in Kurzform, wie die ergotherapeutischen Modelle MOHO, CMOP-E, PEOP und KAWA das PsychErgo-Konzept befruchtet haben.
- Das Kapitel 11 – *Theorie der menschlichen Persönlichkeit* – ist wichtig, um die Hintergründe für unsere systemisch transaktionale Arbeitsweise in der Ergotherapie zu verstehen.
- Das Kapitel 12 – *Theorie der menschlichen Kommunikation* – knüpft an das vorherige an und wir beschreiben darin Strategien für eine wirksame therapeutische Gesprächsführung.
- Im Kapitel 13 – *PsychErgo – Methodik und Interventionen* – erläutern wir einige Methoden, Interventionen und Assessments des PsychErgo-Konzeptes genauer.
- Kapitel 14 – *Schlusswort*
- Kapitel 15 – *Glossar*
- Kapitel 16 – *Literaturverzeichnis*
- Kapitel 17 – *Anhang*

1.2 Transaktionsanalyse im PsychErgo-Konzept

Unser Anliegen war und ist es noch immer, sowohl in der Behandlung von Klienten als auch für die Fortbildung von Kolleginnen, menschliche Phänomene, die Barrieren oder Ressourcen für Betätigungsausführung (Performanz) sein können, in einfacher verständlicher Sprache zu erklären. Die Transaktionsanalyse (TA) stellt theoretisch fundierte, sehr anschauliche, psychologisch lebensnahe Konzepte zur Verfügung, mit denen Menschen sich selbst und andere bezüglich ihrer erlebten Wirklichkeit reflektieren und verstehen können (Deutsche Gesellschaft für Transaktionsanalyse, 2022). Die TA integriert Gedankengut aus der Tiefenpsychologie, Gestalttheorie, Verhaltenstherapie und aus systemischen Ansätzen, was einen umfassenden Blick auf menschliche Beziehungen und Handlungen ermöglicht. TA ist ein **Persönlichkeitskonzept,** das innere Prozesse des Einzelnen, seine lebensgeschichtliche Entwicklung und seine Einbindung in eine jeweilige Gruppe verstehbar macht, sowie ein **Kommuni-**

kationskonzept zur Beschreibung, Erklärung und Gestaltung zwischenmenschlicher Kommunikation. Beides brauchen wir in der Ergotherapie mit psychisch erkrankten Menschen. Ebenso entspricht es unserer Auffassung, dass Selbstreflexion und Beziehungsaspekte im Vordergrund stehen, mit dem Ziel, gemeinsam Leben sinnvoll und freudvoll zu gestalten und gleichberechtigt miteinander zu kooperieren. Dies geschieht nach Überzeugung der Transaktionsanalyse vor allem durch Förderung und **Entwicklung von Autonomie** als selbstbestimmtem, spontanem und bezogenheitsfähigem Ausdruck in und an dieser Welt.

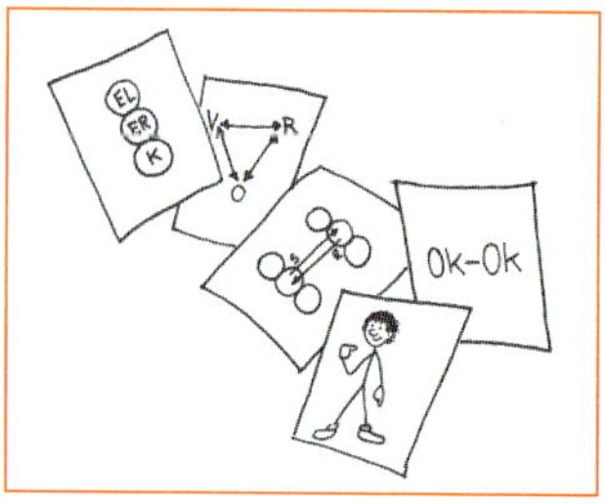

Abb. 4: Transaktionsanalyse

ERIC BERNE entwickelte die Transaktionsanalyse aus der Beobachtung zwischenmenschlicher Kommunikation heraus. Diese von ihm als **Transaktionen** bezeichneten Vorgänge setzte er dann mit von Patienten berichteten inneren Prozessen in Beziehung (Berne, 1972/2004).

1.3 Gestaltansatz und Achtsamkeit im PsychErgo-Konzept

Das PsychErgo-Konzept ist von einer weiteren humanistischen Psychotherapiemethode beeinflusst, der Gestalttherapie. Der Begriff „Gestalt" stammt aus der Gestaltpsychologie und meint in diesem Kontext das bewusste Wahrnehmen dessen, was gerade vordergründig ist, also „Gestalt" annimmt. „*In der Gestalttherapie wird mit dem Begriff ‚Gestalt' darüber hinaus eine weitere, wenn nicht die wesentliche Qualität von Erfahrung ausgedrückt: das Prozesshafte und Dynamische*" (Gremmler-Fuhr, 1999, S. 346). Der Begründer der Gestalttherapie FRITZ PERLS nannte diesen Prozess „Awareness" (Bewusstheit). Awareness ist das bewusste Erleben und Spüren dessen, was gerade geschieht, und zwar aller Phänomene, wie Gedanken, Körperempfindungen und Gefühle, auch der schmerzhaften.

Awareness ist daher ein deutlich intensiveres Erleben als reine Achtsamkeit. Achtsamkeit bildet jedoch eine wichtige Grundvoraussetzung, um sich überhaupt des Geschehens des Augenblicks bewusst zu sein. Achtsam sind wir in Bezug auf ein Objekt. In der Regel wird bei Achtsamkeitsübungen der Fokus daher auf das Objekt des Atems gerichtet. Der Atem ist relativ neutral, er findet immer statt, wir achten normalerweise nicht auf ihn und können uns nach dem Beobachten leicht wieder von der Betrachtung des Atems lösen. Erst nachdem der innere Schritt der Konzentration und des Innehaltens geschieht und der Augenblick im Hier und Jetzt wahrgenommen werden kann, sind tiefere Bewusstheitserfahrungen möglich.

Beispielsweise haben wir als Menschen Erwartungen, Vorstellungen, Meinungen, Werte. Sobald wir eine Aktivität ausführen, wird sie automatisch mit diesen Erwartungen und Vorstellungen verknüpft. Häufig ist dies auch mit einem Gefühl verbunden. Wird die Erwartung nicht erfüllt, entsteht vielleicht Frustration oder Ärger, was wir dann als unangenehmes Gefühl erleben. Bewusstheit darüber zu haben, welche Erwartung da ist, führt bereits schon zu einer Erleichterung (Kümmel, 2003). Um unsere verschiedenen Ich-Zustände zu erkennen, braucht es Bewusstheit. Achtsamkeit bezieht sich auf unsere Wahrnehmung, Bewusstheit ist eine Form der Erfahrung.

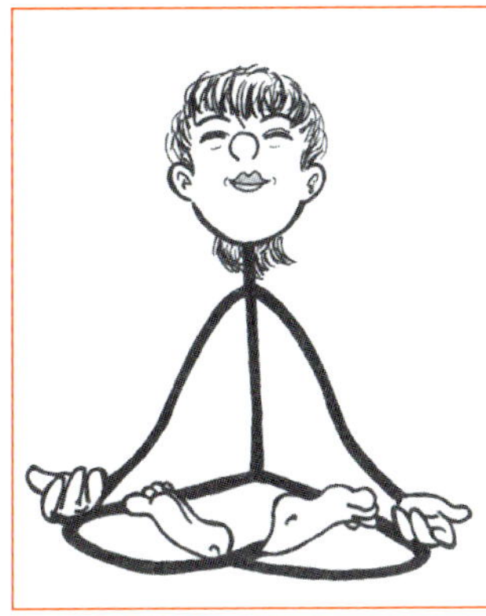

Abb. 5: Achtsamkeit

Teil I

Thesen über den Menschen, Betätigung, Ergotherapie und Ethik

2 Thesen über den Menschen, Betätigung, Ergotherapie und Ethik

Das PsychErgo-Konzept beinhaltet verschiedene sich ergänzende Annahmen, Erklärungsansätze, Theorien, Modelle und Konzepte. Es fokussiert bestimmte Phänomene, die in der Ergotherapie von psychisch erkrankten Menschen auftreten und den Erfolg der ergotherapeutischen Praxis entscheidend beeinflussen. Kern des Konzeptes ist das besondere Augenmerk einerseits auf die persönlichen Faktoren des Klienten und andererseits auf die der Ergotherapeutin, einschließlich der professionellen Haltung und der bewussten Gestaltung der therapeutischen Beziehung. Ausgehend von den Erkenntnis- und Systemtheorien beschreiben die folgenden Thesen das zugrunde liegende Menschenbild, die betätigungszentrierte und psychodynamische Sicht auf das Betätigungsverhalten sowie die Umsetzung von Klientenzentrierung mittels therapeutischer Verträge und ethischer Prämissen. Veränderungen in seinem Betätigungsverhalten kann der Klient nur selbst vornehmen und in Handlung umsetzen. Die Ergotherapeutin kann „nicht machen", dass der Klient sich verändert. Sie kann aber an „seiner Seite sein" und entwicklungsfördernd Einfluss nehmen.

2.1 Die Wirklichkeit ist subjektiv

„Ich sehe was, was du nicht siehst."

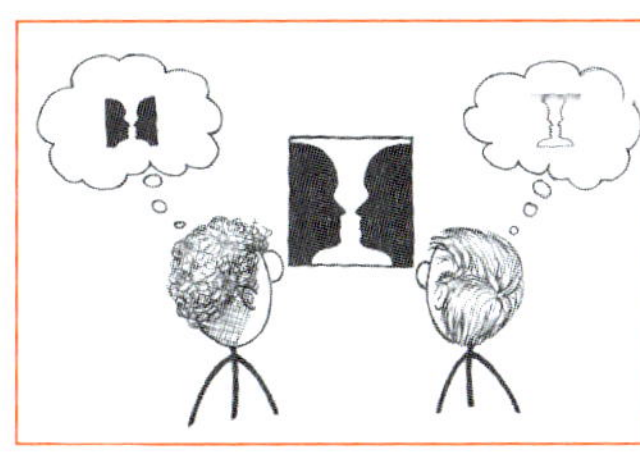

Abb. 6: Meine und deine Wirklichkeit

Heute wissen wir, dass nicht die Sinnesorgane, sondern psychische Prozesse im Gehirn bestimmen, wie ein Mensch ganz individuell seine Umwelt wahrnimmt. Unser angesammeltes Wissen, Vorannahmen, Erinnerungen an vergangene Erlebnisse, Wünsche, augenblickliche Bedürfnisse, Werte, Einstellungen und künftige Ziele führen zur subjektiven Wirklichkeitsauffassung. Diese persönliche Wirklichkeitskonstruktion ist der Grund dafür, dass der eine Mensch gewisse Merkmale der Umgebung stärker wahrnimmt, als es der andere tut. Dennoch ist unsere Wahrnehmung nicht völlig willkürlich und sie lässt sich mit anderen teilen (Zimbardo & Gerring, 2008).

In der Ergotherapie ist es wichtig, mit dem Klienten zu sprechen, seine Geschichte (Narrativ) zu hören, um seine Wirklichkeit verstehen zu können. Sehen können wir seine Wirklichkeit nicht. Jedoch können wir die beobachtbaren Aspekte seiner Wirklichkeit mit dem Erzählten abgleichen und über seine Betätigungsfragen diskutieren (Watzlawick, 1995/2005).

2.2 Der Mensch ist ein komplexes System

Der Mensch ist als komplexes lebendes offenes System (Kielhofner et al., 2005) zu verstehen, eine dynamische Struktur aus Materie und Psyche, die sich selbst organisiert (Rath, 1992). Das menschliche System steht im regen Austausch mit anderen menschlichen Systemen, der physikalischen Welt und der soziokulturellen Umgebung. Es besitzt eine gewisse Autonomie bei seinen Entscheidungen, was ihm einen eigenverantwortlichen Handlungsspielraum ermöglicht (Kielhofner et al., 2005) (→ *Kap. 10.3*). Das menschliche System wird durch sein (Betätigungs-)Verhalten getragen und geformt. Durch seine flexible Organisation ist es anpassungsfähig und lernfähig (Houten & Hartingsveldt, 2019). Das Person-Environment-Occupation-Performance-Inhaltsmodell (PEOP) zeigt eindrücklich die dynamische und wechselseitige Interaktion zwischen den Komponenten Person, Umwelt und der Ausübung von Aktivitäten, Aufgaben und Rollen (Hartingsveldt & Pellegrom, 2019). Wenn ein Mensch eine Aktivität oder Betätigung ausführt, beeinflussen sich die einzelnen Komponenten gegenseitig mit Wirkung auf die Partizipation, die Performanz und das Wohlbefinden der Person, Organisation oder Population (→ *Kap. 10.5*).

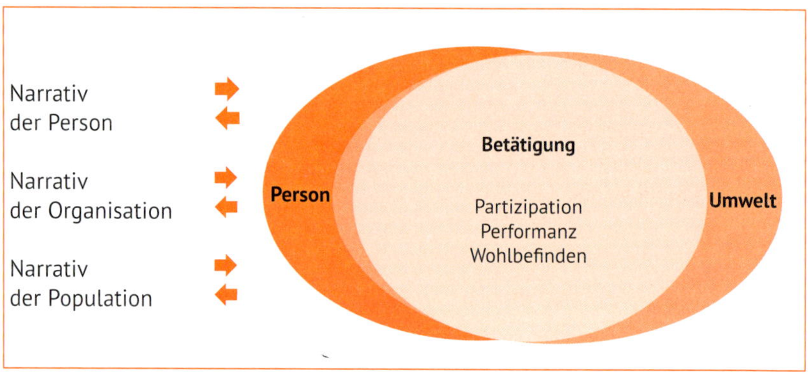

Abb. 7: PEOP-Inhaltsmodell (vereinfachte Darstellung)

2.3 Jeder Mensch ist einzigartig und individualisiert zu behandeln

Jeder Mensch ist einzigartig! Was wir vom Fingerabdruck schon wussten, haben Wissenschaftler in den letzten Jahren durch die Genomanalyse bestätigt (Frater, 2006). Es gibt kein Standardgenom und auch nicht *den* Menschen, sondern nur einmalige Persönlichkeiten (Rogers, 1983/2019).

Wir sind deshalb der Überzeugung, dass jeder Klient eine individualisierte Ergotherapie braucht. Das bedeutet, für jeden Klienten die Therapie „neu erfinden“ zu müssen. Echtes Interesse an der Persönlichkeit, den Lebensumständen, den Erwartungen, den Möglichkeiten und Grenzen helfen uns, den – wie es Anne Fisher nennt – „klientenzentrierten Performanzkontext“ (Fisher, 2009/2022) zu erfassen und Ressourcen zu erheben. Damit ist unser methodisches Handeln individuell und zielgerichtet und wir wählen dazu aus unserer großen „Werkzeugkiste" die passenden Modelle, Methoden, Konzepte, Assessments, Instrumente, Medien und Mittel sowie Interventionen und Settings aus.

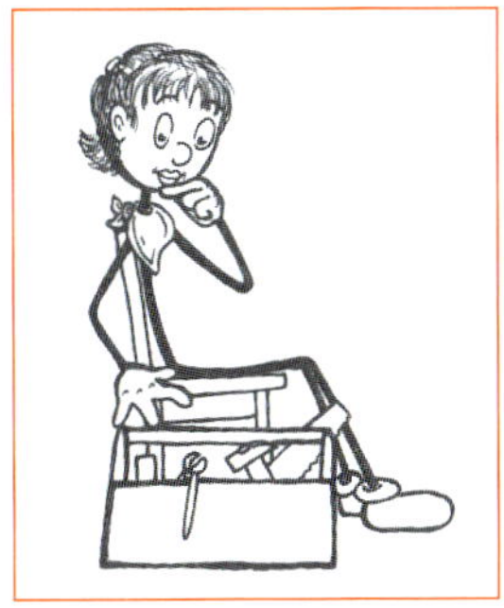

Abb. 8: Ergotherapeutin mit Werkzeugkiste

2.3.1 Erklärfix: Individualisierte Ergotherapie

Den Begriff der individualisierten Therapie haben wir aus der Onkologie übernommen (Gadebusch Bondio & Michl, 2010). Individualisierte oder auch personalisierte Medizin (Christmann, 2014) bedeutet hier, die Behandlung auf den Patienten abzustimmen und nicht auf die Bekämpfung einer speziellen Krebsart. Dadurch erhöht sich der Heilungserfolg signifikant.

Übertragen auf die Ergotherapie heißt das, nicht die Betätigungsprobleme „bekämpfen" zu wollen, sondern den Klienten zu unterstützen, seine Ressourcen zu nutzen und seine „Selbstheilungskräfte" zu aktivieren, damit er für seine Betätigungsprobleme zufriedenstellende Lösungen findet. Gemeinsam mit dem Klienten entwickeln wir seine individuell angepasste Ergotherapie!

2.4 Jeder Mensch ist okay

Im US-amerikanischen Sprachgebrauch bedeutet „o.k." die tiefe Überzeugung von der „Richtigkeit" des Mitmenschen, so wie er geschaffen ist, und damit die Anerkennung seiner Person auf der Ebene des Seins: „People are o.k." Es umfasst ein gegenseitiges Anerkennen des Wertes und der Würde als Mensch: „Ich selbst akzeptiere mich so, wie ich bin, und ich akzeptiere dich so, wie du bist." (→ *Kap. 11.3.2*).

Diese Überzeugung, eine der Grundlagen der Transaktionsanalyse, gilt für das Wesen des Menschen, nicht unbedingt für sein (Betätigungs-)Verhalten: „Mir missfällt, was du tust, und ich akzeptiere das nicht. Aber ich wertschätze immer dein Wesen als Mitmensch." Als Menschen bewegen wir uns auf gleicher Ebene. Wir sind immer Menschen, unabhängig davon, wie wir uns in unseren Leistungen, unserer Hautfarbe, dem Alter, dem Geschlecht, der Religionszugehörigkeit, der Berufsgruppe oder unseren Bewältigungsstrategien bei Alltagsaufgaben unterscheiden (Stewart & Joines, 2000).

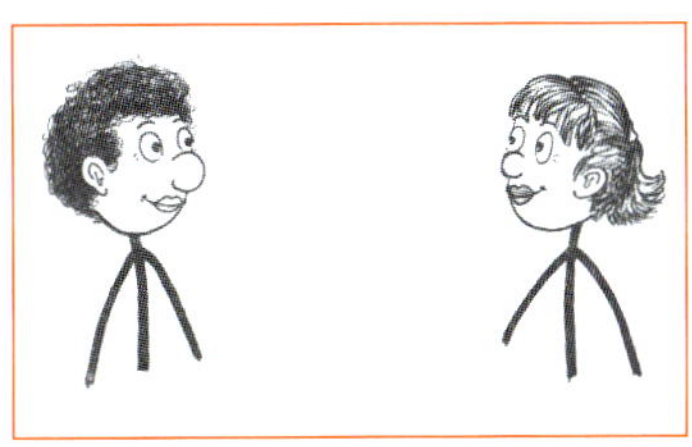

Abb. 9: Augenhöhe, o.k.–o.k.

Erklärfix

2.4.1 Erklärfix: Herkunft des Begriffes „o.k."

Die Herkunft dieses Wortes wurde lange von Sprachwissenschaftlern erforscht und diskutiert, bis der US-amerikanische Etymologe ALLEN WALKER READ 1963 und 1964 in einer Reihe von Artikeln in der Zeitschrift American Speech nachweisen konnte, dass es sich um eine Art Sprachwitz handelt: eine absichtliche Falschschreibung der Abkürzung für „all correct" (wörtlich: alles richtig) in der umgangssprachlichen Schreibweise „oll korrekt", in der eben nichts richtig ist.

Diese innere Haltung zu sich selbst und zum Gegenüber bestimmt ganz entscheidend, wie ein Betätigungsproblem wahrgenommen und verarbeitet wird. Außerdem bestimmt diese Grundeinstellung auch den Handlungsimpuls, wie die Problemlösung angegangen wird und ob sie letztendlich erfolgreich ist.

Wenn es uns Ergotherapeutinnen gelingt, die Grundeinstellung „Ich bin o.k. und du bist o.k." (+ / +) zu leben, wenn wir das Leben selbst bejahen, alle Menschen gleichwertig betrachten und ihnen wertungsfrei, offen und gelassen begegnen, dann können wir auch mit herausfordernden Situationen oder Verhaltensweisen unserer Klienten umgehen. Wir können beispielsweise einem Neonazi wertschätzend begegnen, uns für ihn und seine Betätigungsfragen interessieren und ihm sagen, dass wir seine menschenverachtende Sicht nicht teilen. Die respektvolle Begegnung mit der „O.k.-o.k.-Grundeinstellung" bedeutet auch, zu akzeptieren, wenn ein Klient an seinem Verhalten oder seiner Lebenssituation nichts ändern möchte. Auch wenn es für uns Ergotherapeutinnen nur schwer auszuhalten ist (Kubny, 2020).

Erklärfix

2.4.2 Erklärfix: Grundeinstellungen, O.k.-Positionen in der TA

Jeder Mensch entwickelt von Kindheit an ein Gefühl für seinen eigenen Wert sowie für den Wert seiner Mitmenschen. Daraus ergeben sich vier Möglichkeiten der Einstellung gegenüber sich selbst, den anderen und der Umwelt (Elbing, 2014).

1) „Ich bin o.k. und du bist o.k." (+ / +)
2) „Ich bin nicht o.k. und du bist nicht o.k." (- / -)
3) „Ich bin nicht o.k. und du bist o.k." (- / +)
4) „Ich bin o.k. und du bist nicht o.k." (+ / -) (→ *Kap. 11.3.2*).

2.5 Der Mensch ist ein sich betätigendes Wesen

Menschen haben von Geburt an den Willen, sich mit Aktivitäten zu befassen, und sind im täglichen Leben permanent mit irgendwelchen Aktivitäten beschäftigt.

Diese Betätigungsmotivation sehen wir schon bei kleinen Kindern, die neugierig ihre Umwelt entdecken oder wenn sie Bauklötze aufeinanderstapeln. Für den Erwachsenen hat beispielsweise die Berufstätigkeit eine wichtige Bedeutung und einen persönlichen Zweck, was durch dessen intrinsisches Bedürfnis sich zu betätigen unterstützt wird. Die Erfahrungen der Vergangenheit, durch die Berufsausübung den eigenen Lebensunterhalt zu verdienen, sich wirksam zu erleben und die eigene Handlungsfähigkeit zu verbessern, motiviert uns Menschen, es heute und auch zukünftig weiter zu tun (Houten & Hartingsveldt, 2019). Dazu kommt das extrinsisch motivierte Bedürfnis, ein gutes Arbeitsergebnis zu erzielen (Fisher, 2009/2022) sowie sich mit anderen Menschen verbunden zu fühlen, Anerkennung und Zuwendung (Strokes) zu bekommen. Aktivitäten strukturieren den Tag und Handeln kennzeichnet unser Dasein bis ins hohe Alter. Die Inhalte und Notwendigkeiten von Betätigungen verändern sich zwar je nach Lebensphase, aber alle Menschen benötigen Betätigungen, um zu überleben, sich zu entfalten und ihre Identität auszubilden (Parkinson, 2018).

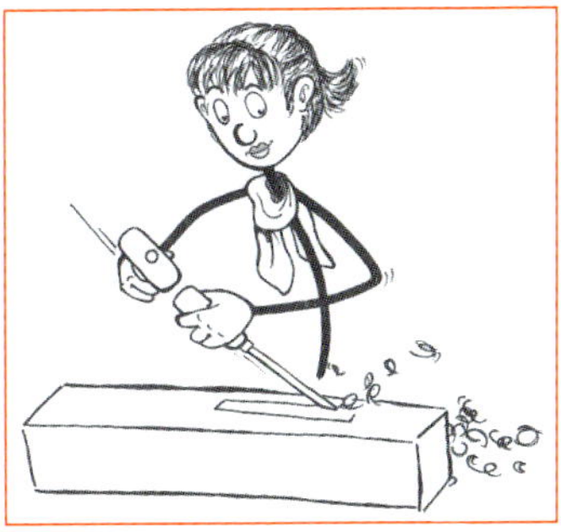

Abb. 10: Sich betätigendes Wesen

Die allgemeinste Begründung für die soziale Bedeutung von Arbeit und Tätigsein formulierte Dörner: „Jeder Mensch will nötig sein" (Dörner et al., 2009). Menschen, die keine regelmäßige und sinnvolle Betätigung haben, verlieren die Tagesstruktur oder ihr Wirksamkeitsempfinden und ihr Selbstwertgefühl schwindet. Sie werden krank und isolieren sich zunehmend, sodass immer weniger Teilhabe am gesellschaftlichen Leben stattfindet und sie zu keiner Gruppe mehr dazugehören (→ *Kap. 10.1*).

„Dauerhafte psychische Erkrankungen haben große Auswirkungen auf die Betätigungsteilhabe und führen dazu, dass Menschen weniger gesellig und aktiv sind, und es gibt viele unterschiedliche Gründe für den Rückgang an Aktivität …" (Parkinson, 2018). Ergotherapie ermöglicht Menschen sinnstiftende Betätigungsteilhabe!

2.6 Der Mensch ist auf Entwicklung und Autonomie hin angelegt

Ausgehend vom transaktionsanalytischen Konzept des Lebensskripts (→ *Kap. 11.3.1*) verstehen wir destruktive Muster im Betätigungsverhalten unserer Klienten als die lebensgeschichtlich bestmögliche Überlebensstrategie. Der „Film des eigenen Lebens" hat einen Anfang, ein oder mehrere Mittelteile, eventuell einen Höhepunkt und ein Ende. All das ist im Drehbuch, dem Skript, festgelegt. Nach Eric Berne hat sich dieser „fortlaufende Plan unter starkem elterlichen Einfluss herausgebildet" und beinhaltet, entsprechend der kindlichen Wahrnehmung, „Entscheidungen" über sich selbst, die anderen und die Welt. Diese oftmals magischen „Entscheidungen" bilden die Grundlage für Denk-, Fühl-, Verhaltens- und Betätigungsmuster, die lebenslang wirksam bleiben können (Berne, 1972/2004).

Im Erwachsenenalter werden diese Skriptmuster unbewusst weiterhin eingesetzt, auch wenn sie oftmals nicht mehr zeitgemäß sind und nicht wirklich helfen, das aktuelle Betätigungsproblem zu lösen oder Liebe und Anerkennung zu bekommen. Obwohl unsere Klienten funktionell die Fähigkeit besitzen, handeln sie nicht und bleiben passiv. Allerdings steckt im skriptgebundenen Verhalten immer ein Lösungsversuch, das negativ Erlebte zu transformieren oder Entwicklungsaufgaben nachzuholen. Der Mensch will sich entwickeln, sich wohlfühlen und strebt letztendlich Autonomie an.

Wir gehen in unserem Konzept davon aus, dass jeder Mensch die Fähigkeit hat, eigenständig zu denken und seine Bedürfnisse angemessen zu äußern und zu befriedigen. Deshalb hat auch jeder die Verantwortung, zu entscheiden, was er vom Leben will. Jeder wird schließlich mit den Folgen dessen leben müssen, was er selbst bewusst oder unbewusst beschlossen hat. Selbst Menschen mit schweren Hirnschädigungen haben Fähigkeiten, um Bedürfnisse und basale Denkabläufe zu zeigen. Sie brauchen dafür verständlicherweise einen Stellvertreter im Sinne eines erweiterten Ichs, quasi eine persönliche „Denkhilfe“ (Stewart & Joines, 2000).

Bezug nehmend auf die Selbstwirksamkeit eines Menschen gehen wir des Weiteren davon aus, dass der Mensch über sein Schicksal entscheidet und seine Entscheidungen ändern kann. Über die als Kind in der Beziehung zu den Eltern oder im Kontakt mit anderen wichtigen Bezugspersonen gelernten Strategien, die das Überleben damals gesichert haben, kann der Erwachsene neu entscheiden. Vorstellungen, dass andere Menschen einen selbst „wütend machen“, „verzweifeln lassen“ oder „hilflos fühlen lassen“ gehören zur kindlichen Wahrnehmung. Weder ein anderer Mensch noch „die Umwelt“ oder „die Gesellschaft“ können bewirken, dass jemand etwas Bestimmtes fühlt oder er sich in einer bestimmten Weise verhält. Jeder erwachsene Mensch ist demzufolge für seine eigenen Gefühle und sein Verhalten selbst verantwortlich. Andere Mitmenschen oder die Lebensumstände mögen einen starken Druck auf ihn ausüben, aber ob er sich diesem Druck fügt, bleibt immer seine eigene Entscheidung (Stewart & Joines, 2000).

Erklärfix

2.6.1 Erklärfix: Autonomie

Autonomie, als Ziel der Selbstverwirklichung oder des psychischen Wachstums, bedeutet, frei über unsere Ich-Zustände verfügen zu können, unser Leben und unseren Beitrag zur Gesellschaft schöpferisch zu gestalten, unabhängig von den Meinungen und Erwartungen anderer zu sein sowie bewusst und freiwillig Abhängigkeiten in zwischenmenschlichen Beziehungen einzugehen. Autonom betätigen wir uns achtsam und umsichtig in der gemeinsamen Welt, auch in dem Wissen, dass nicht immer alles gut ist und gut ausgeht. Dafür nutzen wir vier wesentliche Kompetenzen: Bewusstheit, Spontaneität, Intimität und Verantwortlichkeit (Schmale-Riedel, 2016).

Bewusstheit bedeutet, dass wir aufmerksam und offen durch die Welt gehen sowie unseren Lebensweg, unsere bisherige Entwicklung, unser Lebensskript, unser gegenwärtiges Sein und unsere Betätigungsmotive gut kennen.
Spontaneität meint die Fähigkeit, jeweils ganz im Hier und Jetzt auf die momentane Anforderung und Aufgabe reagieren zu können, ohne automatisiert auf die vorgefertigten, skriptbedingten Verhaltens- und Erlebensmuster zurückzugreifen. Es bedeutet auch, sich vertrauensvoll und offen auf Neues und Gegenwärtiges einzustellen sowie neue Erfahrungen und Überraschungen zulassen zu können.
Intimität meint vorbehaltlos ehrliche und aufrichtige Begegnung oder Beziehung zwischen zwei oder mehreren Menschen. Beim Sich-Einlassen auf Liebe können

wir uns authentisch zeigen und uns anderen zumuten. Wir können Liebe schenken, Nähe gestalten, uns anvertrauen und uns lieben lassen. Dabei sind nicht nur partnerschaftliche und familiäre Beziehungen gemeint, sondern auch Freundschaften und Begegnungen im Arbeitsleben.

Verantwortlichkeit ist wesentlich, denn Autonomie bedeutet nicht Selbstbezogenheit und Egoismus. Es ist die Fähigkeit, für unsere Gefühle und Entscheidungen die Verantwortung zu übernehmen, sich anstehenden Problemen zu stellen und ihre Lösung anzupacken, aus allen gemachten Erfahrungen zu lernen und sich weiterzuentwickeln, aufrichtig mit sich und seinen Mitmenschen umzugehen und sich für soziale und Umweltthemen zu interessieren und zu engagieren (Schlegel, 2002).

2.7 Ergotherapie ist klientenzentriert

Von Carl Rogers (1981) als klientenzentrierte Psychotherapie begründet (Kriz, 1985/2014), hat sich der Begriff der Klientenzentrierung mittlerweile fast überall eingebürgert, wo Menschen betreut, behandelt oder therapiert werden – jedoch manchmal mit eigenartiger Umsetzung, wenn eine Ergotherapeutin beispielsweise nach einem halbstrukturierten Interview die Ziele für den Klienten selbst formuliert.

Nach Rogers stehe die „innere phänomenale Welt des Klienten im Mittelpunkt" (Rogers, 1983/2019) und für den Erfolg der Therapie sei entscheidend 1. die Echtheit oder Kongruenz des Therapeuten, 2. das vollständige und bedingungsfreie Akzeptieren des Klienten seitens des Therapeuten, 3. ein sensibles und prazises einfühlendes Verstehen des Klienten seitens des Therapeuten (Quitmann, 1996; Sumsion, 2002).

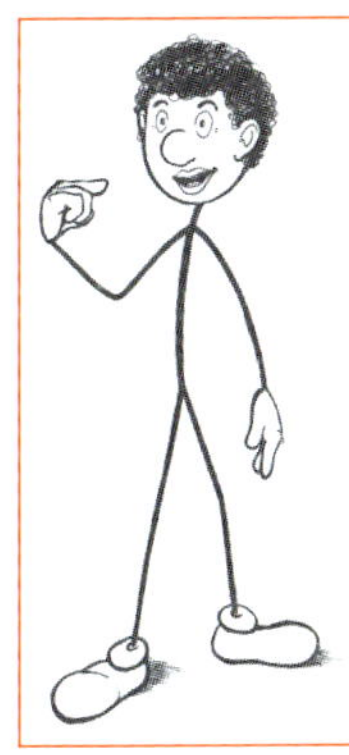

Abb. 11: Klient im Mittelpunkt

Klientenzentriertes Arbeiten entspringt aus unserer Sicht einer bewussten inneren Haltung im Sinne von „ich bin o.k. und du bist o.k.", die die Gleichwertigkeit betont und für den Klienten spürbar ist.

Der Klient wird mit seinen Erwartungen, Befürchtungen und seinem Empfinden und Erleben ernst genommen. Wir interessieren uns für seine Träume und Wünsche, seine Sichtweisen und Wertvorstellungen, seine Sorgen und Nöte in dem Bewusstsein, nicht zu wissen, wie die Lösung für sein Betätigungsproblem aussieht. Diese „nicht wissende" Intervention bewirkt, dass der Klient seine Ressourcen und Kompetenzen nutzt, um eigene Lösungen zu entwickeln. Dabei gestaltet er den Therapieprozess von Beginn an mit und übernimmt Verantwortung für seine Ergotherapie.

Die Klientenzentrierung ermöglicht ein gleichwertiges Arbeitsbündnis, in dem die Lebenskompetenz des Klienten und die fachliche Kompetenz der Ergotherapeutin kooperieren (→ *Kap. 13.2*). Das bedeutet auch, dass über jedes Anliegen verhandelt wird und Anliegen außerhalb des ergotherapeutischen Bezugsrahmens oder unethische Bedürfnisse und Wünsche des Klienten abgelehnt werden können (Fisher,

2009/2022). Bevor wir als Ergotherapeutinnen ablehnen, erfragen wir die Hintergründe der Bedürfnisse und Wünsche, um die Motivation zu verstehen.

Wir sind uns auch des eigenen Bezugsrahmens bewusst, der kulturelle und soziale Normen und Werte enthält, die wir in den ergotherapeutischen Prozess mit einbringen und die das professionelle Reasoning färben (Stewart & Joines, 2000). Wir nehmen uns Zeit, den Bezugsrahmen unseres Klienten zu verstehen und erspüren so die Bedeutung, die er einer bestimmten Betätigung beimisst.

2.8 Ergotherapie mit dem PsychErgo-Konzept ist vertragsbasiert

Für eine erfolgreiche Zusammenarbeit ist es nach unserer Erfahrung von großer Bedeutung, dass administrative, professionelle und psychologische Aspekte in der Ergotherapie (bewusst) einbezogen und berücksichtigt werden. Alle am Vertragsprozess beteiligten Personen sind eingeladen, ihre Wirklichkeitssicht abzustimmen und sich auf der Rahmen-, Inhalts- und Beziehungsebene miteinander zu vereinbaren (→ *Kap. 13.2*).

Erklärfix

2.8.1 Erklärfix: Vertrag

Unter einem Vertrag wird die verbindliche Festlegung eines Handelns verstanden, das Geben und Nehmen für beide Parteien gleichermaßen regelt. Eric Berne definierte einen Vertrag als „eine explizite beiderseitige Verpflichtung, sich an ein klar definiertes Vorgehen zu halten" (Stewart & Joines, 2000). Vertragliche Vereinbarungen betonen die Ebenbürtigkeit zwischen dem Klienten, dem Klientensystem und der Ergotherapeutin. Der Vertrag kann mündlich oder schriftlich vereinbart werden.

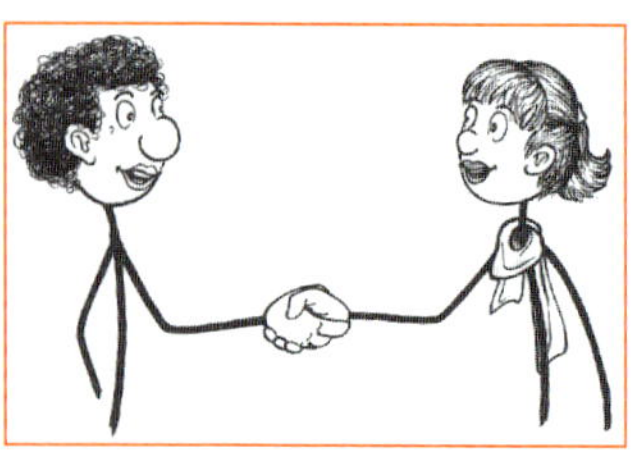

Abb. 12: Vertragspartner

Formal unterscheiden wir den **Rahmenvertrag** und den **Behandlungsvertrag**. Der erste Vertrag regelt die gemeinsamen Rahmenbedingungen, beispielsweise wo und wie oft und mit welchem Heilmittel die Ergotherapie stattfindet, wer Kostenträger ist und wie der Datenschutz umgesetzt wird. Der Behandlungsvertrag betrifft die eigentliche Ergotherapie und stellt ein „Arbeitsbündnis" zwischen dem Klienten und der Ergotherapeutin dar, insbesondere hinsichtlich der zu bearbeitenden Betätigungsprobleme sowie der Leistungen, die jeder der Vertragspartner zur Erfüllung bereit ist zu erbringen (→ *Kap. 13.2*).

Die Methode, die dabei zur Anwendung kommt, heißt **Vertragsarbeit** und stammt aus der Transaktionsanalyse (Jecht & Pelz, 2022). Sinn der Methode ist es, mit professioneller Sorgfalt das Verantwortungsbewusstsein aller beteiligten Personen zu wecken und eine echte Zusammenarbeit zu bewirken. Mit spezifischen Gesprächstechniken wird der Klient zum eigenständigen Denken angeregt, was sein Hier-und-Jetzt-Bewusstsein aktiviert und ihm eine bessere Nutzung von Ressourcen und den Aufbau von Handlungsfähigkeit ermöglicht. Ergotherapeutin und Klient gehen auf Augenhöhe miteinander um, die Beziehung ist zweiseitig orientiert (Schneider, 2002) (→ *Kap. 13.2.1*).

2.9 Ergotherapie ist betätigungszentriert

Zu unserem ergotherapeutischen Grundverständnis gehört, dass der Mensch durch Betätigung existiert. Er steht in ständiger Interaktion mit seiner Umwelt, die ihn fordert, bestimmte Aufgaben zu erfüllen, und die ihn fördert, seine Kompetenzen auszubilden.

Als „betätigungszentriert" bezeichnet ANNE FISHER die berufsspezifische Perspektive, die Ergotherapeutinnen im gesamten Therapieprozess einnehmen. Unser Denken und Handeln ist auf „Betätigung" ausgerichtet. Nutzen wir das Wissen aus Bezugswissenschaften wie der Psychologie oder der Neurologie, sind unsere Gedanken immer mit der betätigungszentrierten Ergotherapie vernetzt (Berg et al., 2019). Betätigung (occupation) im Sinne von Besitzergreifen von Raum und Zeit bezieht sich auf die zielgerichtete Ausführung von „bedeutungsvoller und zweckdienlicher Aktivität". Ein Mensch ist dabei eingebunden (engagement) in den Prozess des Sich-Betätigens, beispielsweise beim Autofahren oder beim E-Mail-Schreiben.

Durch die therapeutische Anwendung von Betätigung fördern wir die Fähigkeit des Klienten, sich zu betätigen. ANNE FISHER empfiehlt für die praktische Arbeit, dass Betätigung „nicht nur das Ergebnis (Ziel), sondern auch der Fokus unserer Evaluation, Intervention und Dokumentation" sei. Dabei sollten nicht nur unsere Evaluation und Dokumentation „betätigungsfokussiert" sein, sondern beide müssen auch die Anwendung „betätigungsbasierter Methoden" hervorheben (Fisher, 2009/2022).

Wir arbeiten „betätigungsbasiert", wenn die Analyse der Ausführung einer Betätigung (Betätigungsperformanz) oder das Training dieser Betätigung in der natürlichen Umwelt des Klienten stattfindet. Werden bei einem ergotherapeutischen Assessment Teilfertigkeiten erhoben und im Anschluss daran ein Fertigkeiten-Training durchgeführt, so ist dies laut FISHER kein betätigungsbasiertes Vorgehen, weil weder die echte Betätigung beobachtet noch als therapeutisches Medium eingesetzt wird.

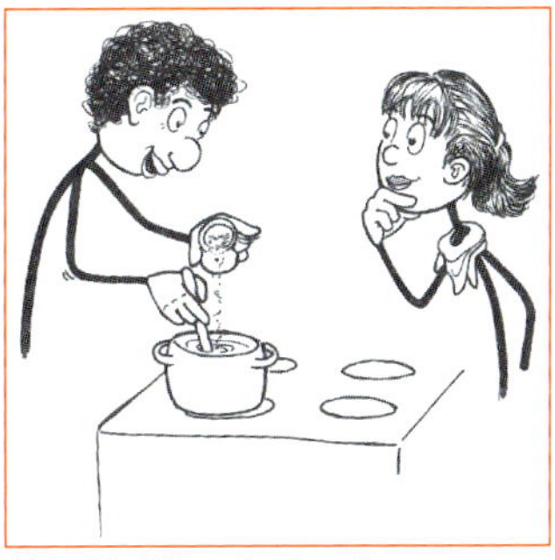

Abb. 13: Klient kocht mit Ergotherapeutin

Wenn also der Klient die Betätigung nicht direkt ausführt, sondern uns davon berichtet, oder er Aktivitäten ausführt, welche vorbereitend auf die eigentliche Betätigung hin orientiert sind, ist unser Vorgehen „betätigungsfokussiert". Beim Erarbeiten von Betätigungsanliegen mit einem Assessment oder bei der Durchführung einer Aktivität zur Diagnostik im Praxiskontext, aber auch beim Hinführen zu gesundem Betätigungsverhalten über bewusstseinsfördernde Aktivitäten, bei jedem dieser Beispiele sind wir an oder auf eine Betätigung fokussiert (→ *Kap. 10.2.13*).

2.10 PsychErgo-Therapie wirkt nachhaltig

Wenn Betätigungsverhalten und Ausführung (Performanz) sich nachhaltig verändern sollen, muss die Person in ihrer Persönlichkeit wachsen, also im neopsychischen System (→ *Kap. 11.1*) eine Integrationsleistung vollziehen (Piaget, 1959; Rath, 1992). Wir sind davon überzeugt, dass mechanisches Üben von Betätigungsverhalten nur zu einer (Über-)Anpassung im Kind-Ich-System führt, was ein Grund dafür ist, dass nach kurzer Zeit das Gelernte wieder „verloren" geht. Deshalb ist es für uns wichtig, dass Ergotherapeutinnen lernen, auch tiefenpsychologisch zu denken, um Kenntnisse psychodynamischer Vorgänge beim betätigungsfokussierten Vorgehen zu nutzen.

Ergotherapie ist ein betätigungszentriertes Behandlungsverfahren, das im Hier und Jetzt mit dem Klienten arbeitet, damit dieser Aktivitäten, die er tun will oder muss, ausführen kann. In der Ergotherapie kennen wir alle die Situation, dass die psychisch-funktionelle Behandlung ins Stocken gerät oder der Klient destruktive Verhaltensmuster zeigt. Häufig liegt die Ursache dafür in der Lebensgeschichte des Klienten. Was tun? Im Idealfall befindet sich unser Klient zeitgleich in Psychotherapie und er kann dort die ursächliche, oftmals traumatische Erfahrung bearbeiten und ausbalancieren. Leider sieht die Realität häufig anders aus und ein Psychotherapieplatz steht nicht zur Verfügung.

Für die Ergotherapie haben wir transaktionsanalytische, gestaltpsychologische, achtsamkeitsbasierte und verhaltensmodifizierende Methoden und Interventionen adaptiert und weiterentwickelt. Diese wirksamen ergotherapeutischen Möglichkeiten, um Klienten unmittelbar in ihrer Entwicklung zu unterstützen, können Sie in den PsychErgo-Seminaren lernen (→ *Kap. 17*).

Zur unmittelbaren Unterstützung der Klienten in ihrer Entwicklung hält das PsychErgo-Konzept wirksame Interventionen bereit. Wir verdeutlichen das am Beispiel der 32-jährigen Miriam Musig, die auf einen früheren Ich-Zustand regrediert. Sie erstarrt wiederholt am Arbeitsplatz, wenn der Chef den Raum betritt. Die in diesem Moment empfundene Angst lähmt sie derart, dass sie Fehler macht, was zu noch mehr Stress führt. Der Chef triggert in ihr ein Trauma, was nach Aufarbeitung drängt. Im Rahmen der Ergotherapie fragen wir im Sinne des biografischen Arbeitens behutsam nach und stärken dabei ihr Erwachsenen-Ich.

Ergotherapeutin (Eth): „Fällt Ihnen jemand ein, der Sie äußerlich oder von der Art her an Ihren Chef erinnert?"

Frau Musig (M): „Ich muss gerade an meinen Onkel denken. ... Es ist lange her."

Eth: „Wie alt waren Sie damals?"

M: „Zehn ... oder acht Jahre."

Eth: „Wenn Sie sich vorstellen, das Mädchen, das Sie damals waren, mit acht Jahren, begegnet dem Onkel. ... Was sehen Sie?"

M: „Sie ist auf dem Bauernhof, ... viele Kühe mit Kälbchen." ... „Er schimpft mit ihr und ... schlägt sie." .... „Er schreit, kein Zucker hab' ich gesagt." ... „Puh, ich habe Angst."

Eth: „Sie erinnern sich, ... ja, das Mädchen damals hatte Angst!" ... „Lösen Sie sich jetzt von der Erinnerung, stehen Sie auf und laufen etwas umher."
M: (läuft im Raum umher und reibt sich die Hände) „Jetzt wird mir klar, mein Chef kleidet sich wie mein Onkel und ist oft auch so zornig."
Eth: „Gut, jetzt wissen Sie, dass Ihre Angstreaktion am Arbeitsplatz mit einer Situation zu tun hat, als der Onkel die achtjährige Miriam geschlagen hat."
M: „Also, ... ich verwechsle meinen Chef ... mit meinem Onkel?"
Eth: „Richtig, ein Teil Ihrer Psyche reagiert auf das Äußere und die Art des Chefs und stellt die Verbindung zu der Erfahrung mit acht Jahren her."
M: „Mein Chef ist aber nicht mein Onkel!"
Eth: „Das stimmt, ... und Sie sind eine erwachsene Frau!"
M: „Genau, kein kleines Mädchen." ... „Außerdem mache ich meine Arbeit gut, mein Chef hat selten etwas daran auszusetzen."

Mit dieser Erkenntnis war es Frau Musig möglich, die aktuelle Situation mit dem Chef – als Erwachsene – vom traumatischen Erlebnis mit dem Onkel – als Kind – bewusst zu trennen. Sie erarbeitete sich Strategien, um die psychische Energie im Hier-und-Jetzt-Bewusstsein zu halten. So gelang es ihr, im Kontakt mit dem Chef nicht den alten Angstkreislauf zu reaktivieren. Sie wendet nun regelmäßig eine Achtsamkeitsübung an und kombiniert sie mit dem bewussten Schauen nach Merkmalen, die ihren Chef vom Onkel unterscheiden. Die Angstreaktion ist jetzt minimal und sie kann sie der damaligen Situation zuordnen. Dadurch gelingt es ihr, trotz Anwesenheit des Chefs konzentriert und fehlerfrei weiterzuarbeiten.

Das rückblickende Vorgehen betont das Distanzieren von der vergangenen Situation durch Formulierungen wie „... das Mädchen, das Sie damals waren" und die Erwachsenen-Ich stärkenden Interventionen, die die Selbsterkenntnis fördern. Egal welches Therapiemittel die Ergotherapeutin für die Rückschau gewählt hat, die Klientin schaut, orientiert an der ergotherapeutischen Zielsetzung, in ihre Vergangenheit zurück und versteht, welche Erinnerungsinhalte das Betätigungsverhalten heute stören.

Wie das Zurückblicken erfolgen kann, ohne den Klienten zum regressiven Wiederbeleben früherer Ich-Zustände zu verleiten, stellt das „Flussmodell" in Abbildung 14 dar. Stellen Sie sich einen Fluss vor, der das Hier und Jetzt vom Dort und Damals wie zwei Ufer voneinander trennt. Der Klient schaut distanziert nach Dort und Damals. Es ist, als benutze er ein Fernglas verkehrt herum und sehe die Welt dort drüben kleiner und weit entfernt.

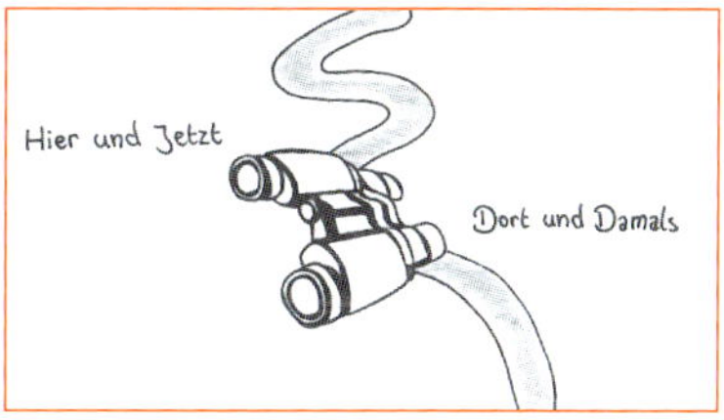

Abb. 14: Flussmodell – Hier und Jetzt und Dort und Damals

Ein tiefenpsychologisch-fundiert arbeitender Psychotherapeut könnte mit einer spezifischen Technik seine Klientin zur Regression anleiten: „Sei Miriam mit acht Jahren, im Kuhstall." Dadurch wird der damalige Ich-Zustand komplett mit psychischer Energie wiederbelebt und Frau Musig fühlt, denkt und handelt wie das Mädchen, das sie einmal war. Der Psychotherapeut könnte dann den Inhalt der traumatischen Erfahrung genauer herausarbeiten. Wenn ihm und der Klientin klar ist, was die negative Erfahrung genau beinhaltet, könnte er die Klientin anleiten, eine positive Gegenform zu implementieren. Beispielsweise könnte er sagen: „Ein idealer Onkel, der ganz anders ist als dein Onkel, würde sagen: Ich weiß, du magst Würfelzucker, genau wie die Kälbchen. Aber die werden davon krank! Du möchtest doch nicht, dass sie krank werden? Deshalb darfst du ihnen keinen Zucker geben, verstehst du!" Mit gelungener Integration, „wie es damals richtig gewesen wäre", ist die Psyche ausbalanciert und das Thema verliert an Bedeutung.

2.10.1 Erklärfix: Regression

Wir verstehen das Phänomen der Regression als einen Integrationsversuch von historischen Begebenheiten und Entwicklungsschritten. Regression ist also keine Zeitreise, sondern ein Phänomen im Hier und Jetzt. Regression als Integrationsversuch bedeutet, dass dieses Phänomen stets auch Ausdruck neopsychischer Prozesse ist, wobei zunächst offen ist, ob eine erneute Abwehrleistung oder eine tatsächliche Integration erfolgt. Die Wiederbelebung alter Konflikte ist in diesem Zusammenhang eine Neukonstruktion der alten Konflikte im Hier und Jetzt, geschaffen mit allen aktuellen Kompetenzen des neopsychischen Ich-Systems. „Der Umstand, dass diese Neukonstruktion eine gute Korrelation zu den ‚harten Daten' der historischen Begebenheiten aufweisen kann, ändert nichts an ihrem Wesen einer Neuschöpfung im Hier und Jetzt. Dass das ‚Material' der Neuschöpfung aus der eigenen Vergangenheit kommen muss, versteht sich von selbst" (Kouwenhoven, 2002) (→ *Kap. 11.3*).

2.11 Ergotherapeutinnen praktizieren evidenzbasiert

Ergotherapeutinnen sind bestrebt, das bestmögliche therapeutische Handeln zum Wohle ihrer Klienten umzusetzen. Evidenzbasierte Praxis ist eine bewusste Denk- und Arbeitsweise, die externe und interne Evidenzen sowie die Klientenpräferenz in ein individuelles und wissenschaftlich begründetes Therapiekonzept integriert (Borgetto et al., 2007; Höhl, 2015).

Evidenzbasierte Praxis verstehen wir als ein Zusammenspiel von durch Forschung abgesicherten Wirksamkeitsnachweisen bei diagnostischen, therapeutischen und prognostischen Fragestellungen (externe Evidenz) und individueller Expertise der Ergotherapeutin aufgrund persönlicher Erfahrungen aus ihrer alltäglichen Praxis und ihrem Wissen aus Aus-, Fort- und Weiterbildung (interne Evidenz) sowie den jeweiligen Bedürfnissen, Meinungen, Wünschen und Zielen des Klienten und seinen Erfahrungen (Winkelmann, 2009).

Selbstverständlich braucht „evidenzbasierte Praxis" Reasoning-Fertigkeiten, um Evidenzwissen in vorhandenes Wissen zu integrieren. Die Ergotherapeutin denkt nach, sammelt gezielt Informationen, bewertet sie, trifft Entscheidungen und verantwortet diese in der täglichen Praxis. Diesen Prozess bezeichnet man als professionelles Reasoning, er ist eine Form der Selbstreflexion (→ *Kap. 13.7*).

In unseren Seminaren lernen Ergotherapeutinnen anhand praktischer Übungen in der Rolle der Therapeutin, „wirklich zentriert" beim Klienten zu sein und dabei die eigenen „Lösungsideen für dessen Problem" zurückzustellen. In der Rolle des Klienten trainieren sie die „Probeidentifikation mit dem Klienten" und ihre Intuition. In der Rolle der Beobachterin üben sie das „beschreibende achtsame Schauen" in Abgrenzung zu ihren Interpretationen.

Eine Ergotherapeutin, die in dieser Weise reflektieren kann, ist auch in der Lage, aus Situationen des Praxisalltags zu lernen. Sie hat die Fähigkeit, sich während der Situation oder nach einer Situation von ihrem Denken, Fühlen und Handeln zu distanzieren und sich zu fragen, welche Faktoren zu den Entscheidungen geführt haben (Daniëls & Verhoef, 2019). Fehler verarbeitet sie realistisch und integriert die Erkenntnisse in ihre therapeutische Vorgehensweise. Sie hat auch keine Scheu, Fehler dem Klienten gegenüber in angemessener Weise einzugestehen. Aus unserer Erfahrung behindert eine „perfekte Ergotherapeutin" die Entwicklung eines Klienten – also Mut zur Lücke!

2.12 Ergotherapeutinnen folgen ethischen Prämissen

Für die professionelle Beziehung zum Klienten sind ethische Grundsätze wichtig.

Grundsätzlich übt jede Ergotherapeutin ihre Berufstätigkeit gemäß den Gesetzen der Bundesrepublik Deutschland aus. Orientiert am Berufsgesetz für Ergotherapeuten (ErgThG) soll der therapeutische Einsatz von Betätigung das vorrangige „Mittel" darstellen, um Betätigung unserer Klienten zu fördern (Bundesministerium der Justiz, Gesetz über den Beruf der Ergotherapeutin und des Ergotherapeuten (ErgTh, 2022) (Fisher, 2009/2022).

Ergänzend dazu möchten wir die folgenden Aspekte zur Diskussion bringen:

- Jede Ergotherapeutin erkennt die Würde eines jeden Klienten an, respektiert dessen Weltbild und Wertesystem und macht keine herabwürdigenden Äußerungen oder Anspielungen bezüglich dessen Standes.
- Der Schutz des Klienten ist die vorrangige Verantwortung. Deshalb soll die bestmögliche ergotherapeutische Behandlung bereitgestellt und so gehandelt werden, dass niemand absichtlich oder fahrlässig zu Schaden kommt.
- Um die Ebenbürtigkeit transparent umzusetzen, schließen Klient oder Klientenkonstellation und Praxisinhaberin/Einrichtungsleiterin und behandelnde Ergotherapeutin einen verbindlichen Behandlungsvertrag.
- Wichtige Prinzipien einer klientenzentrierten und individualisierten Ergotherapie sind eine freie und offene Kommunikation sowie eine vertragsbasierte Behandlung (Stewart & Joines, 2000). Das bedeutet, die Ergotherapeutin handelt nur mit Einverständnis des Klienten oder seines gesetzlichen Betreuers (erweitertes Ich).
- Sofern ein Klient nicht in der Lage oder bereit ist, im Rahmen der vertraglichen Arbeitsbeziehung zu handeln, muss die behandelnde Ergotherapeutin die Pra-

xisinhaberin/Einrichtungsleiterin über alle Einzelheiten informieren. Ebenfalls muss sie informieren, wenn andere Beziehungen oder Aktivitäten zwischen der behandelnden Ergotherapeutin und dem Klienten diesen Behandlungsvertrag gefährden könnten.

- Die Ergotherapeutin nutzt Klienten in keiner Weise aus, insbesondere nicht in finanzieller und persönlicher Hinsicht (sexuelle Beziehungen, Machtmissbrauch).
- Die berufliche Beziehung endet mit Beendigung des Behandlungsvertrags. Für alle Ergotherapeutinnen bleibt, auch nach Beendigung ihres Arbeitsverhältnisses in der Praxis/Einrichtung, die professionelle Verpflichtung zur Aufrechterhaltung der vereinbarten Vertraulichkeit (Schweigepflicht und Datenschutz) sowie der Vermeidung jeder Ausnutzung der früheren Beziehung über die Vertragsbeendigung hinaus bestehen.
- Wenn persönliche Konflikte oder medizinische Probleme die Einhaltung der vertraglichen Beziehung gefährden, muss die Praxisinhaberin/Einrichtungsleiterin den Vertrag in verantwortlicher Weise auflösen oder aber gewährleisten, dass der Klient alle Informationen erhält, die nötig sind, um eine Entscheidung über die Aufrechterhaltung des Vertrags treffen zu können.
- Jede Ergotherapeutin hat die Verpflichtung, ihre Professionalität weiterzuentwickeln insbesondere durch Teilnahme an Fortbildungen, berufsspezifischen Kongressen, Supervision, persönlicher Selbsterfahrung und Therapie, Studium und dergleichen. Sie hat sich weiterhin über Änderungen des Berufsbildes bei Fachverbänden zu informieren.

Teil II

Vom Auftrag bis zur Zielerreichung

3 Vom Auftrag bis zur Zielerreichung

In diesem zweiten Teil schildern wir die Behandlungsgeschichte des Klienten Markus Traubert, der an einer depressiven Erkrankung leidet. Er wird in der Praxis für Ergotherapie Neumann von der Ergotherapeutin Christiane Hofmann mit dem PsychErgo-Konzept behandelt. Die Schilderung gründet auf einer wahren Klientengeschichte, die stellenweise etwas verändert und angepasst wurde, um die Lerninformation für Sie besser zu transportieren. Alle verwendeten Namen sind Decknamen.

Die Ergotherapeutin Frau Hofmann soll auch ein ermutigendes Beispiel für alle Kolleginnen, jüngere wie ältere, erfahrenere und weniger erfahrene sein, die neugierig sind, wie mit dem PsychErgo-Konzept gearbeitet werden kann. Uns ist wichtig, an dieser Stelle noch einmal zu betonen, dass bei solch individualisierter Ergotherapie der Behandlungsprozess einzigartig ist, genauso einzigartig wie der Mensch, sein Klientensystem sowie die Ergotherapeutin. Es ist ein dialogischer Prozess, in dem durch die Beziehung etwas Neues entsteht. Von der Ergotherapeutin ist echtes Interesse am Menschen – in diesem Beispiel an Herrn Traubert – verbunden mit einer umfassenden therapeutischen Kunstfertigkeit gefordert. Das PsychErgo-Konzept ist eben kein Programm, das Klienten mechanistisch behandelt, sondern ist wirklich klientenzentriert (English, 1985). Fühlen Sie sich eingeladen, modellhaft von Frau Hofmann zu lernen und die Erkenntnisse in Ihren persönlichen Therapie-Stil zu integrieren (Bandura, 1979).

3.1 Bevor die Ergotherapie beginnt

Noch bevor die eigentliche Ergotherapie beginnt, ereignen sich bereits Situationen oder es gibt Hinweise darauf, wie sich die Beziehung vermutlich gestalten wird oder welche Faktoren auf den Erfolg der Ergotherapie Einfluss nehmen könnten. Eine achtsame, offene Wahrnehmung ist deshalb wichtig, um den Klienten und seine Systeme kennenzulernen. Selbstverständlich ist es genauso wichtig, dass sich die Ergotherapeutin selbst gut kennt.

Vermutlich sind Sie schon neugierig und wollen die Ergotherapeutin Frau Hofmann kennenlernen.

3.2 Die Ergotherapeutin Frau Hofmann stellt sich vor

Christiane Hofmann ist 43 Jahre alt und lebt mit ihrem Ehemann und ihren zwei Kindern in einer Wohnung am Stadtrand. Sie absolvierte vor 16 Jahren ihr Staatsexamen zur Ergotherapeutin und hatte schon damals viel Freude an der Arbeit mit psychisch erkrankten Menschen. Sie arbeitete zunächst drei Jahre in einer psychosozialen Reha-Einrichtung im Bereich Arbeitstherapie und übernahm anschließend eine Stelle in der Psychiatrischen Klinik in ihrer Heimatstadt. Sie wollte die Krank-

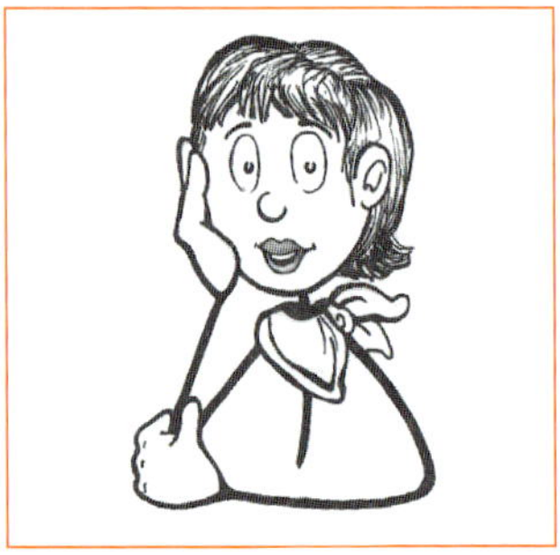

Abb. 15: Frau Hofmann

heitsbilder im Akutstadium kennenlernen. Anfangs arbeitete sie auf der geschlossenen Station, später in der Tagesklinik und Psychiatrischen-Instituts-Ambulanz (PIA), mit Zeiten der Unterbrechung aufgrund von Mutterschutz und Elternzeit für ihre beiden Kinder. Seit fünf Jahren ist sie in der Praxis für Ergotherapie Neumann angestellt. Die Praxis hat als Schwerpunkt die Behandlung von Menschen mit psychischen und neurologischen Erkrankungen.

3.3 Erstkontakt mit Herrn Traubert am Telefon

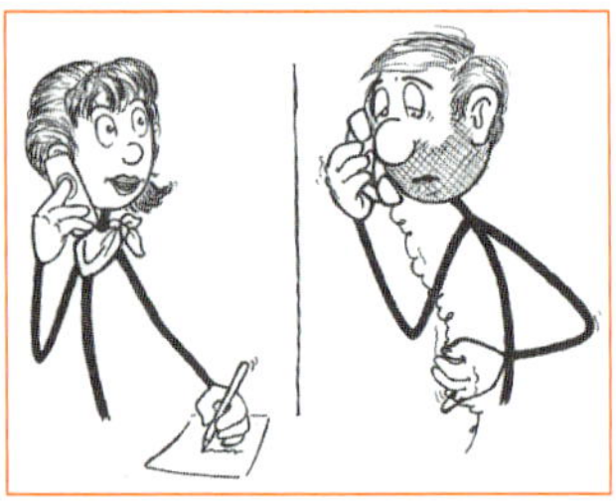

Abb. 16: Frau Hofmann und Herr Traubert am Telefon

Herr Traubert ruft zweimal in der Praxis an, spricht aber nicht auf den Anrufbeantworter. Frau Hofmann ruft zurück, er hebt ab, sagt, etwas gedehnt mit einem fragenden Unterton: „Traubert". Frau Hofmann antwortet freundlich: „Guten Tag, mein Name ist Hofmann von der Praxis für Ergotherapie Neumann, Sie hatten bei uns angerufen." Herr Traubert sagt: „Ja ... ich soll Ergotherapie machen .... Haben Sie überhaupt einen Termin frei?" Frau Hofmann fragt: „Haben Sie schon eine Ergotherapieverordnung?" Herr Traubert: „Ja, die Nervenärztin hat mir ein Rezept mitgegeben ... und Ihre Praxis empfohlen." Frau Hofmann: „Was steht auf der Verordnung, in der Mitte, als Heilmittel?" Herr Traubert: „Psychisch-funktionelle Behandlung und ... Behandlungseinheiten 10."

Frau Hofmann (H) schaut bereits in den Kalender und sagt:
„Ich möchte Ihnen einen Termin vorschlagen, an dem wir alles Weitere besprechen. ... Können Sie nächste Woche, Dienstag, den 12.02. um 10:30 Uhr?"

Herr Traubert (T):
„Ja, ... Nein, nein, dienstags geht ja nicht, da habe ich Krankengymnastik."

H: „Alternativ kann ich Ihnen Mittwoch, den 13.02. um 08:30 Uhr anbieten."

T: „Einen späteren Termin haben Sie nicht? Sie müssen wissen, ich komme morgens schlecht aus dem Bett."

H: „Das ist zurzeit der freie Termin, den ich Ihnen anbieten kann. Möchten Sie ihn wahrnehmen?"

T: „Ja, ich versuch's."

H: „Gut, dann bis Mittwoch, den 13.02. um 8:30 Uhr."

Wie Sie erkennen können, zeigen sich im Erstkontakt Interaktionsmuster, die mit hoher Wahrscheinlichkeit typisch für Herrn Traubert sind. Sein Verhalten wirkt etwas hilflos, der unsichere Tonfall unterstreicht seine passive Wortwahl. Es wirkt so, als hätte Frau Hofmann ein Kind am Telefon, das etwas ohne Eigenmotivation machen soll.

Sie selbst erlebt sich in einer elterlichen Rolle, reagiert fürsorglich auf seine Passivität. Sie vermutet seine Hoffnungslosigkeit hinsichtlich der Nützlichkeit einer für ihn offenbar neuen Therapieform und möchte ihm helfen. Sie spürt aber auch leichten Ärger, weil der Klient den Termin, der ihr am besten in den Terminplan passen würde, nicht annimmt. Bewusst agiert sie jedoch wertschätzend und gelassen.

3.3.1 Erklärfix: Erstkontakt

Im Erstkontakt können Sie schon viel über die Persönlichkeit Ihres Klienten erfahren. Sei es am Telefon, im Text seiner E-Mail oder auch im direkten persönlichen Kontakt, wenn er Sie ganz spontan in der Praxis überrascht und Ihnen die Ergotherapieverordnung entgegenstreckt.

Aussagen wie beispielsweise: „Ich soll Ergotherapie machen" oder „Mein Sohn braucht dringend einen Termin. Donnerstags zwischen 14:30 und 16:00 Uhr hat er Zeit" oder „Ich suche Hilfe, weil ich Probleme habe, meinen Haushalt zu schaffen", deuten schon auf den Verlauf und den Ausgang der Ergotherapie hin. Wenn diese Hinweise unbeachtet bleiben, gibt es irgendwann unangenehme Überraschungen. Es lohnt sich also, die ersten Sätze des Klienten zu notieren, zu reflektieren und ihn bei passender Gelegenheit gezielt zu fragen, was er erreichen will.

Außerdem erhalten Sie bereits wichtige Informationen über begleitende Therapien, Beziehungspartner und auch zur Tagesstruktur des Klienten.

Vermutlich fragen Sie sich, genau wie Frau Hofmann, ob es gelingen wird, eine tragfähige therapeutische Beziehung zu entwickeln. Für das Kennenlernen von Herrn Traubert bereitet Frau Hofmann sich selbst und auch den Raum achtsam vor.

3.4 Den Möglichkeitsraum gestalten

Um den Klienten als Mensch und seine Persönlichkeit kennenzulernen, braucht die erste Ergotherapieeinheit etwas Vorbereitung, selbstverständlich jede weitere Stunde auch.

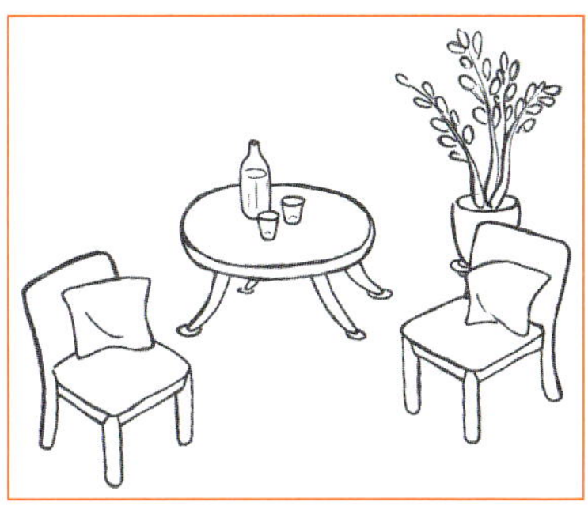

Abb. 17: Raum-Sitzgestaltung

Frau Hofmann wählt den kleinen hellen Raum in der Praxis. Sie stellt zwei gleiche Stühle leicht versetzt gegenüber. Sie bevorzugt die offene Gesprächsposition, da sie so die Körpersprache ihres Klienten besser sehen kann. Würde ein Tisch zwischen ihr und dem Klienten stehen, wäre auch die Wirkung eine andere. Die Atmosphäre wäre formal, wie bei einem Schüler-Lehrer-Gespräch, was Frau Hofmann nicht möchte. Auf den kleinen Tisch neben den Stühlen platziert sie eine Flasche Wasser und zwei Gläser. Das Telefon im Raum stellt sie auf „lautlos".

Vor jeder Behandlungseinheit gehört zu ihren Vorbereitungen, sich einige Minuten Zeit zu nehmen, um sich auf den Klienten einzustimmen. Das fällt ihr leicht, da sie es gewohnt ist, Achtsamkeitsübungen zu nutzen. Sie hat gelernt, dass sie für jeden ihrer Klienten nur dann hilfreich sein kann, wenn sie aufmerksam, bewusst und einfühlsam im Kontakt ist. Diese achtsame Haltung ist für Frau Hofmann die erste und wichtigste Intervention (→ *Kap. 1.3*).

Frau Hofmann macht sich bewusst, dass Herr Traubert ein erwachsener und lebenserfahrener Mensch ist, der selbst denken kann. Sie geht davon aus, dass er die Lösung für sein Problem „in sich trägt". Dass er diese Ressource findet, darauf will sie ihre ergotherapeutischen Interventionen ausrichten.

Frau Hofmanns wertschätzende Haltung gründet sich auf humanistischen Grundüberzeugungen allen Menschen gegenüber. Eine geteilte Betrachtung des Menschen in das „Sein" als Mensch sowie seines durch Sozialisation beeinflussten „Verhaltens" hilft ihr dabei (→ *Kap. 2.4*).

Erklärfix

3.4.1 Erklärfix: Achtsame therapeutische Haltung und Intuition

Eine **achtsame Haltung** bedeutet Bewusstheit über die eigenen Bedürfnisse, Empfindungen, Gefühle, Überzeugungen und Werte, die in diesem Moment wahrnehmbar sind. In der achtsamen Haltung nimmt die Ergotherapeutin die Position einer „inneren Beobachterin" ein und bewertet das Wahrgenommene nicht. Sie bleibt somit im ungetrübten Erwachsenen-Ich und kann dadurch angemessen im Hier und Jetzt agieren. Das ermöglicht ihr eine akzeptierende und nicht-wertende Haltung gegenüber allem, was im Laufe des ergotherapeutischen Prozesses auftaucht (Wurll, 2007/2011).

Das Einüben von Achtsamkeit ist ein Wechselspiel zwischen regelmäßigem Ausführen von Achtsamkeitsübungen und der wiederholt bewussten Entscheidung, eine achtsame Haltung einzunehmen. Die Ergotherapeutin lebt Achtsamkeit immer und überall und wendet eben nicht mechanisch eine therapeutische Methode an (Harrer, 2013).

Mit der angeborenen Fähigkeit zur **Intuition** erfassen wir blitzschnell Zusammenhänge und Gesetzmäßigkeiten ohne logisches Nachdenken, anschließend treffen wir „aus dem Bauch" heraus Entscheidungen. Ein intuitives Vorgehen im ergotherapeutischen Prozess ist nützlich, wenn wir die Fähigkeit mit Achtsamkeit und Bewusstheit verknüpfen. Erfahrungen beeinflussen die Intuition. Deshalb ist eine sorgfältige Reflexion (professionelles Reasoning) der Empfindungen, Entscheidungen und der daraus resultierenden Handlungsweisen für die Weiterentwicklung der Intuition der Ergotherapeutin notwendig (Berne, 1977/2005).

3.5 Herr Traubert ist da

Markus Traubert ist ein 1,90 Meter großer, 52 Jahre alter Mann mit kurzem grauen Haar und gepflegtem Dreitagebart. Seine schwarze Lederjacke ist offen, darunter trägt er ein kariertes Hemd, dazu blaue Jeans und schwarze Lederschuhe. Sein Gang wirkt schwerfällig und er geht etwas nach vorne gebeugt. Die Gesichtszüge sind angespannt, mit leidendem Ausdruck.

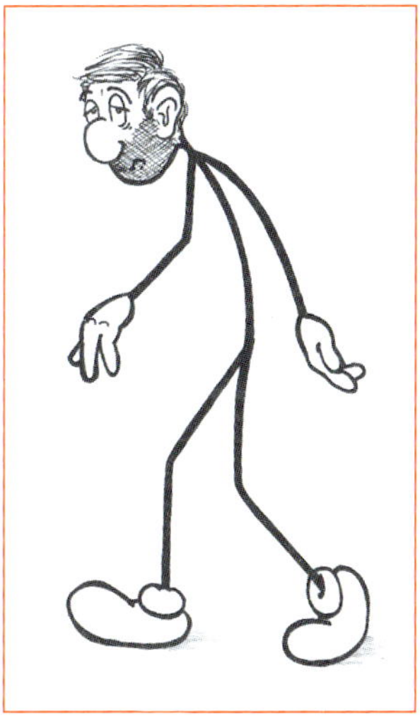

Abb. 18: Herr Traubert ist da

Herr Traubert (T) begrüßt Frau Hofmann mit einem verlegenen Lächeln: „Guten Tag, da bin ich", und er streckt die Hand zur Begrüßung aus. **Frau Hofmann (H)** reicht ihm die Hand und sagt: „Guten Tag Herr Traubert, schön dass Sie da sind. ... Haben Sie gut hergefunden?"

T: „Ja, ... (mit vorwurfsvollem Ton) bei Ihnen einen Parkplatz zu finden, war schwer."

H: „Wo parken Sie?"

T: „Auf Ihrem Praxisparkplatz, da ist einer weggefahren."

H: „Ja, das war mein Kollege, der so früh zu einem Hausbesuch fährt. ... Gut, dann beginnen wir jetzt. Kommen Sie bitte mit, wir gehen in diesen Raum" (zeigt auf die offene Tür am Ende des Flurs und läuft in Richtung des Raumes los).

Herr Traubert folgt ihr und setzt sich wortlos auf den Stuhl, den Frau Hofmann ihm anbietet. Sie prüft die Verordnung, informiert ihn über Datenschutz, Schweigepflicht, Eigenanteil und weitere Rahmenbedingungen. Herr Traubert füllt den Rahmenvertrag aus, unterzeichnet ihn und quittiert auch den heutigen Termin auf der Heilmittelverordnung. Frau Hofmann gibt ihm eine Kopie des Rahmenvertrags, die Infoblätter und die Rechnung für den Eigenanteil. Jetzt interessiert sie sich für seine Erwartungen an die Ergotherapie.

Wie Frau Hofmann die Erwartungen an seine Behandlung ergründet, lesen Sie gleich im → *Kap. 4*. Lassen Sie uns zuvor noch zusammenfassen, was zu Beginn einer Ergotherapie wichtig ist.

3.6 Zusammenfassung: Bevor die Ergotherapie beginnt

Mit „Möglichkeitsraum" meinen wir, dass ein physischer und psychoemotionaler Raum für den Klienten gestaltet ist, in dem er sich mit allen seinen Facetten zeigen, sicher experimentieren und neue Erfahrungen machen darf.

Ein heller Raum, der neben der angenehmen Atmosphäre auch Schutz und Diskretion vermittelt, hilft dem Klienten, sich anzuvertrauen. Sitzen beide auf gleichen Stühlen, hat dies unbewusst die Wirkung von „wir sind gleichwertig". Natürlich sollte die Grundeinstellung der Ergotherapeutin realistisch „ich bin o.k. – du bist o.k." sein, sonst nützt der schön gestaltete Raum wenig und wird vom Klienten, der zumeist feine Antennen dafür besitzt, als unecht entlarvt. Für die Ergotherapeutin ist der Erstkontakt ebenfalls „aufregend", weiß sie doch nicht, was sie erwartet. Aus diesen Gründen ist eine achtsame Haltung, die eine entspannte Vorbereitung einschließt, sehr wichtig.

Zu erwarten ist auch, dass der Klient, entweder weil schon sehr erfahren in therapeutischen Settings oder wegen der neuen Situation einfach nur gestresst, alte Verhaltens-, Betätigungs- oder Kommunikationsmuster zeigt. Das hat diagnostischen Wert und wir können davon ableiten, dass der Klient in ähnlichen Situationen sich gleich verhält. Deshalb notieren wir uns solche Beobachtungen und greifen sie später bei Bedarf wieder auf.

4 Erwartungen und Auftrag klären

Herr Traubert erzählt, dass er bis vor zwei Jahren als Chemisch-Technischer-Assistent (CTA) im Labor des ortsansässigen Pharmakonzerns gearbeitet hat. In der Funktion als Gruppenleiter war er für die Qualitätssicherung der Impfstoffproduktion zuständig. Er war wegen depressiver Stimmung und Antriebslosigkeit sechs Wochen bei Lohnfortzahlung krankgeschrieben. Dann war er weitere 78 Wochen arbeitsunfähig und erhielt in dieser Zeit Krankengeld. Anschließend (ab der 85. Woche) hat er einen Reha-Antrag gestellt und bekam Nahtlosigkeits-Arbeitslosengeld (ALG-1). Ab Beginn der 89. Woche machte er eine stationäre medizinische Rehabilitation von insgesamt 8 Wochen. Aus der stationären medizinischen Rehabilitation wurde er arbeitsunfähig entlassen. Die Depression, die er mit einem Ausdruck von Scham im Gesicht nur „mein Burn-out" nennt, gehe einfach nicht weg. Es sei auch schwierig, weil es mit seiner Frau „Probleme" gebe und er deshalb „öfters" bei seinem „fünf Jahre älteren Bruder Jakob" wohne. Kinder habe er auch, mit seiner Ehefrau Elisabeth einen Sohn im Alter von 26 Jahren und eine Tochter von 21 Jahren. Aus erster Ehe habe er einen 34 Jahre alten Sohn.

4.1 Herr Traubert hat Erwartungen

Nachdem Herr Traubert über die Schwierigkeiten am Arbeitsplatz, sein „Burn-out", die aktuellen Probleme mit seiner Frau und seine Sorge, den Hauskredit nicht mehr bezahlen zu können, berichtet hat, fragt **Frau Hofmann (H)** ihn im weiteren Verlauf des Erstgesprächs: „Was sind Ihre Erwartungen an die Therapie hier? ... Was erhoffen Sie sich davon?"

Herr Traubert (T): „Ich weiß nicht? Es ist aussichtslos!" (Er sieht dabei verzweifelt aus, doch in seiner Stimme schwingt etwas Wut mit.)

H: „Was meinen Sie mit: ‚Es ist aussichtslos'?"

T: „Es bringt doch alles nichts." ... „Früher habe ich die Dinge angepackt, hab' was weggeschafft und jetzt? ... ein Wrack bin ich, ein Psycho!"

H: „Verstehe ich Sie richtig, dass Sie vor allem der Verlust Ihrer Leistungsfähigkeit beschäftigt."

T: „Ja. ... Ich dachte, nach der Klinik bin ich wieder wie früher. Aber nein, ich bin arbeitsunfähig entlassen! ... Was soll ich nur machen?"

H: „Möchten Sie sich mit der Frage ‚Was soll ich nur machen?' beschäftigen?"

T: „Ja, ... vielleicht können Sie mir sagen, was ich tun soll."

H: „An was genau denken Sie da?"

T: „Na, Frau Doktor meinte, Sie kennen sich aus, mit zurück an den Arbeitsplatz und so."

H: „Wollen Sie wieder an Ihren Arbeitsplatz zurück?"

T: „Eigentlich schon, aber wenn ich daran denke, wird mir heiß und meine Hände sind feucht, bekloppt ist das. ... In der Klinik haben die gesagt: ‚Berentung'. Aber wie soll das gehen, der Hauskredit muss abbezahlt werden. Meine Frau macht auch Stress, weil ich nicht arbeiten geh'."

H: „Ich verstehe, unter welchem Druck Sie sind, und auch, wie wichtig es Ihnen ist, wieder wie früher zu funktionieren."

T: „Mhmm, genau."

H: „Ich habe auch den Eindruck, dass es viele verschiedene Baustellen sind. Ihre Leistungsfähigkeit, der Arbeitsplatz und Ihre Verantwortungsposition dort, der Nutzen einer Erwerbsunfähigkeitsrente auf Zeit, die Trennung von Ihrer Frau, und so weiter."

T: „Genau, es sind viele Baustellen. ... Und, ich weiß nicht, was ich tun soll!"

Frau Hofmann will keine Versprechungen machen und ihn auch nicht „retten". Das wäre eine Abwertung seiner Person und seiner Fähigkeiten als erwachsener Mann. Jedoch ist es zu diesem Zeitpunkt noch zu früh, um die Passivität zu konfrontieren. Dafür ist noch keine tragfähige therapeutische Beziehung entstanden. Sie möchte aber, dass Herr Traubert die Chance bekommt, sich selbst besser kennenzulernen.

H: „Ich habe eine Idee. ... Wir vereinbaren fünf Termine, die Sie dafür nutzen können, um Ihre Baustellen zu sortieren und Lösungsansätze zu entwickeln. Am fünften Termin besprechen wir dann, was Sie weiter in der Ergotherapie bearbeiten können und wollen. ... Was halten Sie davon?"

T: „Mhmm, ... ja gut, können wir so machen. ... Auch wenn ich mir nicht vorstellen kann, ob das was bringt."

H: „Das verstehe ich. ... Gut, dann schließen wir für heute an dieser Stelle ab ... und gehen ins Büro, um die fünf Termine zu vereinbaren.

Herrn Trauberts diffuse Befürchtung, dass alles nichts bringt, notiert sich Frau Hofmann zusammen mit ihrer Hypothese, dass er andere für sich denken lässt.

4.1.1 Erklärfix: Erwartungen und Befürchtungen

Jeder Mensch hat in einer neuen Situation Erwartungen, gleichzeitig auch Befürchtungen. Oftmals sind diese jedoch nicht bewusst oder werden aus unterschiedlichen Gründen nicht geäußert. Schon im Erstgespräch können Sie viel über die Denk-, Fühl- und Handlungsweisen Ihres Klienten hinsichtlich seiner Lebensbewältigungsstrategien erfahren. Deshalb lohnt es sich, wenn Sie ihm nicht „die Ergotherapie" erklären, sondern seine „Fantasien" darüber erfragen. Sie erhalten einen Eindruck von seinem Bewusstheitsgrad und auch von seiner Vorstellung, worum es in der Therapie gehen soll. Außerdem laden Sie ihn ein, seine Ergotherapie aktiv mitzugestalten (→ *Kap. 13*).

Sinnvoll ist auch zu erfahren, welche Erwartungen zum Beispiel der verordnende Arzt an die Ergotherapie hat. Was die Angehörigen wollen oder nicht wollen, ist ebenfalls wichtig zu wissen. Allmählich bekommen Sie ein Bild davon, was Ihr Auftrag für die Ergotherapie ist. Danach können Sie entscheiden, was Sie als Ergotherapeutin leisten können und wollen sowie was andere Fachpraktiker und Helfer übernehmen müssten.

4.2 Frau Hofmann klärt die Aufträge

Frau Hofmann greift in der **2. Behandlungseinheit** mit dem Ziel der Auftragsklärung die von Herrn Traubert beschriebenen „Baustellen" auf.

Frau Hofmann (H): „Herr Traubert, in Ihrer ersten Therapiestunde haben Sie mir erzählt, wie viele Baustellen Sie in Ihrem Leben zu bearbeiten haben. Und, ... dass Sie nicht wissen, wie Sie diese anpacken sollen. Für heute hatten wir vereinbart, Ihre Baustellen zu sortieren."
Herr Traubert (T): „Können wir machen. Ich weiß aber immer noch nicht, ob mir das wirklich hilft."
H: „Das verstehe ich. ... Meiner Erfahrung nach ist es gut, mit einem ersten Schritt zu beginnen. ... Ich lade Sie ein, den ersten Schritt heute zu machen, auch wenn wir beide noch nicht wissen, wohin Ihre Reise geht."
T: „Na ja, gut, wenn Sie meinen. ... (denkt nach) ... Mhmm. (schaut Frau Hofmann erwartungsvoll an) Soll ich was sagen?"
H: „Was ging Ihnen eben durch den Kopf?"
T: „Jaaa, ich weiß nicht, ... ich muss immer an meine Frau denken (lässt den Kopf hängen)."
H: „Wie heißt Ihre Frau?"
T: „Elisabeth ... Wie die Heilige (schmunzelt) ... ist sie aber nicht!"

Frau Hofmann interessiert es schon, wie Herr Traubert seine Frau sieht und beschreibt. Jedoch will sie nicht ins Detail gehen, sondern vorerst grob sondieren, was seine Problembereiche sind und was in der Ergotherapie bearbeitet werden kann und was nicht. Sie will betätigungsfokussiert vorgehen.

H: „Wie würden Sie das Problem, das Sie mit Elisabeth haben, beschreiben?"
T: (wütend) „Sie will mich nicht mehr!"
H: „Ich höre, wie ärgerlich Sie auf Elisabeth sind. ... Was ist dabei Ihre Baustelle?"
T: (denkt nach) „Elisabeth will die Trennung ... und ich, ach ... ich weiß nicht, es ist scheiße." (schaut erst wütend nach oben und dann traurig auf den Boden).

Frau Hofmann nutzt als Medium Moderationskarten, um Herrn Traubert aus seiner passiven Haltung zu locken. Sie legt die Karten und einen dicken Stift neben ihm auf den Tisch. Sie will sehen, ob er sich aktivieren lässt und selbst schreibt.

H: „Gut, das ist eine Baustelle ... nehmen Sie sich eine Karte und schreiben Sie diese Baustelle auf.
T: „Was soll ich drauf schreiben?"

Mit Widerstand hat sie gerechnet, diesen zu konfrontieren ist noch zu früh. Sie entschließt sich, seinen hilflosen Persönlichkeitsanteil mit einer Erklärung zu unterstützen.

H: „Stichworte, wie Sie diese Baustelle nennen möchten, zum Beispiel ‚Elisabeth' und worum es geht."
T: „Also, Elisabeth will Trennung." (schreibt)
H: „Legen Sie die Karte bitte vor sich auf den Boden."
T: (legt die Karte hin)

4.2.1 Erklärfix: Vertragsarbeit und Auftragsklärung

Häufig kommen psychisch erkrankte Menschen mit unklaren oder versteckten Erwartungen zur Ergotherapie. So kann es sein, dass auch die Hoffnung „endlich jemanden gefunden zu haben, der mein Leben in Ordnung bringt" mitschwingt. Damit die Ergotherapeutin von Anfang an empathisch sein kann, aber gleichzeitig keine „kindlichen Hoffnungen" nährt, ist das kleinschrittige Abstimmen des Willens des Klienten sehr wichtig. Diese Methode nennen wir Vertragsarbeit. Sie hilft, damit eine partnerschaftliche Zusammenarbeit auf Augenhöhe mit dem Klienten gelingt. Das inhaltliche Sortieren und Differenzieren der Erwartungen mithilfe der Vertragsarbeit führt zur Klärung des Auftrags an die Ergotherapie (→ *Kap. 13.2*).

In gleicher Weise identifiziert Frau Hofmann die anderen Themen sowie die Erwartungen, die Herr Traubert damit verbindet. Die Stichworte der Themen schreibt er jeweils auf eine Moderationskarte und legt diese auf den Boden.

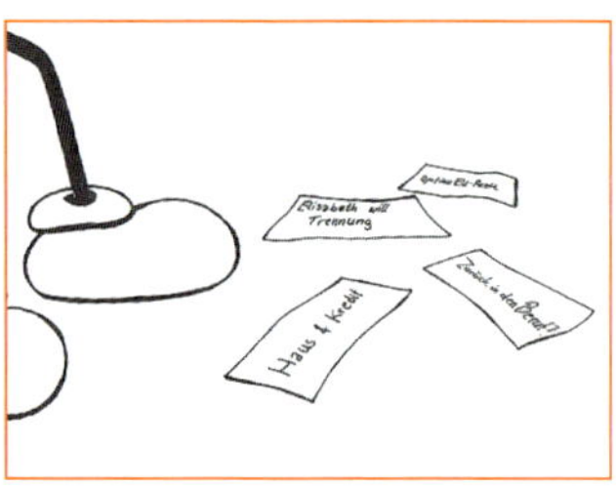

Abb. 19: Herrn Trauberts „Baustellen"

Herrn Trauberts „Baustellen"-Stichworte sind: A) „Elisabeth will Trennung", B) „Zurück in den Beruf?", C) „Option EU-Rente", D) „Haus und Kredit".

Frau Hofmann sondiert in diesem Prozess, was im Rahmen der Ergotherapie bearbeitbar ist und was nicht. Beispielsweise äußert Herr Traubert die Erwartung, dass Frau Hofmann mit seiner Frau redet, um sie „zum Umdenken zu bewegen". Frau Hofmann nimmt diesen Auftrag nicht an und differenziert: „Herr Traubert, ich denke, Sie können lernen, sich klar und in angemessener Weise gegenüber Ihrer Frau auszudrücken. ... Ihre Kommunikationsfähigkeit zu verbessern, das können Sie hier in der Ergotherapie lernen. ... Zum Klären Ihrer Paarbeziehung empfehle ich Ihnen, Termine mit einem Paartherapeuten zu machen. ... Und, sollte es dann doch auf Scheidung der Ehe hinauslaufen, holen Sie sich bitte Unterstützung von einem Rechtsanwalt."

Diese Klarheit der Ergotherapeutin bewirkt eine Aktivierung seines Hier-und-Jetzt-Bewusstseins (Erwachsenen-Ich), sodass Herr Traubert sich entscheidet, die Verantwortung für sich und die Trennungssituation zu übernehmen: „Gut, dann lerne ich bei Ihnen, mich besser auszudrücken, und kümmere mich um eine Paartherapie."

Im Gespräch fällt Frau Hofmann auf, dass sie sehr viel für Herrn Traubert denkt und Mitleid für ihn empfindet. Es ist fast so, als würde ein kleiner Junge vor ihr sitzen, vielleicht sechs Jahre alt, der getröstet werden will und sich völlig hilflos fühlt. Sie entwickelt mütterliche Gefühle und die Vorstellung, ihn auf den Schoß nehmen zu wollen und ihn zu trösten, im Sinne von: „Es ist nicht schlimm, Mama ist da und findet eine Lösung für dich!" Frau Hofmann nimmt diese Reaktion bewusst wahr und macht sich ein paar Notizen dazu. Sie vermutet eine komplementäre Gegenübertragungsreaktion.

4.2.2 Erklärfix: Gegenübertragung

Unter **Gegenübertragung** versteht man alle gefühlsmäßigen, körperlichen und psychischen Reaktionen der Ergotherapeutin in der Beziehung gegenüber ihrem Klienten.

Die Reaktion der Ergotherapeutin auf die Übertragung des Klienten wird als „reaktive Gegenübertragung" bezeichnet. Dabei kann die Reaktion der Ergotherapeutin **„konkordant"** sein, das bedeutet, sie identifiziert sich mit dem Klienten oder Teilen seiner abgewehrten Gefühle; sie fühlt, was der Klient fühlt oder als Effekt von Spaltungsprozessen nicht fühlt, zum Beispiel Angst, Trauer, Ärger, Wut, Lähmung.

Oder die Reaktion ist **„komplementär"**, dann identifiziert sich die Ergotherapeutin mit den Übertragungsobjekten des Klienten und fühlt sich zum Beispiel wie Mutter oder Vater von damals. Sie fühlt sich dann tatsächlich gelangweilt, ärgerlich, ungeduldig, besorgt und so weiter, wie der Klient es fürchtet und als Kind in der Beziehung zu Vater oder Mutter oder anderen Bezugspersonen erlebt hat.

Das von Sigmund Freud beschriebene Phänomen der **Übertragung** meint die Wiederbelebung von Gefühlen, Antrieben, Wünschen, Emotionen, Haltungen, Erwartungen, Fantasien und Verhaltensmustern aus der Beziehung mit einer Bezugsperson in der Vergangenheit zu einer Person in der Gegenwart (Freud, 1999/2001). Der Klient überträgt unbewusst die Objektrepräsentation einer früheren Bezugsperson auf die Ergotherapeutin, ähnlich der Projektion eines Beamers auf die Leinwand.

Die Ergotherapeutin kann ebenfalls Objektrepräsentationen aus der eigenen Geschichte auf den Klienten übertragen, dies bezeichnet man als **„proaktive Gegenübertragung"**.

Für die therapeutische Arbeit ist es wichtig, dass die Ergotherapeutin ihre eigene Geschichte gut kennt und gelernt hat, das eigene „Material" vom Übertragungsgeschehen des Klienten zu unterscheiden. Wir empfehlen deshalb jeder Ergotherapeutin, sich durch Selbsterfahrung und eigene Psychotherapie zu erforschen und unerledigte Entwicklungsaufgaben zu bearbeiten.

4.3 Frau Hofmanns Qualifikation

Frau Hofmann stammt aus einer Familie, in der Handwerk und Arbeit selbstverständlich zum Leben dazugehören. Ihre Mutter, Einzelhandelskauffrau, nähte viel für die Familie, von kleinen Änderungen bis zu kompletten Kleidungsstücken. Ihr Vater ist Modellbauer im Schwermaschinenbau und fertigt Holzmodelle für die Formen von

Gussteilen an. Schon als Kind hat Frau Hofmann viel gebastelt, gewerkelt, gemalt, gestrickt und genäht, was ihr berufliches Interesse an einer handwerklichen Ausbildung erklärt. Sie lernte Schreinerin in einer kleinen Möbelschreinerei, die häufig spezielle Kundenaufträge hatte. Dadurch hat sie neben dem Bedienen von Holzbearbeitungsmaschinen auch die klassischen Handwerkstechniken mit verschiedenen Werkzeugen trainiert. Sie arbeitete zwei Jahre im Beruf, merkte dabei jedoch, dass ihr etwas fehlte. Was war es nur?

Durch Zufall lernte sie über eine Freundin einen Ergotherapeuten kennen, bei dem sie hospitierte. Als sie ihn bei der Arbeit beobachtete, wusste sie, was ihr fehlte, es war der Kontakt mit Menschen. Persönlich Menschen anzuleiten und sie dabei zu unterstützen, wieder tätig zu sein, kombiniert mit handwerklichen Aufgaben und Arbeit, gefiel ihr sehr. Sie entschloss sich, die dreijährige Ausbildung zur Ergotherapeutin zu absolvieren. In den Praktika entdeckte sie ihr Interesse am Fachbereich Psychiatrie und ihr Talent, mit psychisch erkrankten Menschen umzugehen. An ihrer ersten Arbeitsstelle in einer psychosozialen Reha-Einrichtung konnte sie viel Erfahrung in der Arbeitstherapie und der Vorbereitung der Klienten für die Wiedereingliederung ins Berufsleben sammeln. Später wechselte sie in die ortsansässige Psychiatrie, um die psychiatrischen Krankheitsbilder im akuten Stadium genauer kennenzulernen. Dort arbeitete sie einige Jahre als Ergotherapeutin auf geschlossener und offener Station, in der Tagesklinik und der Psychiatrischen Institutsambulanz (PIA). Aus familiären Gründen wechselte sie vor fünf Jahren in die Ergotherapie Praxis Neumann. In dieser Zeit begann sie auch die PsychErgo-Fortbildung und absolvierte vor einem Jahr die Prüfung zur PsychErgo-Expertin.

4.4 Zusammenfassung: Erwartungen und Auftrag klären

Um die Erwartungen des Klienten an die Ergotherapie zu erfahren, auch seine Hoffnungen und Befürchtungen, ist es sinnvoll, offen danach zu fragen. Die wenigsten Klienten wissen, was Ergotherapie ist. Die meisten kommen mit der Einstellung, dass die Therapeutin weiß, was zu tun ist, damit es ihnen wieder besser geht. Das ist in Ordnung! Unserer Erfahrung nach führt die Erklärung, was Ergotherapie ist, zu einer Einengung des Möglichkeitsraumes, bevor wir den Klienten kennengelernt haben und seine unbewussten Erwartungen auch nur erahnen konnten. Der Klient erhält also die Chance, unvoreingenommen seine Wünsche und Bedürfnisse zu äußern. Unsere Aufgabe als Ergotherapeutinnen ist es, zu ordnen, was in die Ergotherapie gehört und was nicht. Und auch zu entscheiden, was ich leisten kann und will.

Wichtig bei der Auftragsklärung ist, dass die Ergotherapeutin weiß, was ihre Ergotherapie beinhaltet und ob sie die Möglichkeiten besitzt, um die therapeutische Aufgabe erfüllen zu können. Das bedeutet auch, dass sie weiß, was sie bereit ist zu geben und was nicht. In unserem Beispiel war die Abgrenzung zwischen einem Training der Kommunikationsfähigkeiten (ja!) und einer Therapie des Paarkonfliktes (nein!) von der Profession her vorgegeben. Frau Hofmann hat die nötige Ausbildung und Erfahrung, um mit Herrn Traubert gangbare Wege zur Wiederaufnahme für ihn bedeutsamer Betätigungen zu erarbeiten. Mithilfe der Methode „Vertragsarbeit" hat sie ihn in seine neue Betätigung „Ergotherapie" vom ersten Augenblick an mit eingebunden.

Zur Auftragsklärung gehört auch, die Erwartungen und Befürchtungen aus dem Umfeld des Klienten sowie die des überweisenden Arztes oder Psychotherapeuten zu kennen. Insbesondere die Beziehung der Mutter, des Vaters oder anderer Angehöriger zum Klienten hat Einfluss auf den Erfolg oder Misserfolg der Ergotherapie. Denken wir systemisch, wird klar, dass eine Veränderung im Betätigungsverhalten des erwachsenen Sohnes, der mit seiner Mutter im selben Haushalt lebt, zwangsläufig auch auf sie Auswirkungen hat. Sei es im besten Fall, dass sie erfreut reagiert und die Loslösung von ihr begrüßt oder, und dies ist wohl der häufigere Fall bei psychisch erkrankten Menschen, dass sie die Symbiose aufrechterhalten will und den Sohn beeinflusst, die Ergotherapie abzubrechen.

Welchen Auftrag Herrn Trauberts Ehefrau an die Ergotherapie hat, gilt es für Frau Hofmann noch zu ergründen.

5 Den Menschen kennenlernen

Klientenzentrierung bedarf eines echten Interesses am Menschen und nur so kann sich auch eine tragfähige therapeutische Beziehung entwickeln. Diese therapeutische Beziehung ist entscheidend für den Erfolg der Ergotherapie. Es braucht ein verlässliches Gegenüber, wenn ein Klient sich mit sich selbst und seinen Handlungen auseinandersetzen will. Im zwischenmenschlichen Dialog findet Erkenntnis statt, entsteht neues realitätsbezogenes Denken und Veränderungsbereitschaft oder auch Akzeptanz der momentanen Möglichkeiten und Grenzen. Dadurch gelangt ein Mensch in die Lage, sein Betätigungsverhalten nachhaltig verändern zu können. Wir gehen davon aus, dass die Wirksamkeit der Ergotherapie zum großen Teil von der Art und Weise der Beziehungsgestaltung abhängt (Atkinson & Wells, 2000).

5.1 Herr Traubert erzählt seine Geschichte

Herr Traubert berichtet, dass er aktuell zeitweise bei seinem Bruder Jakob wohne, weil es mit den „Launen seiner Frau nicht auszuhalten" sei. Der helfe ihm, die belastende Situation einigermaßen zu ertragen: „Wenn er nicht wäre, gäbe es mich vielleicht nicht mehr."

Frau Hofmann notiert sich den Hinweis auf mögliche Suizidgefahr, um später darauf einzugehen. Sie merkt an: „Gut, dass Ihr Bruder Jakob Sie unterstützt." Sie lässt Herrn Traubert weiter berichten, um ein Bild von seiner Persönlichkeit zu bekommen.

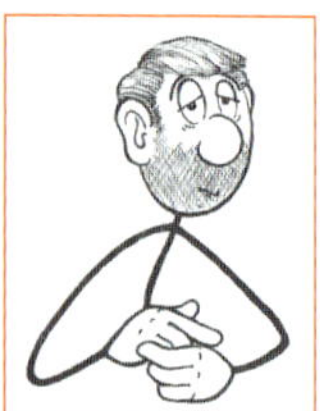

Abb. 20: Herr Traubert

Er erzählt, dass Jakob, bevor er zur Arbeit geht, ihn morgens weckt und motiviert aufzustehen. Dies helfe ihm, „in die Gänge zu kommen und nicht zu versumpfen". Zu Hause sei dies schwieriger, da Elisabeth ihn „ignoriere" oder ihm „Vorwürfe mache". Tochter Evelyn, mit der er sich immer gut verstanden habe, verhalte sich in letzter Zeit abweisend. Sie habe viel mit dem Studium zu tun, er denke aber auch, dass sie es nicht aushalte „den Papa so schwach" zu erleben. Er sei nun „schon zwei Jahre" wegen der Depression krank.

Auf die Nachfrage nach seinen Söhnen winkt Herr Traubert mit einer Handbewegung ab: „Andreas, der braucht uns nicht mehr ... kommt alleine klar". „Ja, und Frank (Sohn aus erster Ehe), der hat schon immer mehr zu seiner Mutter gehalten. Nee, wir haben schon ewig keinen Kontakt mehr."

Herr Traubert wirkt nachdenklich und traurig. Er berichtet, dass es für ihn nicht leicht war, mit 19 Jahren schon Vater zu werden. Seine „große Liebe" Julia war gerade 18 Jahre alt, als ihr Sohn Frank auf die Welt kam. Sie lebten mit dem Baby in der Wohnung der Schwiegermutter, bis sie sich eine kleine Wohnung leisten konnten. Von Julias Vater gab es keine Unterstützung, der hatte die Familie wegen einer „neuen Liebe verlassen", als Julia zwölf Jahre alt war. Herrn Trauberts Eltern reagierten wegen der Schwangerschaft anfangs entsetzt. Das hätten sie von ihrem Sohn „nicht gedacht, Sex vor der Ehe" zu haben. Auch gefiel ihnen Julia nicht, sie kleide sich zu aufreizend und ginge nicht zur Kirche. Sie stellten sich für ihren jüngeren Sohn einen ähnlichen Weg vor, wie sein großer Bruder Jakob ihn gegangen sei. Dieser hatte direkt nach dem Abitur Maschinenbau studiert und arbeitete zu dieser Zeit schon ein Jahr als Ingenieur in einer großen Firma. Zwei Monate später heiratete Jakob seine Freundin, die er in der Partnergemeinde der Eltern kennengelernt hatte. Die Eltern waren sehr engagiert, die Feierlichkeiten zu ermöglichen. Seine zwei Jahre ältere Schwester habe damals einen „anständigen Freund" gehabt. Sie befand sich in der Ausbildung zur Maßschneiderin.

Herr Traubert hatte „die Vergleicherei satt" und wollte bei Julia und seinem Sohn sein, weshalb er bei den Eltern auszog. Er übernahm neben der Ausbildung zum Chemisch-Technischen-Assistenten (CTA) einen Job bei einer kleinen Firma, die Hundeshampoo herstellte. Dort arbeitete er wochentags jeden Abend für 3 Stunden. Nach ungefähr einem Jahr gab es ein Gespräch mit seinem Vater. Danach wurde das Verhältnis etwas besser und seine Eltern unterstützten die junge Familie, sodass sie in eine kleine Altbauwohnung ziehen konnten. Herr Traubert heiratete Julia, machte seinen Abschluss als CTA und arbeitete in einem Pharmakonzern. Alles schien sich gut zu entwickeln, doch beiden war die „Liebe abhandengekommen". Julia wollte nicht mehr mit ihm schlafen, unternahm viel mit Freundinnen. Er kümmerte sich neben der Arbeit um Sohn und Haushalt. Die viele Arbeit sei für ihn kein Problem gewesen, aber „keine Zärtlichkeit zu bekommen, das war quälend". Als er mitbekam, dass Julia fremdging, war es für ihn „wie ein Schlag ins Gesicht". Er brach zusammen, wurde depressiv und versuchte seinen „Kummer im Alkohol zu ertränken". Julia wollte sich scheiden lassen und bekam das alleinige Sorgerecht. Er sah seinen Sohn wenig, zahlte Unterhalt und versuchte sich durch Arbeit und Tätigkeit im Schützenverein „über Wasser zu halten". So ging es ein paar Jahre, bis er Elisabeth kennenlernte, seine jetzige Ehefrau.

Elisabeth sei ganz anders als Julia, viel bodenständiger. Zu Beginn waren sie „sehr glücklich". Eigentlich wollte er nie wieder heiraten, aber auch nicht allein leben. Nach zwei glücklichen Jahren zu zweit entschieden sie sich, zu heiraten. Er wollte dieses Mal alles richtig machen. Sie kauften gemeinsam ein großes Grundstück mit einem baufälligen Bauernhaus in einem Dorf 16 km von seiner Arbeitsstelle im Stadtzentrum entfernt. Sie bauten es mit viel Eigenleistung aus. Ein Jahr nach Baubeginn kam ihr Sohn Andreas zur Welt, über den sie sich sehr freuten. Herr Traubert bekam Unterstützung von seinen Freunden aus dem Schützenverein und auch Arbeitskollegen hatten ihre Hilfe angeboten. Er habe immer so wenig wie irgend möglich Hilfe in Anspruch genommen, nur wenn es „absolut nicht anders ging". Haus und Grundstück kosteten trotz Eigenleistung viel Geld, sodass sie einen Kredit bei der Bank aufnehmen mussten. Die monatlichen Raten waren anfangs schwer zu bewältigen, „irgendwie" haben sie es „immer geschafft". Als er von dem Moment erzählt, da nach sechs Jahren das Haus fertig war, genau zum richtigen Zeitpunkt als Tochter Evelyn geboren wurde, blitzt Freude und Stolz in seinen Augen auf. Frau Hofmann meldet ihm zurück: „Ich sehe, wie stolz Sie sich fühlen, wenn Sie daran denken, was

Sie damals geschafft haben." Herr Traubert bestätigt dies mit den Worten: „Ja, es war alles gut und ich hatte Power."

5.1.1 Erklärfix: Wer ist der Mensch, unser Klient?

Wie Menschen sich betätigen, hat viel mit ihrer Persönlichkeit, insbesondere ihren Überzeugungen, Werten und Motiven zu tun. Deshalb ist es wichtig, dass wir den Klienten, aber auch das Klientensystem kennen- und verstehen lernen. Die folgenden Leitfragen können beim Explorieren helfen: Wie denkt die Person über sich selbst, die anderen und die Welt? Welchen spirituellen Glauben hat sie und wovon geht sie aus, was sie selbst beeinflussen kann und was nicht? Was motiviert sie zu arbeiten oder einer bestimmten Betätigung nachzugehen? Wie ist die Person sozial eingebunden und wie gestaltet sie ihre Beziehungen? Welche Personen ermöglichen es ihr, bei bestimmten Aktivitäten oder Betätigungen zu partizipieren?

5.2 Herrn Trauberts gewohnte Ich-Zustände und Ich-Rollen

Wenn Herr Traubert über seine Probleme spricht, bekommt seine Stimme einen jammernden Unterton, manchmal auch einen gequälten oder trotzigen. Er schaut dann schräg von unten, Hilfe suchend Frau Hofmann an und lässt die Schultern hängen. Seine Hände nesteln dabei an einem Hemdknopf herum oder die linke Hand hält die rechte fest und der linke Zeigefinger oder der Daumen streichelt den Handrücken. Er benutzt in diesen Zuständen Worte wie: „Mir passiert so was immer", „scheiße", „schaff' ich nicht", „das überfordert mich", „das kann sie nicht mit mir machen", „die sind schuld", „da kann ich nichts dafür". Obwohl ein erwachsener Mann vor ihr sitzt, wirkt dieses Verhalten auf Frau Hofmann wie das eines kleinen Jungen. Herr Traubert zeigt eine Kindrolle.

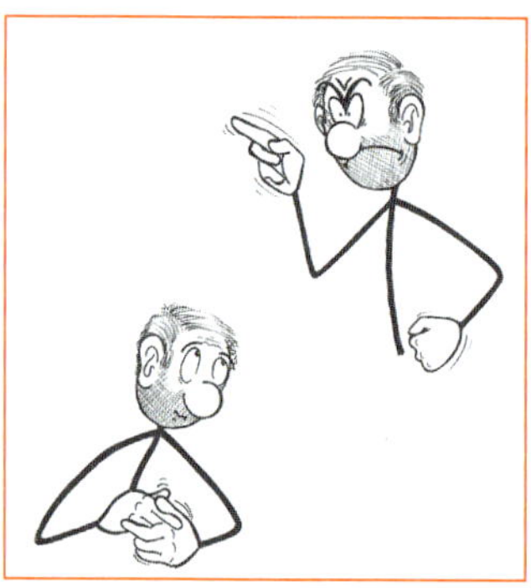

Abb. 21: Herrn Trauberts Ich-Zustände

Anders verhält sich Herr Traubert, wenn er seine Überzeugungen kundtut. Beispielsweise zeigt er eine kritische Elternrolle, mit zusammengezogenen Augenbrauen, stechendem Blick von oben herab, wenn er mit donnernder Stimme sagt: „Die Sesselfurzer haben keine Ahnung, wie viel Zeit es kostet, die Dokumentation zu machen. Die sollten mal pipettieren und jeden Schritt dokumentieren, dann würden sie selbst merken, wie unsinnig das ist. ... Wenn ich etwas zu sagen hätte, das wär' das Erste, was ich abschaffen würde." Er gestikuliert dabei mit den Armen und bewegt zackig die rechte Hand wie ein Dirigent.

Die Beobachtungen notiert sich Frau Hofmann in das Rollenmodell (→ *Kap. 12.1.1*) und erstellt damit eine Verhaltensdiagnose. Entsprechend den bei ihr angesprochenen Ich-Rollen im Kontakt zu Herrn Traubert erstellt sie eine soziale Diagnose der Ich-Zustände (→ *Kap. 12.1.3*).

5.2.1 Erklärfix: Ich-Zustände und Ich-Rollen

Ich-Zustände sind intrapsychische Erlebniseinheiten von Fühlen, Denken und Handeln, die sich in früheren Situationen gebildet haben oder im aktuellen Moment neu bilden. Die inneren Ich-Zustände (→ *Kap. 11.2*) werden äußerlich sichtbar in Mimik, Gestik, Körperhaltung, Modulation der Stimme und Wortwahl der Sprache. Sie sind als Ich-Rollen (→ *Kap. 12.1*) sichtbar.

Wenn Ihr **Eltern-Ich** die Führung hat, verhalten Sie sich (unbewusst), wie es dem verinnerlichten Bild einer Eltern-Figur entspricht. Ihre Stimme klingt kritisch oder fürsorglich, mit Verallgemeinerungen wie „immer", „man", „niemals" und einer Körpersprache, die die überlegene Position unterstreicht. Sie haben eine Elternrolle eingenommen.

Hat Ihr **Kind-Ich** die Führung übernommen, dann ist das häufig auch äußerlich zu sehen. Überanpassung, Fügsamkeit oder Ängstlichkeit können dann das Erscheinungsbild bestimmen, aber auch Trotz und Rebellion als (aus der eigenen Geschichte eingeübte) Antwort auf „elterliches" Verhalten. Oder Sie zeigen eine Kindrolle, die unbeschwert und neugierig die Welt entdeckt.

Das Erscheinungsbild der **Erwachsenenrolle** ist besonnen, nüchtern, nachdenklich und realistisch. Wenn Sie einem Klienten systemische „W-Fragen" stellen, ihm aufmerksam zuhören und sich Notizen machen, haben Sie diese Rolle inne.

Ob das gezeigte Rollenverhalten der inneren Wirklichkeit einer Person entspricht, können wir nur durch Nachfragen herausfinden. Wir können demzufolge nicht unbedacht unsere Beobachtung dem inneren Ich-Zustand zuordnen. Hinter manch eindrucksvoll-mächtiger Maske steckt ein ängstlicher kleiner Junge. Und hinter manch hilflosem Lächeln steckt eine hochwirksame Strategie.

Frau Hofmann gewinnt zunehmend den Eindruck, dass sich Herr Traubert primär aus einem passiv-aggressiven Persönlichkeitsstil heraus verhält. Er ist nie wirklich zufrieden, erwartet unbewusst, dass andere für ihn das Problem lösen. Er vermittelt in symbiotischer Weise, dass jemand anderes oder die „böse" Welt schuld an seinem Leiden ist.
Beispielsweise hatte er vor Jahren die Erwartung, dass seine Frau den Urlaub organisiert, äußerte sich aber nur vage: „Am Mittelmeer, da war es schön". Er ärgerte sich damals wochenlang, dass sie nichts unternahm, zeigte sich schmollend und klagte, wie überlastet er sei. Elisabeth habe irgendwann nachgefragt, ob sie in den Urlaub fahren wollen und wohin er nun möchte. Anstatt mit ihr darüber zu reden, habe er den Urlaub „mühsam organisiert" und sie seien nach Nizza gefahren. Während er dies erzählt, wirkt er angestrengt und leicht aufgebracht, der Antreiber „Streng dich an, kämpfe!", „Mach' dir das Leben schwer!", war aktiv (→ *Kap. 11.3.1.5*).
Frau Hofmann spürt im Kontakt zu Herrn Traubert eine halsstarrige Ablehnung und Unnahbarkeit, bei gleichzeitiger Hilflosigkeit, wie bei einem kleinen Jungen, der ohne Mama nicht klarkommt. Sie erlebt die Beziehung zu ihm als anstrengend und

fühlt sich „ausgelutscht". Das ist typisch für den passiv-aggressiven Persönlichkeitsstil, da diese Menschen, obwohl sie aktiv erscheinen und sich ständig „abstrampeln", die Beziehungen zu anderen übermäßig abhängig gestalten. Unbewusst folgen sie dabei den Mottos: „Sei stark, lass niemanden wissen, dass du innerlich verletzt bist!" und „Lass niemanden wissen, dass du wirklich abhängig sein willst von ihnen!"

Frau Hofmann gestaltet die therapeutische Beziehung vorerst so, dass sie sich auf sein passives Verhalten, seine „offene Kontakttür" (→ *Kap. 11.4.3*) und den versteckten Wunsch nach Fürsorge einlässt, um nach und nach behutsam auf der Gefühlsebene mit ihm in Kontakt zu gehen. Da passiv-aggressive Persönlichkeiten häufig sehr raffinierte Denker sind und das Gegenüber mit Argumenten verwirren und kontrollieren, vermeidet Frau Hofmann es noch, Herrn Traubert mit seinem Denken zu konfrontieren.

5.2.2 Erklärfix: Persönlichkeitsstile und Kontakttüren

In der frühen Kindheit entwickelt jeder Mensch, im Sinne einer Überlebensstrategie, einen primären Persönlichkeitsstil. Bestimmte Botschaften der wichtigen Bezugspersonen (Einschärfungen, Antreiber) in Kombination mit den Vorstellungen, die sich ein Kind über sich selbst, die anderen und die Welt macht, führen zu einer besonderen Anpassung der Persönlichkeit (→ *Kap. 11.4*). Die sechs Persönlichkeitsstile sind: **histrionisch, zwanghaft, schizoid, paranoid, passiv-aggressiv** und **antisozial** (WARE, 1983). Anzumerken ist, dass die psychiatrischen Begriffe als Etikett genutzt werden für das gesamte Spektrum von gesund oder normal bis krank oder abnorm.

Jeder Persönlichkeitsstil hat einen bevorzugten Bereich, um Kontakt zu anderen zu initiieren, nämlich den Zugang über das Denken, das Fühlen oder das Verhalten. Das Konzept der „Kontakttüren" ist hilfreich, um das berühmte „Fettnäpfchen" zu umgehen. Bei den „Fettnäpfchen" handelt es sich um den Kontaktbereich, in dem der Klient den größten Widerstand hat, die sogenannte „Falltür". Am besten lässt sich Kontakt über die „Offene Tür" herstellen. Ist ein guter Kontakt hergestellt, wächst die Bereitschaft der Person, in den zweiten Kontaktbereich überzugehen, in die „Zieltür". Diesen Bereich muss der Klient integrieren, um in der Therapie Veränderung zu erreichen (→ *Kap. 11.4*).

In Beziehungen nimmt Herr Traubert schnell die **Opferrolle** ein, wertet sich und seine Fähigkeiten ab und schaut neidisch auf das, „was andere sich herausnehmen". Wird er gefragt, was er möchte, schweigt er oder sagt „ist mir egal, wir machen es, wie du es willst". Von seinem Gegenüber erwartet er aber insgeheim, dass dieser weiß, was er braucht und es ihm genau so erfüllt. Bemüht sich die andere Person, ihm seine „Wünsche von den Augen abzulesen" und es Herrn Traubert „recht zu machen", befindet sie sich in der **Retterrolle.** Beginnt die Person Herrn Trauberts passive Haltung zu hinterfragen oder fordert sie ihn auf, sich klar zu äußern, was er will, fühlt er sich kontrolliert. Die andere Person landet zwangsläufig in der **Verfolgerrolle**. Manchmal wird er selbst zum Verfolger und hält der anderen Person dann deren Fehler vor, zum Beispiel wenn Elisabeth die Zahncremetube nicht richtig zugeschraubt hat. Das ist Herrn Trauberts Drama-Dreieck, das er unbewusst aufrechterhält.

Das Konzept des Drama-Dreiecks (Karpman, 2016) erläutern wir in → *Kap. 12.3.*

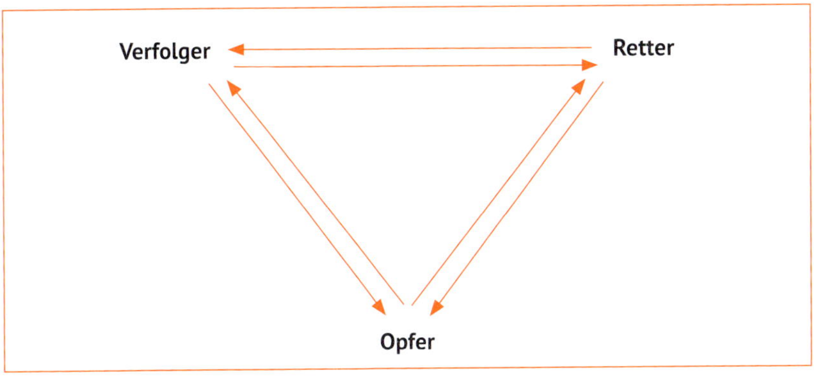

Abb. 22: Drama-Dreieck

5.3 Herrn Trauberts Genogramm

Frau Hofmann nutzt zur Übersicht der Familienkonstellation ein Genogramm. Sie zeichnet es bei den Gesprächen mit Herrn Traubert stückweise weiter, immer dann, wenn er eine wichtige Person seiner Familie erwähnt.

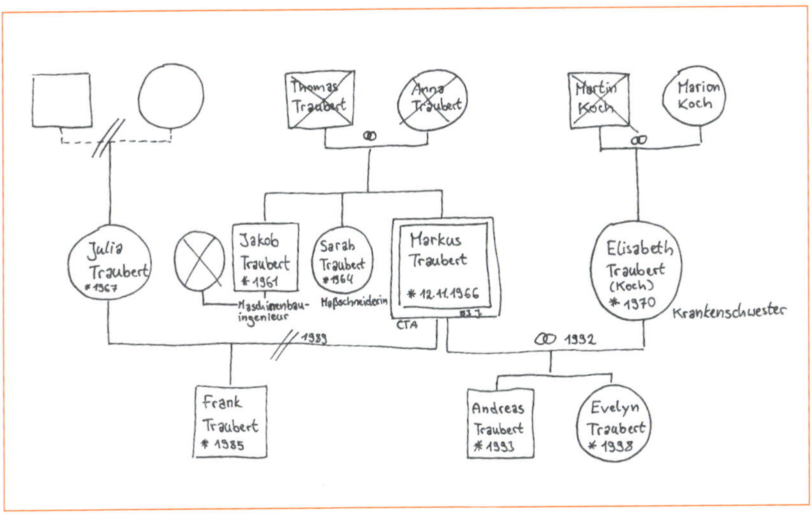

Abb. 23: Genogramm Herr Traubert

Sie hat ihn gleich in der ersten Einheit darüber informiert, dass sie sich Notizen macht, weil sie sich nicht alles merken könne. Das macht sie bei allen neuen Klienten so und hat gute Erfahrung damit gemacht. Die Klienten empfinden das Mitschreiben nicht als störend, sondern als Wertschätzung, weil das Mitgeteilte für die

Ergotherapeutin von Bedeutung ist. Verständlicherweise gelingt das nur durch Frau Hofmanns Haltung wahrhaftigen Interesses, was die Klienten spüren.

5.3.1 Erklärfix: Genogramm

Ein Genogramm ist die grafische Darstellung von Beziehungen und Strukturen innerhalb einer Familie. Viele Informationen über Mitglieder der Familie, ihre Beziehungen untereinander sowie komplexe Sachverhalte können damit übersichtlich dargestellt werden. Es ermöglicht der Ergotherapeutin auch historische Entwicklungen in der Familie und generationsübergreifende Probleme zu erfassen sowie diese Informationen in ihre Hypothesenbildung mit einzubeziehen (Mac Goldrick et al., 2008).

Frau Hofmann zeigt Herrn Traubert das Genogramm, um sicherzugehen, dass sie die Beziehungsebenen richtig erfasst hat, aber auch um seine Reaktion zu sehen. Herr Traubert bestätigt die Eintragungen mit den Worten: „Ist alles richtig".

5.4 Zusammenfassung: Den Menschen kennenlernen

Während der Klient seine Geschichte (Narrativ) erzählt, hören, sehen und erspüren wir, welche Bedeutung er den Aktivitäten und Betätigungen beimisst und lernen sein Wesen kennen. Die Fülle an Informationen ordnen wir mit nützlichen Instrumenten.

Frau Hofmann nutzt zur Diagnostik und Dokumentation persönlicher Faktoren das Rollen- und Kommunikationsmodell (→ *Kap. 12.1 und 12.2*), das Genogramm (→ *Abb. 23*), das Drama-Dreieck (→ *Kap. 12.3*) und das Modell der Persönlichkeitsstile (→ *Kap. 11.4*). Um Herrn Traubert zum Handeln zu bewegen, lässt sie ihn seine „Baustellen" mit dem Medium Moderationskarten sortieren. Eine andere Möglichkeit wäre, den Klienten Gegenstände für seine „Baustellen" wählen und im Raum platzieren zu lassen. Aufstehen zu müssen, einen Gegenstand zu holen, ihn abzulegen, dann den nächsten zu holen und so weiter – dieser Vorgang wirkt ebenfalls aktivierend auf das Hier-und-Jetzt-Bewusstsein.

Diese systemisch interaktionelle Arbeit, zusammen mit dem echtem Interesse an seiner Person, wirkt vertrauensbildend und der Klient lässt sich auf eine therapeutische Beziehung ein. So auch Herr Traubert.

6 Betätigungsprobleme diagnostizieren

Die ergotherapeutische Diagnostik des PsychErgo-Konzeptes folgt einer individualisierten, betätigungsfokussierten, klientenzentrierten und psychologischen Betrachtungsweise. Der Mensch wird als eigenständig handelndes Wesen gesehen, das in verantwortungsvoller Beziehung mit anderen Menschen und seiner Umwelt lebt. Die Gründe für die psychische Erkrankung, auch für das vermeidende oder destruktive Verhalten, werden in seiner Geschichte vermutet. Wir verstehen die psychischen Defizite und Störungen des Klienten als einen aus seiner Vergangenheit stammenden Lösungsversuch, mit dem Ziel, doch noch Gesundheit und sinnstiftende Betätigungen in seinem Leben zu erreichen.

Assessments setzen wir in erster Linie dazu ein, damit der Klient mehr über sich selbst erfährt und verstehen lernt, weshalb er wie handelt (Kümmel, 2003). Ganz im Sinne der Klientenzentrierung gehen wir davon aus, dass die Lösung im Klienten selbst liegt. Bewusstheit ist dabei ein wichtiger Schlüssel. Für eine erfolgreiche Ergotherapie ist es wichtig, dass der Klient diejenigen psychodynamischen und systemischen Hintergründe (er-)kennt, die einen Einfluss auf das Betätigungserleben und das Betätigungsverhalten haben. Ist der Klient sich darüber bewusst, weshalb er eine bestimmte Aktivität wählt oder eine andere nur widerwillig ausführt oder eine wichtige Tätigkeit immer „vor sich herschiebt", dann erkennt er auch seine Entscheidungsmöglichkeit.

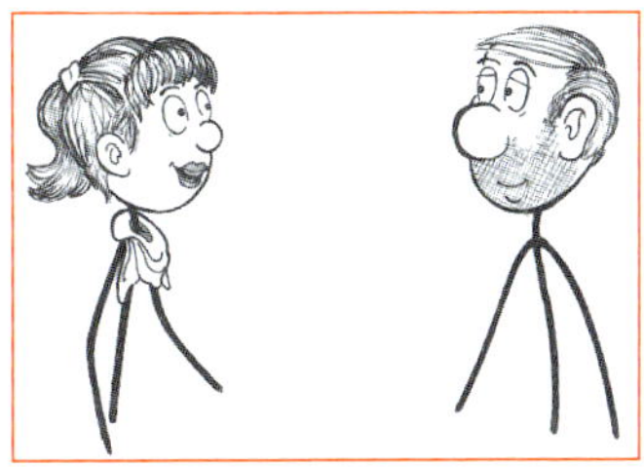

Abb. 24: Interessierte, nicht wissende Haltung

Ergotherapeutische Diagnostik wird dann zum Finden von Ressourcen, aus denen der Klient Lösungen entwickeln kann, um eine Betätigung (bedeutungsvoll und zweckdienlich) erfolgreich ausführen zu können.

Assessments und diagnostisches Vorgehen adaptieren wir entsprechend den individuellen Besonderheiten des jeweiligen Menschen und seiner Lebensumstände. Ein mechanistisches Vorgehen im Sinne des Abarbeitens einer „Checkliste" ist aus unserer Sicht nicht angemessen, auch wenn dies der Ergotherapeutin mehr Sicherheit geben könnte. Wir halten stattdessen ein Vorgehen in der Denkweise der „kultivierten Unsicherheit" für sinnvoll (Kümmel, 2003). Diese Denkweise führt dazu, dass das Vorgehen der Ergotherapeutin von „wirklichem Interesse" am Klienten und dessen Leben geleitet ist und nicht davon, „wissen zu müssen". Wichtig ist, dass der Klient es „weiß" und sich für sich selbst und sein Betätigungsverhalten interessiert.

Erklärfix

6.0.1 Erklärfix: Top-down- und Betätigung-zuerst-Dokumentation

Erfolgt die Wirkrichtung in Prozessen vom Abstrakten, Allgemeinen, Übergeordneten schrittweise hin zum Konkreten, Speziellen, Untergeordneten wird das als **Top-down** bezeichnet. **Bottom-up** bezeichnet ein Vorgehen in der umgekehrten Richtung.

Anne Fisher empfiehlt für die ergotherapeutische Anfangserhebung eine Top-down- und Betätigung-zuerst-Dokumentation in dieser Reihenfolge:

- Hintergrundinformation (betätigungsbasierte/relevante Vorgeschichte)
- Grund für die Verordnung
- Niveau der Betätigungsperformanz (vom Klienten selbst angegebene Stärken und Probleme bei Betätigungsperformanz)
- Betätigungsprioritäten (priorisierte Aufgabenausführungen)
- Beobachtete Betätigungsperformanz (allgemeine und spezielle Eingangsqualität der Betätigungsperformanz)
- Interpretation der Ursachen (Faktoren, die mit der Person, mit Körperfunktionen, mit der Umwelt oder gesellschaftlichen Faktoren zusammenhängen und zu verminderter Betätigungsperformanz beitragen)
- Ziele des Klienten
- Interventionsplan

Dieses Vorgehen soll der Ergotherapeutin helfen, zunächst die Betätigungsausführung, die Anforderungen an den sich Betätigenden und seine Handlungsmöglichkeiten zu betrachten. Erst wenn nötig, sollen danach die der Handlung zugrunde liegenden Wirkmechanismen in Form von Fertigkeiten, wie beispielsweise Handlungsplanung, Sequenzierung oder Priorisierung, erhoben werden. Daraus ergibt sich eine betätigungszentrierte Dokumentation (Fisher, 2009/2022).

In der Praxis ist ein Top-down-Vorgehen selten so linear ausführbar wie in der Theorie beschrieben. Vielmehr handelt es sich um einen zirkulären spiralförmigen Prozess, in dem die Probleme bei der Betätigungsausführung und die intrapsychischen Ursachen wechselseitig untersucht werden. Dabei setzt sich der Klient mehrfach mit demselben Problem auseinander, jedoch jedes Mal auf einer höheren Bewusstseinsebene. Der Aufbau der Dokumentation in der von Fisher vorgeschlagenen Systematik ist sinnvoll und wichtig, um „die Anwendung betätigungsbasierter Methoden" hervorzuheben und nach außen „den zentralen Fokus unseres Berufes auf der Einbindung unserer Klienten in Betätigung" deutlich zu machen (Fisher, 2009/2022).

Die betätigungsbasierte Erhebung der Qualität der Betätigungsausführung (Betätigungsperformanz) bei einer echten Alltagsaufgabe im natürlichen Umfeld ist aus verschiedenen Gründen nicht immer direkt umsetzbar. Manchmal will der Arzt aus Budgetgründen keinen Hausbesuch verordnen oder der Klient möchte aus Scham nicht, dass die Ergotherapeutin ihn in der Firma beobachtet. Ergotherapeutinnen simulieren in solchen Fällen die Aufgaben beziehungsweise die Betätigungskontexte, erfragen die Zufriedenheit mit der Qualität der Ausführung bei der Betätigung und besprechen mit dem Klienten, wie er das Gelernte transferiert (Fisher, 2009/2022).

Wünschenswert für die Zukunft wäre natürlich, wenn Ärzte und Psychotherapeuten frei von Budgetierung und engem Fokus auf medizinisch erfassbare Defizite, sondern unter Einbezug der Aspekte „Aktivitäten" und „Teilhabe" die Ergotherapie im natürlichen Umfeld verordnen könnten.

Zur medizinischen Diagnose nach ICD ist anzumerken, dass es sich um ein Etikett mit einer Beschreibung bestimmter Symptome über einen bestimmten Zeitraum handelt und der amtlichen Klassifikation für ärztliche Diagnosen dient. Die ICD-Diagnose allein sagt jedoch nichts aus über den Menschen, der uns in der Ergotherapie begegnet. Erst unser echtes Interesse an der Persönlichkeit des Klienten führt zu einer umfassenden „therapeutischen Diagnose", die unter anderem seine Ressourcen, Fähigkeiten und Fertigkeiten mit einbezieht.

6.1 Herr Traubert hat Betätigungsprobleme

Herr Traubert hat bei der ersten Sondierung seine „Baustellen" benannt und notiert:

A) „Elisabeth will Trennung", B) „Zurück in den Beruf?", C) „Option EU-Rente", D) „Haus und Kredit". In der **3. Einheit** will Frau Hofmann die eigentlichen Betätigungsprobleme der vier Themen herausarbeiten und nutzt dafür das PsychErgo-Betätigungsproblemanalyse-Instrument, kurz PEBI genannt.

6.1.1 Erklärfix: PsychErgo-Betätigungsproblemanalyse-Instrument (PEBI)

Das PsychErgo-Betätigungsproblemanalyse-Instrument (PEBI) (Sorge & Oberste-Frielinghaus, 2020) lehnt sich an die Struktur und Durchführung des COPM (Law et al., 2023) an und verknüpft es mit der ICF-Terminologie. Die Erhebung dient dem Überblick der Probleme bei der Ausführung von Aktivitäten und Betätigungen, geordnet nach den ICF-Kategorien, sowie der Auftragsklärung (→ *Kap. 13.5*).

6.2 Herr Traubert beginnt das PEBI

Frau Hofmann (H) zu **Herrn Traubert (T)**: „Schauen wir uns Ihre Schwierigkeiten in den einzelnen Baustellen genauer an. ... Die Erkenntnisse tragen Sie bitte in diesen Bogen ein (zeigt das PEBI), ... ich unterstütze Sie dabei." Herr Traubert schaut das PEBI an, schreibt seinen Namen, sein Geburtsdatum und das aktuelle Datum in den Bogen sowie Frau Hofmanns Namen, nachdem er sich rückversichert hat, ob er es richtig macht. Sie bittet ihn, auf Seite zwei zu wechseln.

T: (liest laut vor): „Beschreibung des Problems bei der Ausführung ... Selbstversorgung, die Pflege des eigenen Körpers, ... waschen kann ich mich, ... na ja, es gibt auch Tage, da ist es mir egal. ... Was soll ich da hinschreiben?"
H: „Erzählen Sie bitte, wie läuft ein typischer Tag zurzeit ab?"
T: „Ich genehmige mir einen Kaffee."

H: „Um Sie gut begleiten zu können, helfen mir alle Details. Bevor Sie den Kaffee trinken, haben Sie sicher noch etwas getan."

T: „Mmh, Sie wollen es wirklich genau wissen!"

H: „Als Ergotherapeutin interessiert es mich, welche Aufgaben Sie tun wollen oder tun müssen und auch, wie Sie diese bewältigen."

T: „Na ja, ich stehe vom Bett auf, gehe kurz auf die Toilette und ziehe mir eine Jacke über. … Dann mache ich mir einen Kaffee und trinke ihn. … Mmh, was mache ich dann? … Ist unterschiedlich. Wenn ich einen Termin beim Arzt oder bei Ihnen habe, dann ziehe ich mich an und gehe los."

H: „Und wenn Sie keinen Termin haben?"

T: (lächelt verlegen) „Dann lege ich mich wieder hin … oder schaue Fernsehen. (schaut Frau Hofmann erwartungsvoll an) … Ist nicht gut, oder?"

H: „Was denken Sie?"

T: „Ich vertrödele die Zeit, sollte etwas Sinnvolles tun, … arbeiten gehen. … Aber ich bin morgens zu schlapp und müde."

H: „Woran liegt es, dass Sie so ‚schlapp und müde' sind?"

T: „An der Depression … vielleicht auch, dass ich nachts oft wach liege."

H: „Wann gehen Sie schlafen?"

T: „Puh, … so um ein oder zwei Uhr nachts. … Ja, ich sollte früher ins Bett gehen."

Frau Hofmann notiert ihre Vermutung einer kritischen Stimme, die ihm vorschreibt: „Du solltest etwas Sinnvolles tun, arbeiten und früher ins Bett gehen". Parallel dazu denkt sie: „Kein Wunder, dass Sie morgens nicht aus dem Bett kommen. Ihr Körper braucht seine acht Stunden Schlaf". Sie möchte aber nicht bewerten, sondern genauer verstehen, was er wie tut. Sie fragt:

H: „Was tun Sie, bis Sie ins Bett gehen?"

T: „Meistens sitze ich vor der Glotze und zappe rum. … Wenn ich bei meinem Bruder bin, dann quatschen wir über Gott und die Welt, trinken Bier und so. … Da gehe ich früher ins Bett, weil er früh raus muss und … er mir sagt, ich solle mich hinlegen. … Ja, ich schlafe dann auch, (mit ärgerlichem Ton) bis um 3 oder 4 Uhr, dann liege ich hellwach im Bett, … (wütend) denke über mein Scheißleben nach."

Sie erkennt das Leid und die Frustration darüber. Schnell beginnt sie gedanklich Lösungen für ihn zu finden, bemerkt es aber und stoppt sich. Mit der Intervention der Validation will Frau Hofmann die Frustration über seinen Zustand für gültig erklären.

H: „Ich höre, wie genervt Sie davon sind."

T: „Mmh." (schaut sie an).

H: „Wie geht es dann weiter?"

T: „Jakob weckt mich, so um sieben, wenn er zur Arbeit muss. … Dann steh' ich (mit ärgerlichem Ton) völlig gerädert auf, … koch' Kaffee, … hab' ich ja schon erzählt."

H: „Der Morgenkaffee ist offenbar für Sie wichtig. … Sie machen sich diesen immer, egal ob Sie zu Hause sind oder bei Jakob?"

T: „Ja, ohne Kaffee läuft nix, das war schon immer so."

H: „Frühstücken Sie dann auch?"

T: „Nee, hab' keinen Hunger, ... manchmal geht es mir morgens schlecht, mir ist übel ... auch hab' ich keine Lust, Brot zu schmieren."

H: „Haben Sie früher, bevor Sie erkrankt sind, gefrühstückt?"

T: „Na klar, im Labor wäre ich umgekippt, bis zur Mittagspause war's lang."

H: „Sie nehmen doch Medikamente ein, Citalopram und ein Schlafmittel, wann nehmen Sie diese ein?"

T: „Citalopram mittags, ... manchmal vergesse ich es, dann nehm ich es schnell abends noch .... Frau Dr. Köhler hat gesagt, ich darf es nicht einfach so weglassen. Ja und das Schlafmittel schlucke ich, wenn ich nicht schlafen kann."

Frau Hofmann überlegt, ob sie schon jetzt den Zusammenhang zwischen Schlafgewohnheiten, Schlafstörung und Medikamenteneinnahme genauer verifizieren soll, entscheidet sich aber dagegen, um die Elternrolle zu vermeiden. Die gleichzeitige Einnahme von Citalopram und Alkohol sollte nämlich vermieden werden, da es die Empfindlichkeit für die Wirkung von Alkohol erhöht und ein Kater und heftiges Unwohlsein die Folge sind. Herr Traubert nimmt die Medikamente offenbar häufig zeitversetzt ein und vermutlich vergisst er sie auch mal. Citalopram soll morgens oder mittags eingenommen werden, da eine spätere Einnahme zu Schlaflosigkeit führen kann.

H: „Das scheinen drei wichtige Punkte für Ihre Genesung zu sein und auch, ob und wie Sie wieder berufstätig sein können. Ich schlage vor, dass Sie sich bei Selbstversorgung notieren: ‚Ich frühstücke nicht' und in Klammern: ‚Trinke Kaffee zum Wachwerden'."

T: (schreibt ins PEBI). „Was soll ich noch aufschreiben?"

H: „Wie würden Sie es formulieren, Ihre Medikamente zu unterschiedlichen Zeiten einzunehmen und zweitens, dass Sie zu spät ins Bett gehen?"

T: „Mmh. ... Vergesse, Medikamente zu nehmen (schaut hilfesuchend zu Frau Hofmann). ... Was soll ich in die Klammer schreiben?"

H: „In die Klammer kommt eine Notiz, wenn Sie eine Erklärung notieren wollen, weshalb Sie die Medikamente vergessen, oder Sie eine Ressource haben, wie zum Beispiel beim Frühstücken, bei dem Sie zwar einen Kaffee trinken, jedoch nichts essen."

T: „Ach so, dann schreib ich in Klammern: ‚weil ich nicht frühstücke'."

H: „Interessant, Sie haben einen wichtigen Zusammenhang entdeckt."

T: (stolz): „Wenn ich morgens zum Essen die Antidepressiva nehme, vergesse ich sie nicht. Das hat die Ärztin auch gesagt."

H: „Mir gefällt, wie Sie denken!"

T: (schmunzelt und richtet sich auf)

H: „Was notieren Sie sich zu Ins-Bett-Gehen und Schlafen?"

T: „Versumpfe auf der Couch und gehe zu spät ins Bett. ... Mmh, ... (schaut hilfesuchend Frau Hofmann an). Keine Ahnung?"

H: „Was meinen Sie mit ... ‚Keine Ahnung'?"

T: „Was in die Klammer soll?"

H: „Haben Sie eine Idee, weshalb Sie auf der Couch versumpfen?"

T: „Nee, ..."
H: „Dann lassen Sie die Klammer weg. Wenn Ihnen später etwas einfällt, können Sie es ergänzen."

Für Frau Hofmann ist das PEBI kein Fragenkatalog, der abgearbeitet werden muss, um mit der Behandlung beginnen zu können. Ganz im Gegenteil. Sie nutzt den Interviewstil nur, um das Gespräch in Gang zu setzen und Herrn Traubert zum Denken über sich selbst zu aktivieren. Hier erfolgt bereits betätigungsfokussierte Ergotherapie. Der Klient wird sich seiner Aktivitäts- und Betätigungsprobleme bewusst und lernt dabei eine Methode, die Probleme zu erfassen und auch offen damit umzugehen. Wie Sie im weiteren Verlauf des Prozesses sehen werden, erkennt Herr Traubert auch den Einfluss persönlicher Faktoren auf sein Betätigungsverhalten. Mit zunehmender Bewusstheit (Erwachsenen-Ich) werden ihm Zusammenhänge deutlich und er übernimmt Verantwortung für seine Ergotherapie.

Ein wichtiger Betätigungsbereich für Herrn Traubert ist seine Berufstätigkeit als Chemisch-Technischer-Assistent (CTA). Er ist sich sehr unschlüssig, ob er wieder in derselben Abteilung, „die mich krank gemacht hat", arbeiten kann oder dort überhaupt arbeiten will. Er kann es sich in seinem jetzigen Zustand nicht vorstellen, es „zwei Tage lang zu packen". Frau Hofmann versucht das eigentliche Betätigungsproblem herauszufinden und fragt: „Wenn Sie an Ihren Arbeitsplatz denken, was fällt Ihnen als Erstes ein?"

T: (schaut angestrengt und hilflos zugleich) „Dass mir alles zu viel ist."
H: „Was genau ist Ihnen ‚zu viel'?"
T: „Na, so depressiv ..., phu."

Frau Hofmann bemerkt Herrn Trauberts Blockade, sie möchte ihn aktivieren und stellt deshalb die sogenannte „Wunderfrage".

6.2.1 Erklärfix: Die Wunderfrage

Die Wunderfrage ist eine Möglichkeit, lösungsorientiertes Denken anzuregen, wenn Klienten sich im Kreis drehen und blockiert sind. Es hat etwas Spielerisches, die freie Kindrolle (→ *Kap. 12.1.2*). Aktivierendes, wenn wir fragen: „Stellen Sie sich vor, es kommt eine gute Fee und zaubert Ihr Problem weg. Was ist dann?" Meistens löst sich die Denkblockade auf, manchmal werden dem Klienten auch destruktive Ich-Anteile bewusst, die Veränderungen des Betätigungsverhaltens verhindern wollen.

H: „Stellen Sie sich vor, ... auf wundersame Weise wäre Ihre Depressivität weg. Wie würde es Ihnen am Arbeitsplatz gehen?"
T: „Ja dann, (die Augen leuchten und er richtet sich vitalisiert auf) würde ich an die Arbeit gehen und meinem Chef die Meinung geigen."
H: „Ja." (schaut ihn erwartungsvoll an).

Frau Hofmann wartet bewusst ab, weil sie sehen möchte, ob er die Energie halten kann oder wieder in Passivität versinkt.

T: (sinkt in sich zusammen) „Das wird nichts, … den interessiert sowieso nicht, was wir denken, ist aussichtslos." (schaut hilflos vor sich hin).
H: „Herr Traubert, ich möchte Sie auf etwas aufmerksam machen."
T: (schaut Frau Hofmann an)
H: „Als Sie sagten: ‚Dann würde ich an die Arbeit gehen und meinem Chef die Meinung geigen', erlebte ich Sie voller Kraft und mit fester Stimme. … Haben Sie es selbst auch bemerkt?"
T: „Ja, … ich habe so einen Brass auf den."
H: „Genau, die Wut auf Ihren Chef lässt Sie vitaler erscheinen. … Interessant!"
T: „Mhm (kratzt sich am Kopf) … Wut."
H: „Dann sind Sie wieder in sich versunken und sagten: ‚Den interessiert sowieso nicht, was wir denken.' … Was nehmen Sie dabei wahr?"

Frau Hofmann versucht mit dieser Intervention Herrn Traubert zum Nachspüren anzuregen und sich seiner Passivität bewusst zu werden.

T: (schaut zum Boden und sagt gedehnt): „Ja, … ich habe immer 'ne große Klappe, aber wenn es darauf ankommt, …"
H: „Wie fühlt sich das an?"
T: „Mhm, … wie auf dem Gaspedal und gleichzeitig auf der Bremse."

Um seinen inneren Konflikt bewusst zu machen und seine Wahrnehmung auf das Fühlen zu lenken, interveniert sie verstärkend:

H: „Phu, das stell ich mir anstrengend vor."
T: „Ist es, … und ich will keinen Stress …"
H: „Mit Ihrem Chef?"
T: „Ja, genau."
H: „Spüren Sie den inneren Konflikt? … Eigentlich möchten Sie Ihrem Chef die Meinung sagen, … aber versinken im Nichtstun."
T: (schaut Frau Hofmann an) „Ja, Sie haben recht, … ich bin ein Weichei, … große Klappe, nix dahinter."
H: (schaut ihm wertschätzend in die Augen) „Das habe ich nicht gesagt! … Jedoch höre ich, wie überzeugt Sie davon sind."
T: „Mhm, … ich denke oft, was ich will, interessiert keinen."

Die massive Abwertung stammt wahrscheinlich von einem Introjekt (→ *Kap. 11.2.1.1*). Das veranlasst Frau Hofmann biografisch zu arbeiten. Solange Herr Traubert über den Inhalt des inneren Konfliktes im Unklaren ist, behält das Introjekt die Macht und verhindert das Herausarbeiten des eigentlichen Betätigungsproblems.

Erklärfix

6.2.2 Erklärfix: Biografiearbeit

Biografiearbeit ist ein nützliches Medium in der psychisch-funktionellen Ergotherapie. Im professionellen Setting reflektiert der Klient in strukturierter Form die eigene Lebensgeschichte. Dabei versteht er den Einfluss seiner biografischen Vergangenheit auf die Gegenwart und erhält die Möglichkeit, über die Gestaltung seiner Zukunft selbst zu entscheiden.

Eine Biografie kann ausdruckszentriert in Form einer Zeitlinie vom Klienten skizziert, mit Farben als Bild gemalt oder als Collage gestaltet werden. Eine gesprächsorientierte Vorgehensweise wird für den Klienten aktiver, wenn er Gegenstände als Symbol für wichtige Ereignisse auswählt und diese im Raum platziert. Frühere Lebensereignisse oder Betätigungserfahrungen lassen sich so aus dem Hier und Jetzt betrachten, ohne dass der Klient die damaligen Erfahrungen regressiv wiederbelebt. Wichtige Stationen im Leben (Einschulung, Berufsausbildung, Heirat) oder Entscheidungen (Therapie zu machen, sich vom Partner zu trennen) oder bedeutsame Aktivitäten und Betätigungen (Reisen, Hobbys, Konzertbesuche) können themenzentriert bearbeitet werden.

H: „Haben Sie eine Idee, wie Sie zu dieser Überzeugung gekommen sind? Denn Kinder werden nicht mit solch einer Überzeugung geboren!"

T: „Ich weiß nicht, aber ich muss jetzt an meinen Vater denken (schaut schamvoll auf den Boden). ... Ach, die alte Geschichte, ... ich weiß nicht, warum mir das jetzt einfällt?"

H: „Was ist passiert?"

T: „Ach, ... der Keller stand unter Wasser, ... und ich bekam eine Tracht Prügel."

H: „Ihr Vater hat Sie geprügelt?"

T: „Ja, ... (kleinlaut) ich hab' vergessen, die Pumpe auszumachen. ... (mit vorwurfsvollem Ton): Das ist scheiße, es ist mein Job, die Pumpe auszuschalten."

H: „Wie alt waren Sie damals?"

T: „Zwölf. ... (wieder mit vorwurfsvollem Ton) Also alt genug, um zu helfen."

H: „Klingt so, als hätte Ihr Vater Fehler nicht verziehen?"

T: „Mhm, ... eigentlich war er ganz okay, ... hatte nur wenig Zeit, wegen der Arbeit und so. ... Ach, da fällt mir ein, ... genau, ... es war wegen meinem Modellschiff. (kleinlaut und mit traurigem Blick) Das habe ich kaputt gemacht, ... war blöd, ... (mit fester Stimme) bin zu dicht am Ufer gefahren und bums waren Propeller und Ruder kaputt."

H: „Weshalb erinnern Sie sich jetzt auch an diese Geschichte?"

T: „Weiß auch nicht, ... auf jeden Fall war mein Vater da auch wütend, ... weil ich ihm unnötig Arbeit gemacht habe."

H: „Ich verstehe, ... in beiden Geschichten aus Ihrer Kindheit geht es darum, dass der Junge „unnötige Arbeit" gemacht hat ... und dann gab's Ärger, ... richtig?"

T: „Ja, genau" (sieht nachdenklich aus).

Herr Traubert hat jetzt eine Ahnung vom Ursprung seiner Konfliktangst, das genügt vorerst. Frau Hofmann versucht jetzt die damalige Betätigungserfahrung abzukoppeln von der zukünftigen Gesprächshandlung mit seinem Chef. Gelingt es, wird Herr Traubert seine Betätigungsfrage hinsichtlich eines angemessenen Umganges mit seinem Chef formulieren können. Außerdem möchte sie ihn zum Fühlen hinführen, der Zieltür bei passiv-aggressiven Persönlichkeiten (→*Kap. 11.4.1*).

H: „Okay, das scheinen bedeutsame Erlebnisse mit Ihrem Vater gewesen zu sein. Da können wir später noch mal hinschauen. ... Noch mal zurück zu Ihrem Arbeitsplatz. Könnte es sein, dass Sie denken, Sie würden Ihrem Chef ‚unnötige Arbeit' machen, wenn Sie ihm ‚die Meinung geigen'?"
T: (schmunzelt) „Das ist lustig, wenn Sie sagen ‚die Meinung geigen', ... mhm, ... (denkt nach) ja, wenn ich an ihn [Chef] denke, (schaut ärgerlich) ah, hab' ich solchen Brass." (klopft dabei mit der rechten Hand auf seinen Oberschenkel).
H: „Jetzt fühlen Sie Wut!"
T: „Ja, ich bin wütend! ... (spricht laut mit trotzigem Unterton). Er ist nervig, kommt ständig mit neuen Anweisungen, sinnlos, ... ich soll dann den Laboranten erklären, was gemacht werden muss, ... phu."
H: „Das ist es, was Ihnen an der Arbeit zu viel ist?"
T: „Ja, das kann ich nicht mehr, ... immer den Kopf hinhalten."

Frau Hofmann versucht Herrn Traubert den Zusammenhang zu verdeutlichen und bietet ihm ihre Hypothese an.

H: „Stimmt es, zu sagen, dass Ihnen Ihre Position als Laborleiter zu viel ist, weil Sie zwischen Management und den Laboranten vermitteln müssen?"
T: „So hab' ich das noch nicht gesehen, ... ja stimmt" (hält sich mit beiden Händen den Bauch und verzieht schmerzvoll das Gesicht).
H: „Was ist jetzt?"
T: „Habe Bauchschmerzen, ... irgendwie ist mir übel."
H: „Könnte es Angst sein?"
T: (spürt nach) „Nee, Angst ist zu heftig, ... ich habe Beklemmungen, wenn ich nur daran denke, ... aber auch Wut, (spricht wütend) wenn die nicht so kleinkarierte Scheiße machen würden ..."
H: „Sie spüren Beklemmung, wenn Sie an Ihre Vermittlertätigkeit zwischen Management und Laboranten denken, ... gleichzeitig fühlen Sie Wut gegenüber Ihrem Chef."
T: (mit abwertendem Ton) „und den anderen Sesselfurzern der Geschäftsleitung."
H: „Können Sie sich grundsätzlich vorstellen, als Chemisch-Technischer-Assistent zu arbeiten?"
T: (denkt nach) „Ja, ... mir dämmert gerade, vielleicht gebe ich die Laborleitung auf. ... Mhm, aber das Geld, ... (angetrieben) nee, ich muss das schaffen, das Haus muss abbezahlt werden."

Der Antreiber „Streng dich an, du musst es schaffen!“ verhindert das lösungsorientierte Denken. Frau Hofmann befürchtet ein erneutes Versinken in Depressivität und interveniert:

H: „Oh, da scheint es eine kritische Stimme in Ihnen zu geben, die sagt: Du musst es schaffen!“

T: „Genau, ich muss es schaffen! ... Bin schließlich kein Weichei.“ (wirkt dabei sehr angestrengt).

H: „Da ist wieder die alte Überzeugung!“

T: „Ja, ich muss es irgendwie schaffen, ... aber es geht nicht mehr!“ (sinkt in sich zusammen).

H: „Was fühlen Sie jetzt in diesem Moment?“

T: „Es ist aussichtslos. ... Ich bin ein Versager.“

H: „Sie fühlen sich hilflos?“

T: „Hilflos und klein, ... halt ausgeliefert.“

H: „Herr Traubert, Sie haben soeben etwas Wichtiges entdeckt!“ (wartet auf seine Reaktion).

T: (schaut sie direkt an, sieht dabei nachdenklich aus) „Ja, ... es ist eine Überzeugung, dass ich ein Versager bin, ... mhm, ... und ich fühle mich dann hilflos.“

Herr Traubert entdeckt seinen Konflikt, der offenbar die Passivität „nährt“ und somit Betätigungen verhindert. Frau Hofmann hat den Eindruck, dass Herr Traubert im Moment bewusster als bisher wahrnimmt. Sie nutzt seinen Erwachsenen-Ich-Zustand, um die Gefühlswahrnehmung weiter anzusprechen.

H: „Sie glauben ein Versager zu sein, wenn die kritische Stimme sagt: ‚Du musst es schaffen!‘ ... Gleichzeitig spüren Sie Bauchschmerzen und Übelkeit, weil die Vermittlertätigkeit Ihnen zu viel geworden ist. ... Ein Konflikt.“

T: „Stimmt, ... ich hab‘ immer alles geschafft, ... aber jetzt ist es mir zu viel, so zwischen den Stühlen und ... (sieht nachdenklich aus, schweigt aber).“

H: „Und, ... was wollten Sie sagen? ... Was ist Ihnen jetzt noch klar geworden?“

T: „Dass ich wie blockiert bin.“ (sieht traurig aus).

H: „Wie fühlen Sie sich jetzt?“

T: „Zum Heulen, ... depressiv (sieht verzweifelt aus), ... mir ist alles zu viel.“

H: (schaut ihn wohlwollend an) „Wenn Sie nicht mehr schaffen, was von Ihnen verlangt wird, obwohl Sie es schaffen wollen, haben Sie einen inneren Konflikt, ... der unlösbar scheint, ... und denken, Sie seien ein Versager. Anschließend reagieren Sie mit depressiven Gefühlen.“

T: (denkt nach, schaut mit klarem Blick nach vorne) „Jetzt wird mir einiges klar.“

In der restlichen Zeit der Ergotherapieeinheit vertiefen sie seine Erkenntnisse und Frau Hofmann leitet ihn an, die Zusammenhänge in Form eines Kreislaufes zu notieren. Ihr ist wichtiger, dass Herr Traubert den Zusammenhang zwischen inneren und äußeren Konflikten und seiner Depressivität versteht, als mechanistisch mit dem PEBI fortzufahren.

6.3 Herr Traubert führt sein PEBI fort

In der **4. Ergotherapieeinheit** ist Herr Traubert etwas aktiver und berichtet weiter von seinem derzeit typischen Tagesablauf. Er erzählt von den Begegnungen mit Elisabeth, die immer angespannt sind und im Streit enden. Allerdings hat Frau Hofmann den Eindruck, dass Herr Traubert Elisabeth mit negativer Erwartung begegnet und durch sein passiv-aggressives Verhalten Konflikte mit auslöst. Natürlich wird auch Elisabeth ihren Anteil dazu beitragen, was sich aber nur durch Beobachtung eines Dialogs der beiden beurteilen lässt. Herr Traubert notiert beim Item „Interpersonelle Interaktionen und Beziehungen" unspezifisch „Elisabeth will Trennung, mit ihr reden ist problematisch" (→ *Abb. 26, S. 71*).

Für eine gelingende Ergotherapie ist es Frau Hofmann wichtig, Elisabeth Trauberts Erwartungen zu kennen und sie in die Behandlung mit einzubinden. Deshalb schlägt sie Herrn Traubert vor, dass er zur übernächsten Therapieeinheit mit Elisabeth gemeinsam kommt. Frau Hofmann: „Ich möchte Elisabeth kennenlernen. Können Sie sich vorstellen, sie zu fragen, ob sie dazu bereit wäre? Ich finde es wichtig, dass Ihre Frau mich auch kennenlernt und weiß, was Sie hier machen." Herr Traubert willigt ein und sie vereinbaren einen möglichen Termin drei Wochen später. Frau Hofmann ist sich bewusst, dass einer der kindlichen Anteile von Herrn Traubert die Hoffnung hat, wenn sie mit seiner Frau spricht, dass dann „alles wieder gut" ist. Deshalb wird sie zu Beginn dieses Treffens sehr genau die Erwartungen von beiden Ehepartnern an das Gespräch erfragen. Aber dazu später. Hören wir erst mal, wie sich der weitere Tagesablauf von Herrn Traubert gestaltet.

Herr Traubert berichtet, dass er am Abend vor „der Glotze versumpfe". Sein Bruder sage ihm öfters, er solle seine Kumpels vom Schützenverein anrufen und sich mit ihnen treffen. Er argumentiere dann gegenüber Jakob, er könne sich nicht aufraffen und er schäme sich auch, weil er „ein Weichei" sei. Frau Hofmann fragt interessiert nach, was ihn am Schießsport fasziniert und auch in welcher Beziehung er zu seinen „Kumpels", wie er seine Vereinsmitglieder nennt, steht. Herr Traubert ist schon seit seiner Jugend Mitglied im Verein und war früher erfolgreich bei Meisterschaften. Als sein erster Sohn Frank geboren war, änderte sich viel in seinem Leben und er konnte nicht mehr regelmäßig trainieren. Seine Mannschaftskollegen Flori und Mütze hatten ihm häufig Hilfe angeboten, die er aber „nur im Notfall" in Anspruch nahm. Über die Jahre ging er unregelmäßig zum Training, blieb aber Mitglied. Als Flori, Mütze und drei andere Kumpels im Verein mit Intuitivem Bogenschießen begannen, war er wieder häufig dabei. Der Bogensport ließ sich gut mit der Familie verbinden und seine Kinder gingen gerne mit ihm in einen Bogenparcours im Wald. Das habe ihm Freude bereitet. Das Thema Teilhabe am Schießsport trägt er ins PEBI beim Item „Gemeinschafts-, soziales und staatsbürgerliches Leben" ein.

Frau Hofmann freut es, dass ihr echtes Interesse an seiner Person und das genaue Nachfragen nach den Zusammenhängen von Betätigungen, Beziehungen und Umweltfaktoren diese Ressourcen hervorgebracht haben. Daraus lassen sich bestimmt gesunde Strategien entwickeln, die in der weiteren Behandlung nützlich sein können.

Herr Traubert berichtet beispielsweise, dass er einen Führerschein hat und zusammen mit Elisabeth einen Pkw besitzt. Er kann mit dem Auto problemlos zu Terminen beim Arzt oder der Krankenkasse fahren sowie Besorgungen, wie den Einkauf im Supermarkt, erledigen. Wenn Elisabeth das Auto braucht, fährt er auch mit dem Bus oder der Bahn. Er kann Reinigungsarbeiten im Haushalt durchführen, zum Beispiel Staub saugen, die Waschmaschine bedienen und die Wäsche aufhängen, bügeln, zusammenlegen, und er führt diese Aufgaben exakt wie gewünscht aus. Frau Hofmann lässt Herrn Traubert Ressourcen in einer Klammer mit ins PEBI schreiben, auch wenn das Assessment in erster Linie dazu gedacht ist Betätigungsprobleme aufzunehmen. Der Vorteil ist, dass er damit Ressourcen für zukünftige Lösungen für Betätigungsprobleme im Blick behält.

Nachdem alle Probleme erfasst sind, soll Herr Traubert zuerst die Wichtigkeit der Betätigungen auf einer Skala von 1 bis 10 einschätzen (→ *Abb. 25*). Frau Hofmann fragt: „Wie wichtig ist es Ihnen, mit Elisabeth reden zu können? Eins bedeutet gar nicht wichtig und Zehn bedeutet absolut wichtig" (→ *Kap. 13.5.1*). Herr Traubert antwortet: „Elisabeth ist mir schon wichtig, ich liebe sie noch immer ... ähm, mit ihr reden zu können, ... ich denke, eine Acht". Auch beim Einschätzen der Wichtigkeit erfährt Frau Hofmann viel über Herrn Traubert. Interessant ist seine Einstufung, wie wichtig ihm ist, rechtzeitig ins Bett zu gehen. Hierbei betont er, dass es egal sei, da er nicht arbeite. Sonst wäre es absolut wichtig. Er vergibt aber eine Drei, weil ihm Jakob nicht egal sei, wenn der ihn ermahne, rechtzeitig ins Bett zu gehen. Die Motivation, eine Aktivität oder Betätigung auszuführen, ist bei Herrn Traubert also stark abhängig von der Beziehung und vom Pflichtgefühl.

Wichtigkeit — PSYCHERGO Institut Marburg

1	2	3	4	5	6	7	8	9	10
überhaupt nicht wichtig									**besonders wichtig**

Abb. 25: Einstufungskarte PEBI

Herr Traubert springt beim Erzählen zwischen dem, was er heute noch ausführt, und dem, was er früher getan hat, hin und her. Das verschafft Frau Hofmann einen breiten Überblick über seine Betätigungen. Ihr fällt dabei auf, dass Herrn Trauberts früheres Betätigungsverhalten aus Notwendigkeiten heraus entstand. Das „Muss" war offenbar der Auslöser, der seine Antreiber in Gang setzte.

PEBI-PsychErgo-Betätigungsproblemanalyse-Instrument	
Beschreibung des Problems bei der Ausführung der Aktivität oder Betätigung, (zugeordnet zu den folgenden sechs ICF-Kategorien)	**Wichtigkeit**
Selbstversorgung (d5)	
Ich frühstücke nicht *(trinke Kaffee zum Wachwerden)*	4
Vergesse Medikamente zu nehmen *(weil ich nicht frühstücke)*	2
Versumpfe auf der Couch, vor der Glotze und gehe zu spät ins Bett	3
Mobilität (d4)	
(fahre mit unserem Auto, oder Bus und Bahn)	
Häusliches Leben (d6)	
(kaufe ein, mache Essen, sauge, wasche die Wäsche, hänge sie auf)	
Hauskredit, mit Bank klären *(habe Angst, das Haus zu verlieren)*	8
Bedeutende Lebensbereiche (d8)	
Arbeiten als CTA, aber wie? Vollzeit oder Teilzeit? *(Angst vor Überforderung)*	9
Laborleiter sein, ist mir zu viel *(Bauchschmerzen, weil verantwortlich)*	7
Interpersonelle Interaktionen und Beziehungen (d7); **u. Kommunikation** (d3)	
Elisabeth will Trennung, mit ihr reden, ist problematisch	8
mit Chef sprechen, was mich krank gemacht hat	10
Gemeinschafts-, soziales und staatsbürgerliches Leben (d9)	
Schießsport mach' ich nicht *(kann mich nicht aufraffen; früher Spaß gemacht)*	7
zur Laufgruppe gehe ich nicht mehr	3

Abb. 26: Herrn Trauberts PEBI

6.4 Herr Traubert skizziert sein KAWA

Frau Hofmann überlegt, wie Herr Traubert seine passive Haltung überwinden und noch mehr ins Fühlen und Handeln kommen kann. Sie möchte ihn in der **5. Einheit** das KAWA-Assessment ausprobieren lassen.

6.4.1 Erklärfix: KAWA-Modell als diagnostisches Instrument

Das KAWA-Modell stammt aus Japan und basiert auf der Lebensphilosophie, Lebensweise und den Werten der asiatischen Kultur. Nicht das individuelle Selbst steht im Fokus, sondern die harmonische Koexistenz aller Personen im Kollektiv. Die Wahrnehmung liegt im Hier und Jetzt in den komplexen und unterschiedlichen Alltagssituationen des Klienten. KAWA bedeutet Lebensfluss, und Wasser repräsentiert die Lebensenergie. Wo Wasser fließt, fließen auch Handlung und Betätigung.
Der Flusslauf beschreibt die Lebenssituation des Menschen. Manchmal fließt er stärker, manchmal schwächer. Die Flusswände und der Boden repräsentieren das soziale und physische Umfeld. Die Steine symbolisieren Probleme und Herausforderungen bei Betätigungen. Das Treibholz beschreibt die Fertigkeiten, Erfahrungen und Werte eines Menschen, die Hilfen oder Hindernisse sein können (→ *Kap. 10.6*).

Frau Hofmann (H): „Herr Traubert, Sie haben in der letzten Stunde den PEBI-Bogen ausgefüllt, damit ich mit Ihnen gemeinsam einen Therapieplan entwickeln kann. Heute möchte ich ein weiteres Instrument einsetzen, um genauer zu schauen, was wir beide in Ihrer Ergotherapie berücksichtigen wollen."

Herr Traubert (T): „Mmh, okay." (schaut interessiert zu Frau Hofmann).

H: „Sie hatten mir ja erzählt, wie naturverbunden Sie sind und dass Sie früher mit Ihren Kindern Kanu gefahren sind. ... Bei diesem KAWA-Instrument geht es darum, dass Sie eine Skizze von einem Fluss-Querschnitt erstellen. ... Mal angenommen Ihr Leben wäre ein Fluss, wie würde dieser aussehen?"

T: „Mhm ... der Fluss wäre ganz schön wild und hätte eine starke Strömung. Er wäre auch gefährlich, weil viele Steine in ihm liegen."

H: „Ich höre, Sie haben ein klares Bild von Ihrem Lebensfluss. Können Sie das mal auf diesem Blatt hier skizzieren. Bleistift, Fineliner oder Buntstifte, was möchten Sie lieber benutzen?"

T: (greift zu einem Bleistift und skizziert in eine Ecke des Blattes den Umriss des Flussbettes sowie die Wasseroberfläche; er schaut unsicher Frau Hofmann an) „Ist es so richtig?"

Sein kindliches Bemühen, dem „Sei perfekt!"-Antreiber zu folgen, bemerkt Frau Hofmann zwar, entscheidet sich jedoch, nicht darauf einzugehen. Vorerst soll Herr Traubert das Medium kennenlernen, weshalb sie ihm die Elemente weiter erklärt.

H: „Das Flussbett stellt Ihre Lebensumwelt dar. Dazu haben Sie mir schon einige Dinge berichtet. Diese können Sie in Stichpunkten am Rand notieren."

T: (schaut unsicher) „Also, das heißt, ... meine Familie, mein Bruder, mein Haus, ... meinen Sie das?"

H: „Genau, das ist damit gemeint."

T: (wird nicht aktiv, fragt stattdessen mit unsicherer, leiser Stimme) „Was soll ich jetzt zeichnen?"

Frau Hofmann macht ihm keine Vorschläge, was er ans Flussbett schreiben könnte, denn sie möchte keine Überanpassung erzeugen. Indirekt erklärt Sie ihm das Medium weiter, um zu sehen, an welchem Punkt er seine passive Haltung verlässt.

H: „Sie haben mir zu Beginn mitgeteilt, dass Ihr Lebensfluss wild wäre und sich darin viele Steine befinden. Die Steine stellen Ihre Schwierigkeiten dar. All die Dinge, die Ihnen gerade nicht gut gelingen und die Sie verändern möchten. Diese können Sie als Steine einzeichnen."

T: (skizziert mit schnellen Bewegungen sechs Steine, zwei davon sind besonders groß; fragt mit leicht anklagender, jammervoller Stimme) „Und jetzt?"

H: (spricht, antithetisch, mit ruhiger Stimme) „Die Steine können Schwierigkeiten sein oder auch gerade schwer lösbare Herausforderungen. Wie ich sehe, sind zwei auffallend groß. Welche Ihrer Schwierigkeiten könnten diese darstellen?"

T: „Der hier (zeigt auf den rechten großen Stein) ... weil ich gerade nicht arbeiten kann ... und dieser (zeigt auf den linken großen Stein) ... die Trennung von meiner Frau." (→ *Abb. 27, S. 75*)

H: „Beschriften Sie bitte die Steine." (wartet, bis er die beiden Steine beschriftet hat und fährt fort) „Jetzt gibt es, auch und gerade in einem wild dahinfließenden Fluss, noch Treibholz. Das Treibholz beschreibt Ihre Fähigkeiten und Fertigkeiten. ... Was gibt es, was Sie gut können oder sehr gerne tun? ... Und gibt es Dinge, die Ihr Leben verbessern könnten?"

T: (mit weinerlicher, leiser Stimme) „Ach ja, früher konnte ich arbeiten. Da habe ich so viel weggeschafft. ... Alle waren mit mir zufrieden."

Frau Hofmann spürt Mitleid und den Impuls, ihn aus seiner misslichen Lage „retten zu müssen". Sie überlegt, wie sie auf seine kindliche Haltung „Ach, ich Armer" reagieren will. Seine frühere Identität, durch Leistung Anerkennung zu bekommen, gilt es anzuerkennen. Gleichzeitig will sie ihn einladen, eigene Bewältigungsmöglichkeiten zu finden.

H: „Das kann ich gut verstehen. Das würde sicher jedem so gehen, wenn er nicht mehr das leisten kann, was er mal geleistet hat. ... Vielleicht fällt Ihnen eine Aktivität ein, die Ihnen früher geholfen hat, mit belastenden Situationen umzugehen."

T: (richtet sich auf, schaut entschieden und spricht mit fester Stimme) „Da bin ich laufen gegangen oder Fahrrad gefahren, ... zum Abschalten."

H: „Laufen oder Fahrradfahren sind Fertigkeiten, die Sie ‚zum Abschalten' genutzt haben! ... In Ihrer Skizze könnte das Treibholz sein."

T: „Klar, warum nicht. ... Baumstämme meinen Sie, die zeichne ich hier hin. ... Äh, soll ich Fahrradfahren und Laufen schreiben?"

H: „Was denken Sie?"

T: „Es ist zu wenig Platz, ... hab' zu klein gezeichnet, ... mhm ... ich schreib' Sport. Das geht doch auch?" (schaut hilfesuchend zu Frau Hofmann).

Sie möchte sein eigenständiges Denken und Entscheiden unterstützen und wägt Formulierungen ab. Wenn sie aus der Elternrolle sagen würde: „Ja, das geht auch" oder „Schreiben Sie Sport", ginge sie komplementär auf seine Kindrolle ein. Sie möchte jedoch bewirken, dass er sein Erwachsenen-Ich benutzt und spricht deshalb seine Erwachsenenrolle an.

H: „Das klingt nach einer guten Lösung."

T: (schreibt) „Ja, Sport ..., das ist gut. ... Ich bin früher viel gelaufen."

H: „Was haben Sie ‚zum Abschalten' noch gemacht?"

T: „Schießen, ... mit Bogen, Armbrust und auch Luftpistole, das habe ich früher gemacht. Hab' ich Ihnen ja letzte Stunde erzählt. ... (dann mit kritischem Ton) Wo soll das hin, das ist alles zu klein gezeichnet!"

Der kritische Ton lässt Frau Hofmann ein Introjekt vermuten sowie die Gefahr, dass Herrn Trauberts hilflos depressiver Anteil wieder die Führung übernimmt. Das Medium wäre dann verloren, weil es von ihm negativ besetzt würde. Er braucht positive Aktivitätserfahrungen als Vorbereitung für die zukünftige Umsetzung von Betätigungen, deshalb will sie die kritische Stimme kurz als wahrgenommen markieren und ihn sogleich zum problemlösenden Denken hinführen.

H: „Ich höre da eine kritische Stimme, die sagt: ‚Es ist zu klein gezeichnet!' … Was wollen Sie tun, damit Ihr Können des Bogenschießens einen Platz bekommt?"

T: (kratzt sich am Kopf) „Mhm, was tun? (denkt nach) … (mit entschlossenem Blick) Ich zeichne den Flussquerschnitt neu!" (nimmt einen Fineliner und skizziert den Querschnitt auf demselben Blatt neu, größer) (→ *Abb. 28, S. 75*).

Die Intervention war wirksam, er nutzt das Medium aktiv weiter, mit der Erfahrung eine eigene Lösung gefunden zu haben. Seine aus dem Erwachsenen-Ich getroffene Entscheidung möchte Frau Hofmann verstärken, indem sie sagt:

H: „Eine gute Idee, die Sie weiterbringt!"

T: (lächelt, zeichnet weiter und beschriftet Steine und Treibholz) „Jakob schreib' ich auch hin, … der ist immer für mich da. … So, fertig."

H: „Ich sehe, Sie haben gute Fähigkeiten, die Sie nutzen können, um gesund zu werden."

T: „Sie meinen, ich soll wieder Sport machen?"

H: (schaut ihn freundlich an) „Ich meine nicht, was Sie sollten! … Was denken Sie denn, wofür Fahrradfahren, Laufen und Bogenschießen für Sie nützlich wären?"

T: (mit vorwurfsvollem Ton) „Nicht mehr rumhängen und mir selbst leidtun."

Frau Hofmann will weiter erforschen, ob er übers Denken selbst Erwachsenen-Ich-Energie aktivieren kann, und geht deshalb nicht auf den kritischen Anteil ein.

H: „Wofür wären Fahrradfahren, Laufen und Bogenschießen für Sie noch nützlich?"

T: „Dass meine Kumpels mit mir was anfangen können und mein Leben wieder Sinn hat."

Da in der Aussage noch ein kritisch elterlicher Ton mitschwingt, versucht sie über das Loben seines Fühlens (Zieltür) sein Hier-und-Jetzt-Bewusstsein (Erwachsenen-Ich) zu aktivieren.

H: „Mir gefällt, wie Sie über den Einfluss von Sport und den Kontakt zu Freunden auf Ihr Wohlbefinden denken!"

T: „Ja, … in der Klinik habe ich schon gemerkt, dass es mir besser geht, wenn ich Sport mache. … Aber, (mit ernstem Blick) ich krieg meinen Arsch nicht hoch."

Frau Hofmann möchte den Zugang zu den Ressourcen Sport und Schießen offenhalten und interveniert:

H: „Da ist wieder der kritische Teil, der sagt, du kriegst deinen Arsch nicht hoch. … Könnte das ein Stein sein, der Sie behindert?"

T: „Ja, vielleicht. ... Mhm, es ist wie ein Fluch, ... ich schaffe es nicht!" (schaut traurig vor sich hin).

H: „Haben Sie in der Klinik psychotherapeutisch am ‚ich schaffe es nicht' gearbeitet?"

T: „Nein, der Therapeut in der Klinik meinte immer, ich müsse aktiver werden und mein Verhalten ändern. ... Hab' ehrlich gesagt nie kapiert, was er mir sagen wollte."

H: „Ich verstehe. Was der Stein genau beinhaltet, ist Ihnen offenbar noch nicht ganz klar. Den behalten wir im Blick, einverstanden?"

T: „Ja."

H: „Welcher der Steine könnte den kritischen Teil symbolisieren?"

T: „Der hier unten, ... ich schreib' Kritiker hin."

H: „Das trifft es gut!"

Sie bestärkt seine Empfindung, diesen Teil zu personifizieren und als „Kritiker" zu bezeichnen. Sie vermutet als Ursprung eine oder mehrere reale Personen aus seiner Kindheit und Jugend, vielleicht das Introjekt seines Vaters.

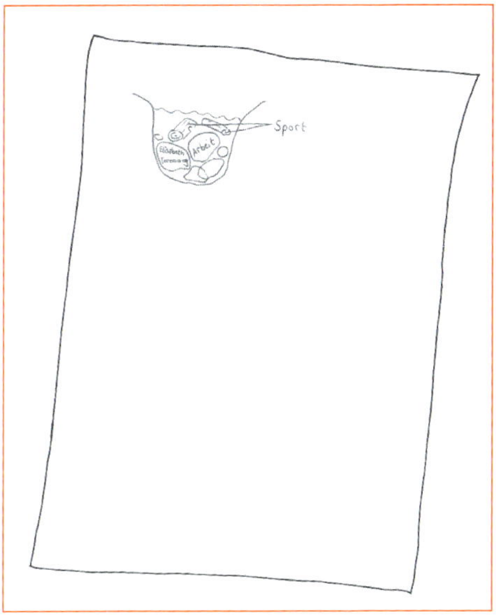

Abb. 27: Herrn Trauberts erstes KAWA

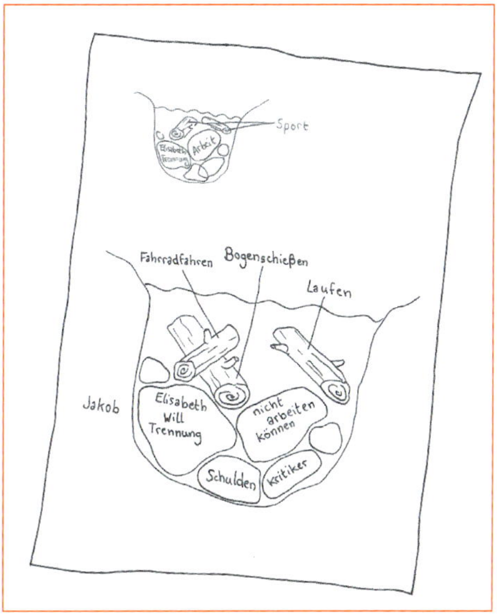

Abb. 28: Herrn Trauberts zweites KAWA

Beim Skizzieren wird ihm klar, dass die Schuldenlast gegenüber der Bank und die Unsicherheit hinsichtlich seiner Arbeitsfähigkeit zwar beieinanderliegen, jedoch zwei Steine sind, die einzeln bearbeitbar sind. Diese Erkenntnis entspannt ihn sichtlich.

Diese Ergotherapieeinheit vergeht so schnell, dass Herr Traubert verwundert auf die Uhr schaut, als ihm Frau Hofmann 10 Minuten vor Ende mitteilt: „Unsere Zeit für heute geht langsam zu Ende, in etwa 5 Minuten müssten Sie vorerst Ihre Skizze unterbrechen." Herr Traubert will weitermachen und Frau Hofmann überreden, noch eine Stunde dranzuhängen. Frau Hofmann weiß aber, dass es nach 45 Minuten intensiven Arbeitens besser ist, die Ergotherapie zu unterbrechen, da der Klient Zeit braucht, die Erkenntnisse zu verinnerlichen. Sonst besteht die Gefahr, dass wichtige Erfahrungen wieder verloren gehen. Deshalb sagt sie ihm: „Sie haben heute viel über sich verstanden. Ich denke, es ist gut, wenn Sie alles auf sich wirken lassen. ... Sie können die Skizze mit nach Hause nehmen und ergänzen, wenn Ihnen noch etwas einfällt. Bringen Sie das Blatt nächste Woche wieder mit." Herr Traubert ist einverstanden.

Sie reflektieren kurz diese Einheit und Herr Traubert äußert: „Jetzt habe ich vor Augen, was mich blockiert, es ist kein schwarzes Loch mehr. Mir ist klar geworden, dass die Steine einzeln zu bewegen sind." Abschließend vereinbaren sie den Termin für das gemeinsame Gespräch mit seiner Frau und verabschieden sich.

6.5 Standortbestimmung und Lebenszusage

In der **6. Ergotherapieeinheit** geht **Frau Hofmann (H)** auf den „weichen" (noch nicht klar definierten) Anfangsvertrag (→ *Kap. 13.2*) ein und fragt **Herrn Traubert (T)**, was ihm in den letzten fünf Therapiestunden beim „Sortieren seiner Baustellen" klarer geworden ist. Herr Traubert antwortet: „Ich hab' etwas Hoffnung, dass das hier was bringt", und er merke: „Sie wollen mir wirklich helfen". Frau Hofmann antwortet: „Ja, ich unterstütze Sie gerne und denke, Sie finden Lösungen für Ihre Probleme. Gut, dass Sie wieder Hoffnung haben."

T: „Ja, rumhängen ist keine Lösung."

Frau Hofmann findet, dass dieser Moment eine gute Gelegenheit ist, das Suizidrisiko in den Blick zu nehmen und – wenn nötig – eine Lebenszusage (Non-Suizid-Vertrag) zu erarbeiten.

H: „Bedeutet das, Sie möchten Ihr Leben selbst in die Hand nehmen?"
T: „Klar, irgendwie hänge ich am Leben, auch wenn's manchmal sinnlos ist."
H: „Es ist Ihre Entscheidung, zu leben und Ihrem Leben einen Sinn zu geben."
T: „Keine Angst, ich bringe mich nicht um. ... Das ist Sünde. ... Auch will ich das meinen Kindern nicht antun."
H: „Gut, dass Sie an Ihre Kinder denken! ... Gibt es noch jemanden oder etwas, wofür es sich lohnt, am Leben zu bleiben?"
T: „Mein Bruder, ... vielleicht auch Elisabeth, wenn es mit ihr besser wird."
H: „Da gibt es ja einige Menschen, für die es sich lohnt, am Leben zu bleiben!"
T: „Ja, genau ... irgendwie will ich leben! ... auch wenn es manchmal schwer ist."
H: „Ich freue mich, dass Sie leben wollen! Auf dieser Basis können wir weitergehen."

Seine Überzeugung, sich nicht zu suizidieren, weil das eine „Sünde" wäre, entspringt dem Kind-Ich. Frau Hofmann bezweifelt die Schutzfunktion und sieht sich in der Verantwortung, seinen Lebenswillen zu unterstützen. Dafür möchte sie ihn anregen, selbst eine Lebenszusage zu gestalten.

Mittels Vertragsarbeit (→ *Kap. 13.2.1*) klärt sie zuerst seine Bereitschaft am Thema Selbsttötung zu arbeiten und fragt ihn, was er mit dem Tod verbindet. Er erzählt aus seiner christlichen Perspektive vom Paradies, dort gäbe es kein Leid und keinen Streit und er hätte seine Ruhe. Frau Hofmann geht auf die verständlichen Bedürfnisse nach Gesundheit, Harmonie und Entspannung ein und bittet ihn, zu diesen Bedürfnissen förderliche Aktivitäten zu erinnern. Herr Traubert greift seine Erkenntnisse der letzten Stunde auf und nennt vor allem das „Bogenschießen" als hilfreich für sich. Dabei wird ihm klar, wie bedeutsam die Begegnungen mit seinen „Kumpels Flori und Mütze" für ihn sind. Nachdem er genügend positive Aspekte zusammengetragen hat, bittet ihn Frau Hofmann, seinen Lebenswillen mit seinen Worten „Ich will leben!" zu bekräftigen und festzuschreiben (→ *Kap. 13.2.3*). Den mündlich gefassten Selbstvertrag schriftlich oder bildlich festzuhalten, steigert die Verbindlichkeit durch das haptische Erleben.

H: „Sie sind entschlossen, zu leben und auf sich selbst aufzupassen!"

T: „Ja, ich will leben! … Bis an mein natürliches Lebensende!"

H: „Ich bitte Sie nun, Ihren Entschluss festzuschreiben. … Manche Klienten malen ein Bild oder schreiben eine Urkunde, andere gestalten eine Collage, indem sie Bilder aus Zeitschriften nehmen und aufkleben. Was erscheint Ihnen passend?"

T: (überlegt kurz, schaut entschlossen Frau Hofmann in die Augen) „Eine Urkunde erscheint mir passend!"

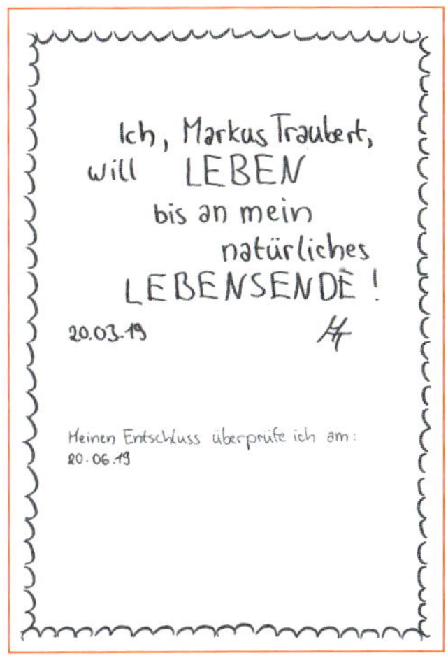

Abb. 29: Herrn Trauberts Lebenszusage

Herr Traubert zeichnet seine Urkunde. Weil diese für sein ganzes Leben gilt, vereinbart Frau Hofmann zur Überprüfung seines Entschlusses einen Termin drei Monate später. In seinem Bewusstsein ist nun verankert, dass er für sein Leben und Handeln verantwortlich ist. Ebenso bewusst wird ihm, wie wichtig es für ihn ist, dass er in Beziehungen lebt. Er will den Selbstvertrag zu seiner Geburtsurkunde im Ordner für wichtige Dokumente abheften. Das zeigt, wie viel Bedeutung er ihm beimisst. Frau Hofmann macht eine Kopie für sich als Erinnerungshilfe.

Frau Hofmann wechselt das Thema und teilt ihm mit, nun mit ihm Lösungsansätze für seine Betätigungsprobleme zu entwickeln und die weitere Ergotherapie zu planen. Sie erklärt ihm, dass Achtsamkeitsübungen helfen könnten, seine Antriebs- und Konzentrationsprobleme nach und nach zu überwinden. Dies möchte er ausprobieren und Frau Hofmann leitet eine kurze Atemübung an.

Erklärfix

6.5.1 Erklärfix: Achtsamkeitsübungen versus Entspannungsübungen

Achtsamkeit und die dazugehörigen Übungen sind absichtslos. Der Übende will keine Probleme lösen, nichts bearbeiten oder verstehen und nichts verändern. Er nimmt einfach wahr, was im Moment gegenwärtig ist.

Entspannungsübungen dagegen verfolgen die Absicht, sich zu entspannen. Sinn der Entspannungsübungen ist, von einem angespannten Zustand in einen entspannten zu wechseln und damit die aktuelle Situation zu verändern. Angespannt sein wird negativ bewertet, entspannt sein positiv, was ein Kriterium für eine gelungene Entspannungsübung ist.

Bei einer Achtsamkeitsübung nimmt der Übende wahr: „Ich bin angespannt", jedoch ohne den Zustand zu bewerten. Gerade Menschen mit mächtigen Antreibern (wie Herr Traubert) tendieren bei Entspannungsübungen zum „Richtig-machen-Wollen". Sie fühlen sich wie Versager, wenn sie die Übungen nicht regelmäßig schaffen, oder bewerten, was sie nur beobachten sollen. Deshalb müssen diese Menschen behutsam an Achtsamkeitsübungen herangeführt werden.

„Die Bereitschaft, die eigene Lebensführung zu reflektieren, Achtsamkeit regelmäßig zu praktizieren und gegebenenfalls neue Entscheidungen bezüglich der Lebensgestaltung zu treffen" sind entscheidende Wirkfaktoren für eine heilsame Veränderung (Eidmann & Huppertz, 2021, S. 144). Achtsamkeit ist eine Geisteshaltung und keine Technik, um sich besser konzentrieren zu können oder leistungsfähiger zu werden, obwohl diese Nebeneffekte entstehen können. Für eine authentische Anleitung ist es essenziell, dass die Ergotherapeutin selbst regelmäßig Achtsamkeitsübungen ausführt und Achtsamkeit in ihrem Alltag lebt.

Nach der Übung kritisiert Herr Traubert sich selbst: „Das krieg ich nicht hin, ich bin ständig mit den Gedanken woanders. Erst, als Sie sagten, wenn Sie mit den Gedanken nicht mehr beim Atem sind, hab' ich wieder hingeschaut." Frau Hofmann erklärt ihm, dass es der Sinn der Übung ist, gerade wenn ihn etwas anderes beschäftigt, sich dann wieder auf den Atem zu konzentrieren. Herr Traubert ist verwundert, „alles richtig gemacht" zu haben.

Frau Hofmann hat das PEBI bereitgelegt und fragt ihn nach der KAWA-Skizze. Herr Traubert holt diese aus seiner Tasche und „gesteht" in hilfloser Manier, er „habe vergessen, daran weiterzumachen".

Frau Hofmann spürt eine kritische Reaktion auf seine kindlich wirkenden Äußerungen, die eine verdeckte Botschaft haben, wie: „Ich war faul, Mama sei bitte nicht böse." Sie identifiziert ihre Reaktion jedoch als komplementäre Gegenübertragung und kann sich davon distanzieren.

Sie sagt antithetisch an sein Erwachsenen-Ich gerichtet: „Sie sind ein erwachsener Mann und wissen selbst am besten, was wann zu tun ist."

Diese Intervention bewirkt, dass er nachdenkt, sich gerade hinsetzt und aktiv den weiteren Prozess mitgestaltet. Einleitend lässt sie Herrn Traubert seine Erkenntnisse durch das KAWA und PEBI erinnern und bittet ihn, Betätigungsprobleme auszuwählen, die er als Erstes bearbeiten will (→ *Kap. 13.5.1*). Am wichtigsten ist ihm, mit Elisabeth „vernünftig reden zu können" und „die Ehe zu retten".

H: (legt ihm ein Kärtchen mit einer Skala hin) „Wie schätzen Sie auf einer Skala von 1 bis 10 ein, wie Sie derzeit mit Elisabeth ‚vernünftig reden'?"
T: „Gar nicht gut, es kommt immer zum Streit. … Vielleicht 2 bis 3, … ich spreche ja noch mit ihr."
H: „Was beziehen Sie noch in Ihre Überlegung hinsichtlich der Ausführung mit ein, um zu entscheiden, ob es eine 2 oder eine 3 ist?"
T: „Na ja, dass ich sie manchmal auflaufen lasse und mich dumm stelle. … Das ist ja nicht nett, gelle! … Mhm, dann eine 2." (Schreibt eine 2 ins PEBI.)
H: „Und, wie zufrieden sind Sie damit, wie Sie derzeit mit Elisabeth reden und sie manchmal auflaufen lassen?"
T: „Überhaupt nicht, eine 1, … es nervt mich ja."

Des Weiteren wählt Herr Traubert die Betätigungsprobleme „Schießsport machen", „Arbeiten als CTA", „Mit der Bank den Hauskredit klären". Aus den drei Problemen der Selbstversorgung „nicht frühstücken", „Medikamente vergessen" und „auf der Couch versumpfen" formuliert er ein Betätigungsproblem: „Mache keinen Tagesplan, vertrödle die Zeit". Er bewertet jeweils die Ausführung und die Zufriedenheit mit der Ausführung und trägt die Werte in die Tabelle ein (→ *Abb. 30, S. 80*).

Beim Betätigungsproblem „Mache keinen Tagesplan, vertrödle die Zeit" findet es Frau Hofmann interessant, wie ihm bewusst wurde, dass „nichts tun" auch eine Entscheidung beinhaltet. Deshalb schätzt er die Ausführung mit „3" ein, auch wenn sie eine „1" erwartet hätte. Ähnlich ist es bei der Zufriedenheit, denn ein Anteil seiner Persönlichkeit ist ganz zufrieden damit, die „Zeit zu vertrödeln", im Sinne von: „Wer nichts tut, macht auch keine Fehler". Die auf das Fühlen und Wahrnehmen bezogenen Interventionen zeigen Wirkung. Herr Traubert denkt („Falltür") zunehmend eigenverantwortlich über seine Entscheidungen für oder gegen Aktivitäten nach. Damit einher geht die Konsequenz, nicht mehr passiv-aggressiv andere oder die Welt für seine Lebenssituation verantwortlich zu machen, sondern lösungsorientiert zu denken und zu handeln.

Ausgewählte Aktivitäten oder Betätigungen (mit Problemen bei der Ausführung, Übertrag von Seite 2)		Ausführung	Zufriedenheit
A	Mit Elisabeth reden, wie die Ehe zu retten ist.	2. Erhebung	2. Erhebung
		1. Erhebung 2	1. Erhebung 1
		Differenz:	Differenz:
B	Schießsport machen, mit Flori und Mütze.	2. Erhebung	2. Erhebung
		1. Erhebung 1	1. Erhebung 6
		Differenz:	Differenz:
C	Arbeiten als CTA im Labor.	2. Erhebung	2. Erhebung
		1. Erhebung 1	1. Erhebung 5
		Differenz:	Differenz:
D	Mit der Bank den Hauskredit klären.	2. Erhebung	2. Erhebung
		1. Erhebung 1	1. Erhebung 3
		Differenz:	Differenz:
E	Mache keinen Tagesplan, vertrödle die Zeit.	2. Erhebung	2. Erhebung
		1. Erhebung 3	1. Erhebung 4
		Differenz:	Differenz:

Abb. 30: PEBI-Einschätzung: Ausführung und Zufriedenheit

6.6 Erstes Angehörigengespräch

Herr und Frau Traubert sitzen zum vereinbarten Termin schweigend im Wartebereich der Praxis. Als **Herr Traubert (T)** Frau Hofmann erblickt, steht er freudig auf, begrüßt sie mit Handschlag und sagt: „Das ist meine Frau“. Frau Hofmann begrüßt Frau Traubert und bittet beide, mit in den Therapieraum zu kommen.

Elisabeth Traubert (ET) ist 49 Jahre alt, 1,60 groß, schlank und von Beruf Krankenschwester. Sie arbeitet aktuell bei einem ambulanten Pflegedienst und seit einem Jahr zusätzlich als Aushilfe in einer Bäckerei. Ihre Haare trägt sie hochgesteckt, das Gesicht hat sie dezent geschminkt. Sie trägt eine geblümte Bluse, dazu eine Hose und flache Schuhe. Die Kleidung wirkt farblich aufeinander abgestimmt. Ihr Äußeres wird von einem fruchtigen Parfüm dezent unterstrichen.

Frau Hofmann (H) eröffnet das Gespräch mit den Worten: „Schön, dass Sie beide gekommen sind. ... Wir nehmen uns fünfundvierzig Minuten Zeit, um uns (zu Elisabeth gewandt) kennenzulernen und (zu Markus gewandt) über Ihre Ergotherapie zu sprechen. Sind Sie damit einverstanden, dass wir über alles offen miteinander reden?“ Beide stimmen mit „Ja“ dieser Vereinbarung zu.

H: „Was sind Ihre Erwartungen an unser heutiges Gespräch? ... Herr Traubert, möchten Sie vielleicht beginnen?“
T: „Ähm, ja ... Sie haben ja vorgeschlagen, dass ich meine Frau mal mitbringe, ... äh, was sind meine Erwartungen (denkt nach).“
H: (schaut interessiert Herrn Traubert an) „Was erwarten Sie?“
T: „Dass Sie uns Tipps geben, ... wie wir miteinander reden können.“

Diesen Auftrag will Frau Hofmann nicht annehmen. Tipps geben, würde die Fähigkeit der beiden abwerten, selbst denken zu können. Außerdem müsste sie dann in einer „allwissenden" Elternrolle Ratschläge liefern, die er aus einer Kindrolle mit: „Ja, aber ... geht nicht, weil", abschmettern würde.

H: (schaut ihn wertschätzend an) „Tipps kann ich Ihnen nicht geben. ... Ich höre aber, Ihnen ist wichtig, mit Ihrer Frau zu reden. ... Wie möchten Sie mit Ihrer Frau reden?"
T: (rutscht auf dem Stuhl hin und her) „Vernünftig, ... halt ohne Streit."
H: „Gut, Ihre Erwartung an das Gespräch heute ist, mit Ihrer Frau ‚vernünftig ohne Streit' zu reden."
T: „Ja."

Der weiche Vertrag mit Herrn Traubert ist vereinbart. Frau Hofmann ist sich des Dreiecksvertrags (→ *Kap. 13.2.2*) bewusst und möchte sich mit Frau Traubert sowie anschließend mit beiden vereinbaren. Die kleinschrittige Vertragsarbeit soll beiden helfen, aus dem Erwachsenen-Ich-Zustand zu agieren.

H: „Frau Traubert (schaut sie freundlich an), ... was ist Ihnen für das heutige Gespräch wichtig?"
ET: (seufzt) „Ach ja, ... normal miteinander reden, das wär schön. (schaut Frau Hofmann traurig an) Wissen Sie, wenn wir uns sehen, endet es immer im Streit." (schaut traurig zu Boden).
H: „Ihnen ist also auch wichtig, ‚normal miteinander' zu reden."
ET: „Ja, ... und ich möchte wissen, wie es weitergehen soll?" (schaut hilfesuchend Frau Hofmann an).
H: „Womit weitergehen?"
ET: „Na, mit der Krankheit meines Mannes und überhaupt ..., mit uns, mit dem Haus. (mit ärgerlichem Blick und Tonfall:) Er läuft ja nur noch davon."
H: „Ihnen beiden ist wichtig, vernünftig und normal miteinander zu reden (schaut beide nacheinander an). ... Mir ist das auch wichtig. Dann nutzen wir heute die Zeit, dass Sie miteinander ins Gespräch kommen."

Frau Hofmann will die Gelegenheit nutzen, um Herrn Traubert beim Ausführen der Aktivität „mit seiner Frau reden" zu beobachten und seine Betätigungsfrage besser zu verstehen. Dabei lernt sie Frau Traubert und deren Interaktionsmuster kennen. Für die weitere Ergotherapie von Herrn Traubert ist ihr das Kooperieren beider Ehepartner wichtig. Finden beide gemeinsam Lösungen, gibt es weniger belastende Erlebnisse. Dies wiederum ermöglicht Herrn Traubert, sich auf seine Ergotherapie zu konzentrieren.

Damit es zu einem Gespräch zwischen den beiden kommen kann, verändert Frau Hofmann das Setting und bittet die Trauberts: „Drehen Sie bitte Ihre Stühle so, dass Sie sich in die Augen schauen können." Als Medium setzt sie betätigungsbasiert eine Interventionstechnik aus der Gewaltfreien Kommunikation ein, die sie sonst für interaktionelle Themen in der Gruppenergotherapie nutzt.

Herr und Frau Traubert sitzen sich gegenüber und schauen sich an. Herr Traubert schaut Elisabeth nur kurz in die Augen, dann schaut er hilfesuchend zu Frau Hofmann: „Was sollen wir jetzt machen?"

H: (freundlich zu Herrn Traubert gewandt) „Sie können mit Ihrer Frau sprechen. … Ich moderiere Ihr Gespräch. Sollte ich etwas nicht verstehen, frage ich nach. … Worüber möchten Sie mit Ihrer Frau reden?"
ET: (schaut ihren Mann erwartungsvoll an)
T: (schweigt und schaut verlegen zur Seite)
ET: „Gut, dann fang ich mal an. … (schaut ihn energisch an) Markus, ich will wissen, was mit dir los ist. … Ich weiß nicht, wie ich dir sonst helfen kann?"
T: (bellt trotzig zurück) „Was soll los sein, ich bin ein Versager."
ET: „Damit ist die Sache für dich erledigt?! (zu Frau Hofmann gewandt) So geht das jedes Mal, … ich weiß nicht, was ich tun soll."
(Herr Traubert schweigt, schaut zu Boden und Elisabeth hat Tränen in den Augen)

Frau Hofmann vermutet, dass Elisabeth schon öfter versucht hat, Markus zu helfen, er sie aber auflaufen lässt. Damit sich die Kommunikation nicht weiter festfährt, interveniert Frau Hofmann: „Ich habe den Eindruck, so kommen Sie nicht in ein konstruktives Gespräch."

T: „Es ist aussichtslos, hab' ich Ihnen ja gesagt … wir können nicht miteinander reden."
H: „Mein Eindruck ist ein anderer. … Ich denke, Sie müssen beide lernen, wieder aufeinander zuzugehen. (zu Herrn Traubert gewandt) … Haben Sie gehört, was Ihre Frau noch gesagt hat?"
T: „Ach, jetzt bin ich schuld, war ja klar … immer bin ich an allem schuld." (schaut auf den Boden und scharrt mit dem rechten Fuß).

Frau Hofmann interveniert aus der Elternrolle, zum Erzeugen von Blickkontakt.

H: „Herr Traubert, schauen Sie mich bitte an. (wartet, bis er sie anschaut) Es geht nicht darum, wer schuld ist, … . Verstehen Sie?"

Herr Traubert schaut Frau Hofmann weiterhin an. Sie informiert ihn aus der Erwachsenenrolle: „Ihre Frau hat gesagt, dass sie nicht weiß, wie sie Ihnen sonst helfen kann? Ich höre bei ihr das Bedürfnis, verstehen und unterstützen zu wollen." Herrn Traubert gelingt es, langsam die trotzige Rolle: „Immer bin ich an allem schuld" zu verlassen, und er erkennt: „Ich lass mir nicht helfen" und „ich mach's mir selbst schwer." Deshalb „überhört" er das Unterstützungsangebot von Elisabeth. Frau Traubert äußert: „Mir wird gerade klar, warum es sich immer so anfühlt, als würde ich gegen eine Wand laufen. Dabei will ich nur, dass es ihm besser geht."

Damit beim erneuten Gesprächsversuch nicht Verzweiflung, Hoffnungslosigkeit und Abwehr ihre Kommunikation bestimmt, erläutert Frau Hofmann ein paar Gesprächsverhaltensregeln.

6.6.1 Erklärfix: Gesprächsverhaltensregeln

Erklärfix

Gesprächsregeln helfen das Verhalten der Gesprächspartner positiv zu beeinflussen und führen zu einer bewussteren Kommunikation.

Die wohl bekanntesten Regeln sind die **Themenzentrierten-Interaktions-Postulate** (TZI) von RUTH C. COHN, die eine angemessene und wertschätzende Kommunikation in Gruppen ermöglichen sollen (Scheiber, 1985).

Die erste Regel zielt auf die **Eigenverantwortlichkeit des Einzelnen** ab, indem per „Ich" und nicht per „Wir" oder per „Man" gesprochen werden soll. Dadurch wird ein „Verstecken" hinter der Gruppe oder hinter Verallgemeinerungen oder die Darstellung persönlicher Hypothesen als öffentlich gültige Tatsachen verhindert. Die Teilnehmer lernen, erst nachzudenken und dann zu entscheiden, ob und was sie sagen möchten. Außerdem lernen sie, dass sie selbst für ihren Lernprozess verantwortlich sind und nicht der Gruppenleiter oder die anderen Teilnehmer.

Die zweite Regel besagt, dass **gefühlsmäßige Störungen Vorrang haben**. Wenn Störungen nicht beachtet werden, stören sie immer stärker und verhindern, aufnahmefähig, arbeitsfähig und erlebnisfähig zu sein. Störungen können beispielsweise sein: Lärm, Schmerz, Freude, Angst, Zerstreutheit, persönliche emotionale Betroffenheit, Ärger, Gefühl von Langeweile oder unausgesprochene Interessen, Abneigung und Widerstände. Wenn Störfaktoren nicht gelöst werden, werden der Gruppenprozess und das persönliche Wachstum verhindert oder erschwert (Schneider-Landolf et al., 2014/2017).

Neben den zwei Hauptregeln gibt es weitere sogenannte Hilfsregeln, auf die wir hier aus Platzgründen nicht eingehen.

MARSHALL B. ROSENBERG gibt uns mit seiner **Gewaltfreien Kommunikation** (GFK) eine hilfreiche Methode zur Klärung von Konflikten an die Hand (Rosenberg, 2001/2016). GFK ist eine Sprache der Einfühlsamkeit, die in allen Lebensbereichen aufmerksames Miteinander ermöglicht. Die vier Komponenten der GFK sind:

1) **Beobachtungen:** „Zuerst beobachten wir, was in einer Situation tatsächlich geschieht: Was hören wir andere sagen, was sehen wir, was andere tun, wodurch unser Leben entweder reicher wird oder auch nicht? Die Kunst besteht darin, unsere Beobachtungen dem anderen ohne Beurteilung oder Bewertung mitzuteilen – einfach zu beschreiben, was jemand macht, und dass wir es entweder mögen oder nicht."
2) **Gefühle:** „Als Nächstes sprechen wir aus, wie wir uns fühlen, wenn wir diese Handlung beobachten. Fühlen wir uns verletzt, erschrocken, froh, amüsiert, irritiert usw.?"
3) **Bedürfnisse:** „Im dritten Schritt sagen wir, welche unserer Bedürfnisse hinter diesen Gefühlen stehen." Beziehungsweise welche Gedanken im Zusammenhang mit den Gefühlen stehen.
4) **Bitten:** Das „vierte Element bezieht sich darauf, was wir vom anderen wollen, sodass unser beider Leben schöner wird. Was kann er oder sie konkret tun, um unsere Lebensqualität zu verbessern?" (Rosenberg, 2001/2016, S. 21)

„Die GFK zeigt uns, wie wir unsere Ausdrucksweise und unser Zuhören durch die Fokussierung unseres Bewusstseins auf vier Bereiche umgestalten können: was wir beobachten, fühlen und brauchen und worum wir bitten wollen, um unsere Lebensqualität zu verbessern. Die GFK fördert intensives Zuhören, Respekt und Empathie, und sie erzeugt einen beiderseitigen Wunsch, von Herzen zu geben." (Rosenberg, 2001/2016, S. 25)

Frau Hofmanns Absicht, erste Bewusstseinsschritte bei beiden zu erzeugen, gelingt. Die Trauberts erfahren, dass es möglich und erlernbar ist, „vernünftig miteinander zu reden". Herr und Frau Traubert beginnen sich für ihren jeweiligen Anteil, der zum Scheitern des Gesprächs führt, zu interessieren.

Frau Hofmann bittet nun Frau Traubert, ihre Frage von vorhin noch einmal an ihren Mann zu stellen und dabei die vier Komponenten der GFK anzuwenden. Herr Traubert soll Elisabeth anschauen und aufmerksam zuhören.

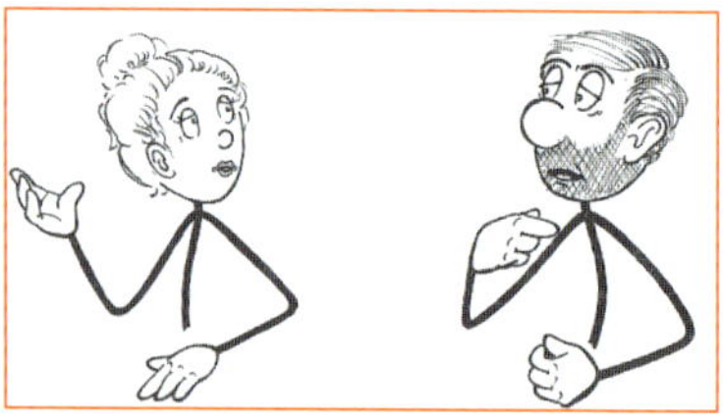

Abb. 31: Die Trauberts im Gespräch

ET: „Wenn ich sehe, dass es dir nicht gut geht und du dich bei Jakob verkriechst, bin ich traurig und fühle mich hilflos. Ich denke, vielleicht vertraust du Jakob mehr als mir und auch, dass du verzweifelt sein musst. Ich wünsche mir so sehr, dass du mit mir redest, damit wir eine gemeinsame Lösung finden."
T: (schaut erst verwundert, dann berührt und bekommt Tränen in die Augen; schweigt)
H: „Was haben Sie gehört?"
T: „Dass sie sich hilflos fühlt ... und traurig. ... Und, sie denkt, ich vertraue ihr nicht."
H: „Was haben Sie noch gehört?"
T: „Mhm, ... dass ich nicht mit ihr rede, (schnell, im vorwurfsvollen Ton) aber das versuche ich ja immer."

Frau Hofmann überlegt, ob sie seine Interpretation: „Sie denkt, ich vertraue ihr nicht." korrigieren soll, da Elisabeth gesagt hat: „Vielleicht vertraust du Jakob mehr als mir". Ebenso seine kindliche Rechtfertigung: „Aber das versuche ich ja immer". Sie entscheidet sich, die Fühlebene anzusprechen, da dies zum jetzigen Zeitpunkt ergotherapeutisch wichtig ist.

H: „Herr Traubert, ... spüren Sie bitte nach, was Sie empfinden, wenn Elisabeths Worte nachklingen."
T: „Traurig, ... bin ich." (bekommt Tränen in die Augen).
H: (schaut ihn verständnisvoll an) „Sie sind traurig!"
T: „Ja, ... und verzweifelt, ... ich weiß nicht weiter."

Frau Hofmann fürchtet, dass er in Selbstmitleid versinkt und fragt energisch nach:
H: „Haben Sie auch gehört, was Elisabeth sich von Ihnen wünscht?"
T: „Dass wir reden ..."

H: „Um was zu tun?"
T: „Sie glaubt, es gibt eine Lösung."
H: „Sie möchte mit Ihnen gemeinsam eine Lösung finden!"
T: „Gemeinsam, ... bloß wie?"
H: „Indem Sie aufmerksam zuhören und das Unterstützungsangebot annehmen!"
T: „Das sagen Sie so leicht."
H: „Leicht ist es nicht für Sie, aber auch nicht unmöglich. (zu Elisabeth gewandt) Sie haben gut formuliert. (schaut zu Markus) ... Es geht also darum, wie Sie sich gegenseitig unterstützen können, die schwierige Situation zu bewältigen."

Diese Therapiestunde geht zu Ende und Frau Hofmann lässt beide kurz reflektieren, was sie heute verstanden haben. Herr Traubert überrascht sie mit der Aussage: „Ich muss besser zuhören, damit ich nicht nur die Hälfte mitkriege." Frau Traubert hat verstanden, dass sie Geduld aufbringen muss. Außerdem findet sie die GFK nützlich und sie will weiter üben, auch am Arbeitsplatz.

Sie vereinbaren miteinander einen weiteren Angehörigengesprächstermin in zehn Wochen. Zudem spricht Frau Hofmann die Möglichkeit einer Paartherapie an, was beide sinnvoll finden. Frau Hofmann betont, dass sie im Rahmen der Ergotherapie nur auf die Krankheitsbewältigung bezogene Gespräche führen kann. Beim Verabschieden wirken beide hoffnungsvoll.

Frau Hofmann nimmt sich für die Dokumentation der Diagnostik beim Angehörigengespräch 20 Minuten Zeit und fasst ihre während des Gesprächs gemachten Notizen zusammen. Sie beobachtete, dass Elisabeth in einer negativ fürsorglichen Elternrolle die Kommunikation zu Markus beginnt. Er verharrt in einer negativ angepassten Kindrolle, entweder rebellisch oder hilflos, obwohl Elisabeth seine Erwachsenenrolle anspricht. Äußert Elisabeth eine Bitte, antwortet Markus: „Dann muss ich das halt machen". Ob er wahrnimmt, dass es eine Bitte war und kein Befehl, ist unklar. Vielleicht hält er unbewusst seinen Abhängigkeitswunsch aufrecht, ohne zugeben zu müssen, dass er abhängig sein will (→ *Kap. 11.4.1*).

Markus kann adäquate Gefühle wahrnehmen, jedoch verarbeitet er sie noch depressiv. Das war deutlich zu sehen, als Frau Hofmann ihn fragte, was er empfinde, wenn Elisabeths Worte nachklingen. Sie schlussfolgert daraus, dass Herr Traubert noch übt, bewusst wahrzunehmen, bevor er seine Empfindungen in einen realistischen Bedeutungszusammenhang zu seinem Handeln stellt.

Sie notiert auch wichtige Informationen, die die Umwelt betreffen: Elisabeth arbeitet zusätzlich in einer Bäckerei, um die finanzielle Lücke auszugleichen; da das Krankengeld zehn Prozent geringer ist als Herrn Trauberts Nettogehalt.

Frau Hofmann telefoniert auch mit Herrn Trauberts Bruder Jakob, der aufgrund seiner beruflichen Situation nicht zum Gespräch in die Praxis kommen kann. Sie teilt Jakob Traubert mit, dass sie eine Schweigepflichtentbindung von seinem Bruder erhalten hat. Sie erfährt, dass Markus hoffnungsvoller in die Zukunft blickt, seit er

Ergotherapie macht. Jakob erzählt, was er alles versucht, damit Markus „wieder in die Gänge kommt". Frau Hofmann wertschätzt sein Engagement und sein intuitiv richtiges Verhalten gegenüber seinem Bruder. Sie sprechen über seine Sorgen wegen der von Markus geäußerten Suizidgedanken. Frau Hofmann kann ihn etwas entlasten und erklärt, dass Markus Traubert für sein Leben selbst die Verantwortung trägt und eine Lebenszusage getroffen hat. Es hilft ihm, zu hören, dass er „ihn nicht retten kann und es auch nicht seine Aufgabe ist". Auch die Handlungsanweisung, die 112 anzurufen, falls die Gefahr bestünde, dass Markus sich umbringen könnte, hilft ihm. Frau Hofmann beendet das Telefonat mit den Worten: „Sie können mich anrufen oder eine E-Mail schreiben, wenn Sie etwas Wichtiges mitteilen wollen oder Fragen haben. Es war angenehm, mit Ihnen zu sprechen, auf Wiederhören."

6.7 Herr Traubert erforscht seine Betätigungsrollen

Zu Beginn der **8. Behandlungseinheit** fragt Frau Hofmann, wie es ihm und seiner Frau nach dem gemeinsamen Gespräch gegangen sei. Herr Traubert erzählt, dass sie anschließend im Café ein „gutes Gespräch" hatten und beschlossen hätten, ihrer „Liebe eine Chance" zu geben. Elisabeth kümmere sich um einen Paartherapieplatz.

Frau Hofmann interessiert auch, was Herrn Traubert im Angehörigengespräch noch klar geworden ist. Er habe verstanden, dass er innerlich weglaufe, weil er sich gegenüber Elisabeth klein und ohnmächtig fühle. Auch habe er verstanden, dass „Elisabeth nichts Böses" im Sinn habe, sondern ihm helfen wolle. Er fühle sich aber nutzlos, auch wenn ein Teil in ihm wüsste, dass „es Quatsch" sei.

Diesen Fortschritt wertschätzt Frau Hofmann mit den Worten: „Da haben Sie etwas Wichtiges entdeckt." Um Herrn Traubert diesen ersten Zugang zu seinen Gefühlen weiter zu öffnen und gleichzeitig die Zielplanung vorzubereiten, lädt sie ihn ein, seine Betätigungsrollen in Augenschein zu nehmen. Nach dieser Betrachtung versteht er seine Frustration besser, die wie ein „Teufelskreis" die Depression „füttert". Schauen wir uns seine Rollen im Einzelnen an.

Herr Traubert ist staatlich geprüfter Chemisch-Technischer-Assistent (CTA) und kann seit zwei Jahren aufgrund der Arbeitsunfähigkeit diese Rolle nicht mehr ausführen. Das belastet ihn in zweierlei Hinsicht sehr. Zum einen erwirtschaftet er aktuell nicht den notwendigen Lebensunterhalt und damit auch nicht das Geld, das er und seine Frau zur Tilgung des Hauskredites brauchen. Zum anderen fehlt ihm die Bestätigung, als Berufstätiger etwas zu leisten sowie Teil eines Arbeitsteams zu sein. Das will er unbedingt ändern, macht ihm die Tätigkeit im Labor doch grundsätzlich Spaß.

Krank zu sein und nicht die Berufsrolle ausüben zu können, hat für Herrn Traubert auch Auswirkung auf seine Rolle als Ehemann. Er hat ein klassisches Rollenverständnis, seine Frau teilweise auch, sodass er sich als Versorger der Familie definiert und mit Scham und Schuldgefühlen reagiert, weil er „nur noch Krankengeld mit nach Hause bringt". Allerdings wird ihm bei der Reflexion auch bewusst, dass seine Frau berufstätig und er nicht alleinverantwortlich für das Einkommen ist.

Für seine Rolle als Ehemann hat Herr Traubert auch nie gelernt, angemessen mit seiner Frau zu kommunizieren und Konflikte aktiv zu lösen. Probleme macht er mit sich selbst aus oder verschiebt die Verantwortung auf Elisabeth. Dabei macht er sich klein und hilflos. Dies nimmt er jetzt wahr, allerdings sind ihm die Gründe dafür noch unklar. Frau Hofmann markiert dies mit den Worten: „Wenn Sie es interessiert, wäre das etwas für die Psychotherapie."

Seine Rollen als Eigenheimbesitzer und Schuldner bei der Bank sind für ihn aktuell sehr belastend, da er sich sorgt, den Kredit nicht mehr bedienen zu können und sein Haus zu verlieren. Beim Besprechen fiel Frau Hofmann sein – offensichtlich aufgrund kindlicher Angst – getrübter Blick auf die Sachlage auf. Er blendet verschiedene Möglichkeiten der Unterstützung völlig aus und geht ungeprüft davon aus, von der Bank „über den Tisch gezogen zu werden".

Der Rolle des Vereinsmitglieds im Schützenverein geht er aktuell nicht nach, weil er „nicht mit den anderen mithalten" kann. Beim Sprechen über frühere Erlebnisse und Erfolge spürt er Kraft und Freude. Ihm wird bewusst, wie er sich von dem Erfahren guter Gefühle mit der Überzeugung „erst wieder, wenn ich Power habe" abhält.

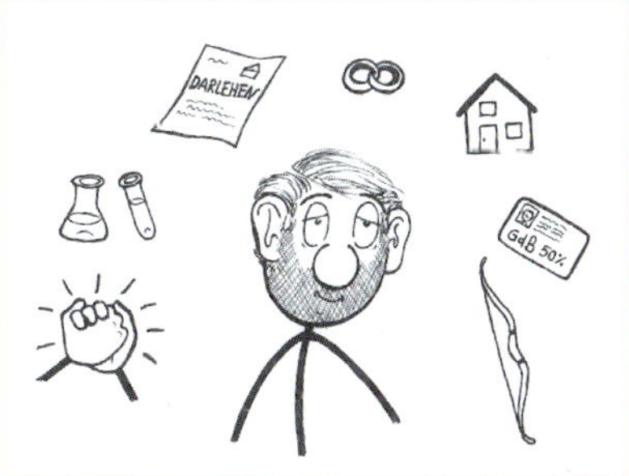

Abb. 32: Herrn Trauberts Betätigungsrollen

Mit seiner „Nervenärztin", wie Herr Traubert sie nennt, hat er eine Rolle besprochen, die ihm gar nicht behagt, nämlich die des „Schwerbehinderten". Es ist ihm sehr schwergefallen, den Antrag auf Schwerbehinderteneignung beim Versorgungsamt zu stellen, weil sein Bild „vom Versager" dadurch bestätigt wird. Frau Hofmann lenkt seinen Blick auf die Nützlichkeit eines Schwerbehindertenausweises, insbesondere auf seinen Anspruch auf begleitende Hilfen im Arbeitsleben. Herr Traubert ist erstaunt, dass diese neue Rolle sein Ziel, wieder arbeiten zu können, unterstützen wird. In diesem Zusammenhang besprechen sie auch die Möglichkeit einer Teil-Erwerbsminderungsrente, um bei einer Wiedereingliederung in den Beruf von finanziellen Drucksituationen zu entlasten. Frau Hofmann ermutigt ihn, mit seiner Psychiaterin und seinem Hausarzt darüber zu sprechen und deren Einschätzung zu erfragen.

6.7.1 Erklärfix: Betätigungsrollen und Betätigungsidentität

Im Laufe des Lebens entwickeln und verändern sich Menschen, was unmittelbar Einfluss auf ihr Betätigungsverhalten hat. Betätigung und die damit verbundenen Aktivitäten und Handlungen passen sich der jeweiligen Situation an. Dies können Sie gut an unserem Klientenbeispiel verfolgen.

„Die Betätigungsidentität bezeichnet das Bild der Person, die man ist oder die man sein will" (Verhoef & Zalmstra, 2019). Bei Herrn Traubert verändert sich die Betätigungsidentität von einer Person, die „früher die Dinge einfach nur weggeschafft hat", zu einer Person, die heute „erwachsen ist und weiß, was sie will". Somit ist Identität „eine Beschreibung von sich selbst, in der sich Rollen, Beziehungen, Werte, Selbstbild sowie persönliche Wünsche und Ziele widerspiegeln" (Verhoef & Zalmstra, 2019). Betätigungsrollen werden in der Identität integriert, entwickelt und erweitert. Hier einige Beispiele, wie sich Herrn Trauberts Betätigungsrollen entwickeln und erweitern können, wenn er sein Rollenverständnis verändert und die neuen Rollenaspekte in seine Identität integriert:

- In der Rolle als Ehemann sich interaktionell erwachsen verhalten und nicht mehr wie ein kleiner Junge.
- In der Rolle als Berufstätiger seine Erkrankung akzeptieren und seine Grenzen erkennen (weniger arbeiten und die Funktion des Laborleiters abgeben).
- In der Rolle des Hobbytreibenden erfahren, dass Bogenschießen und Zusammensein mit den Kumpels Spaß machen darf (die Antreiber „Streng dich an!" und „Sei stark!" werden dabei nicht benötigt).

6.8 Auswertung der Diagnostik und telefonisches Arztgespräch

Frau Hofmann wertet die erhobenen Daten, Befunde und Eindrücke aus und fasst das Wichtigste in einer Arztmitteilung zusammen. Den Behandlungsverlauf fasst sie wie folgt zusammen: „In dieser Behandlungssequenz hat Herr Traubert Hoffnung entwickelt und mit sich einen Non-Suizid-Vertrag geschlossen. Die therapeutische Beziehung ist tragfähig und er lässt sich zur Mitarbeit aktivieren. Erreicht werden konnte, dass er sich für die auslösenden und erhaltenden Faktoren seiner depressiven Symptomatik begonnen hat zu interessieren. Destruktive Überzeugungen, eingeschränkte Kommunikationsfähigkeit, Angst vor Überforderung im Beruf und soziale Isolation konnten als Problembereiche identifiziert werden. Die Ehefrau wurde zur Unterstützung mit in die Behandlung eingebunden."

Mit Herrn Trauberts Psychiaterin, Frau Dr. Köhler, hat Frau Hofmann noch nicht zusammengearbeitet, weshalb sie zusätzlich bei ihr anruft. Sie fragt nach den Erwartungen der Ärztin, erklärt ihr kurz, wie sie Herrn Traubert helfen kann, und informiert sie über die zu erwartende Behandlungsdauer von weiteren 50 Einheiten. Sie fragt, ob sie die Verordnung für Ergotherapie gewährleisten kann. Frau Dr. Köhler stimmt zu. Des Weiteren bespricht sie mit der Ärztin ihren Eindruck hinsichtlich der Stressfaktoren und die Möglichkeit einer Teil-Erwerbsminderungsrente. Die Ärztin teilt die Einschätzung und will mit Herrn Traubert sprechen sowie, wenn dieser zustimmt, die medizinische Einschätzung für den Antrag auf Erwerbsminderungsrente verfassen.

6.8.1 Erklärfix: Verordnungsbereitschaft abfragen

Das Nachfragen, ob der Arzt oder Psychotherapeut die notwendigen Behandlungen verordnen wird, ist sehr wichtig. Ein plötzlicher Abbruch kann, je nach psychischer Grundkonstitution, zu einer Retraumatisierung führen. Hat ein Klient zum Beispiel in seiner Kindheit die Erfahrung gemacht, dass immer wenn er sich auf eine Beziehung eingelassen hat, diese abgebrochen wurde, dann sagt er sich „es ist wie immer, am besten lasse ich mich auf keinen Menschen mehr ein". Die Entwicklung hin zu mehr Gesundheit wird so verhindert oder gar unmöglich gemacht.

6.9 Zusammenfassung: Betätigungsprobleme diagnostizieren

Lineare und primär funktionelle Denkmodelle stoßen in der ergotherapeutischen Arbeit mit psychisch erkrankten Menschen an Grenzen. Eine systemische interaktionelle Betrachtung, die den Menschen mit seiner Persönlichkeit, all seinen Wünschen, Bedürfnissen und Ressourcen im Wechselspiel mit seiner Umwelt sieht, ist für die ergotherapeutische Diagnostik besser geeignet. Diagnostische Instrumente werden individualisiert in der Form angewendet, in der sie für den jeweiligen Klienten nützlich, sinnvoll und verstehbar sind.

Mit dem Klienten gemeinsam nutzen wir Diagnostikinstrumente, um Betätigungsprobleme, notwendige Informationen zur Anamnese und zu personenbezogenen Faktoren, Umwelteinflüssen sowie Möglichkeiten zur gesundheitsförderlichen Teilhabe am sozialen und gesellschaftlichen Leben und, ganz wichtig, Ressourcen zu erheben. Die hoffnungsvolle Botschaft lautet: Ressourcen sind in der ergotherapeutischen Behandlung nutzbar, Probleme können verändert werden. Essenziell dabei ist, dass der Klient den tiefen Wunsch entwickelt, an seinen Problemen zu arbeiten und sie verändern zu wollen. Deshalb ist uns wichtig, dass der Klient versteht, was in seiner Vergangenheit zum heutigen (destruktiven) Betätigungsverhalten geführt hat und welchen Nutzen er von einer Veränderung in seinem Leben hat.

7 Den Zielvertrag vereinbaren

Nachdem wir eine ausführliche ergotherapeutische Diagnostik durchgeführt, die Betätigungsausführung, das Betätigungsverhalten und das Betätigungserleben sowie die Umwelt des Klienten analysiert und dokumentiert haben, stellt sich die Frage, welche der erhobenen Informationen nutzen wir wofür?

Vielleicht kennen Sie den Impuls, sofort „loslegen zu wollen" und dem Klienten eine alltagspraktische Aktivität oder eine Werktechnik zum simulierten Üben anbieten zu wollen. Aus Ihrer Erfahrung wissen Sie, was für den Klienten „das Beste wäre" und was er lernen müsste, „damit es ihm besser gehe". Natürlich ist Ihnen längst klar, dass ein solches Vorgehen aus einer „gut gemeinten", fürsorglichen Elternrolle heraus geschieht, es würde aber die Fähigkeiten des Klienten als erwachsenen Menschen abwerten.

Verstehen wir die gesamte Ergotherapie als einen Vertragsprozess, hilft uns dies, entsprechend der Veränderungsbereitschaft des Klienten und in dessen Tempo, die Behandlung gemeinsam weiter aufzubauen. Mittlerweile ist der Klient daran gewöhnt, von uns zum eigenständigen Denken angeregt zu werden und keine fertigen Lösungen präsentiert zu bekommen. Zumeist ist ihm in dieser Phase der Behandlung bewusst: „Nur wenn ich meine Ergotherapie aktiv mitgestalte, wird sie gelingen."

Die diagnostische Auseinandersetzung mit seinem Betätigen, den Umwelteinflüssen und seinen persönlichen Faktoren hat es dem Klienten ermöglicht, die verschiedenen Betätigungsfragen deutlich zu formulieren. Auf dieser Grundlage entwickelt er jetzt die Zielsetzungen und die Aktionspläne. Wir unterstützen ihn dabei in angemessener Form und nutzen dafür die gesammelten Informationen, um individualisiert zu intervenieren. In dieser wichtigen Spezifizierungsphase lernt unser Klient Fertigkeiten, um die aktuellen Betätigungsfragen zu bearbeiten und das Handwerkszeug für zukünftige Betätigungsfragen zu erwerben.

Wie wir im → *Kapitel 2.8* beschrieben haben, wenden wir Vertragsarbeit während der gesamten Ergotherapie kontinuierlich an. Diese Methode hilft auch, den Prozess der Zieldefinition und Zielvereinbarung mit professioneller Sorgfalt durchzuführen. Bestimmt sind Sie schon neugierig, wie es Frau Hofmann gelingt, Herrn Traubert zu aktivieren, klar und deutlich seine Ziele zu definieren und mit sich zu vereinbaren.

7.1 Herr Traubert definiert seine erste Betätigungsfrage

Frau Hofmann (H): „In den letzten Therapieeinheiten haben Sie Ihre Probleme identifiziert und erste Ideen entwickelt, was Sie verändern möchten. Heute beginnen Sie, Ihre Zielplanung zu entwickeln."

Herr Traubert (T): „Mhm, ... gut. Aber ich sag's Ihnen gleich, ... keine Ahnung, ob ich das schaffe."

Frau Hofmann macht an dieser Stelle eine kurze Pause, wird sich ihres Ein- und Ausatmens bewusst und lehnt sich etwas zurück. Dies hilft ihr, nicht sofort auf die scheinbare Hilflosigkeit von Herrn Traubert zu reagieren. Frau Hofmann wird sich ihrer fürsorglich elterlichen Anteile bewusst, die sich in solchen Momenten gerne automatisch melden und eine Lösung parat haben. Für den therapeutischen Prozess weiß sie aus Erfahrung, dass der fürsorgliche Weg häufig in eine Sackgasse führt. Der Klient bleibt dann im hilflosen Kind-Ich stecken und sie muss umso mehr aus der Elternrolle arbeiten. Ihre Ideen und Angebote wird der Klient aus einer rebellischen Kindrolle heraus sabotieren. Sie wird sich „abstrampeln", bis sie selbst erschöpft ist. Am Ende sind beide dann frustriert. Das will sie nicht.

H: „Ich verstehe, dass Sie skeptisch sind. ... Noch wissen Sie nicht, wohin Ihre Reise geht. ... Jede Reise braucht Planung und dafür nutzen wir in unserer Praxis ein hilfreiches Instrument mit dem netten Namen PEZI."
T: „Ja, wenn Sie meinen. ... (schaut sie neugierig an). Wie heißt das Ding? PEZI?"
H: „Genau, PEZI. Es ist ein Zielvereinbarungsinstrument. ... Möchten Sie, dass ich Ihnen das weitere Vorgehen erkläre?"
T: „Mhm, ich fühle mich unwohl." (hält sich den Bauch).
H: „Sie spüren, dass Sie sich ‚unwohl' fühlen?"
T: „Ja, jetzt wird es ernst!" (verzieht angstvoll sein Gesicht).
H: „Sie fühlen sich unwohl, weil Sie denken: ‚Jetzt wird es ernst'"?
T: „Ja, ... hab' die Hosen voll, weil ich nicht weiß, was kommt."

Herr Traubert sagt distanziert „hab' die Hosen voll", obwohl er offensichtlich Angst fühlt. Frau Hofmann will die Zusammenhänge dieser Reaktion nicht weiter explorieren, weil sie ihn zur Zielplanung hinführen will. Jedoch möchte sie seine richtige Empfindung verstärken.

H: „Es ist gut, dass Sie die Angst spüren! ... Auch wenn es kein angenehmes Gefühl ist. ... Ihr Befinden wahrzunehmen ist gut!"
T: „Ja, ich spüre es, ... da ist Angst."
H: „Ich erkläre Ihnen die nächsten Schritte und unterstütze Sie anschließend beim Erarbeiten der Zielplanung."
T: „Okay, dann machen wir das so."

Frau Hofmann bewertet es als Fortschritt, dass Herr Traubert sein Unwohlsein bemerkt und er, mit Unterstützung, das Gefühl „Angst" benennt. Sie hofft, er speichert ihre erlaubende Intervention ab, um bei ähnlichen Situationen in Zukunft seine Gefühle bewusster wahrnehmen zu können. Die passiv-aggressive Persönlichkeitsstruktur von Herrn Traubert erfordert aufmerksames Zuhören und klare, eindeutige Kommunikation sowie die Ansprache seiner Gefühle im rechten Augenblick. Jedoch ist eine fürsorgliche Elternrolle ihm gegenüber ungeeignet, weil er aus einer kindlich überangepassten Rolle es richtig zu machen versucht, um ihr zu gefallen. Sein passives Verharren in der Opferrolle verführt sie außerdem, die Retterrolle einzunehmen. Sie kommt zum Fazit: „Damit Herr Traubert eigenaktiv im Prozess der Zielvereinbarung handelt, müssen meine Interventionen sein Erwachsenen-Ich (ER) energetisch stimulieren."

Frau Hofmann zeigt das PEZI (→ *Kap. 13.6*), benennt kurz die einzelnen Vertragspunkte und fragt ihn, welches der mit dem PEBI identifizierten fünf Betätigungsprobleme er als erstes bearbeiten möchte. Herr Traubert will mit zwei Problemen beginnen: „Mit Elisabeth reden, wie die Ehe zu retten ist." und „Arbeiten als CTA im Labor." Frau Hofmann erklärt ihm, er könne natürlich an mehreren Zielen arbeiten, jedoch für die Zielplanung ist ein Nacheinander notwendig. Er entscheidet sich für die erste Betätigungsfrage.

Der erste Vertragspunkt des PEZI ist die genaue Beschreibung des Problems, also eine Fortführung der Problemdefinition des PEBI. Im Dialog mit Frau Hofmann beschreibt er das Problem jetzt so: „Ich kann mit Elisabeth nicht vernünftig reden, weil ich mir nicht helfen lassen will, mich als Versager sehe und weglaufe. Mir fehlen manchmal die Worte oder ich bin trotzig und lasse Elisabeth auflaufen. Außerdem denke ich, dass ihr immer alles gelingt."

Frau Hofmann ergründet mit ihm noch genauer die Problematik und nutzt zusätzlich das Rollenmodell und das Kommunikationsmodell. Herr Traubert versteht, dass er sich in einer kindlichen Rolle befindet, wenn er neidisch auf Elisabeth schaut. Die Kommunikation läuft von seiner Kindrolle zur Elternrolle Elisabeths. Sie will ihm helfen und begegnet ihm komplementär aus der fürsorglichen Elternrolle. Er erkennt, wie er durch Schweigen oder trotziges Antworten Elisabeth provoziert und sie dann als Folge in eine kritische Elternrolle wechselt. Durch das trotzige Verhalten fühlt er sich etwas besser, nicht mehr ganz so klein und hilflos. So kann er ihr zeigen, dass sie nicht alles im Griff hat. Außerdem hilft es ihm, nun selbst in eine verfolgende kritische Elternrolle zu wechseln und sie mit Vorwürfen zu belegen. Aus dieser überlegenen Position fühlt er sich besser. Der Streit endet immer in gleicher Weise, beide fühlen sich schlecht und jeder macht weiter wie immer, was jedoch den nächsten Konflikt erzeugt.

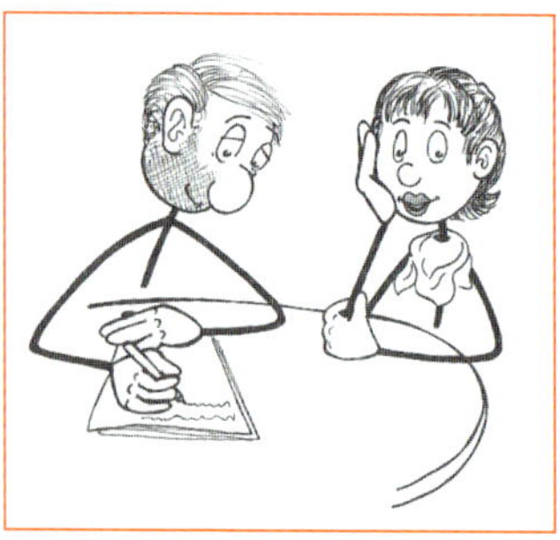

Abb. 33: Herr Traubert schreibt das PEZI

Ihm wird die Lösung jetzt bewusst, eine Kommunikation aus der Erwachsenenrolle wäre angemessen. Herr Traubert beginnt im PEZI-Bogen mit der Frage 1: „Was genau ist das Problem oder die Aufgabe, welche ich, Markus Traubert, lösen möchte?" Er schreibt: „Ich kann nicht angemessen erwachsen mit Elisabeth über Probleme, Aufgaben, Wünsche und Bedürfnisse reden. Weil ich mich als Versager sehe und keine Hilfe annehmen will, lasse ich Elisabeth auflaufen, reagiere trotzig wie ein kleiner Junge oder mache ihr Vorwürfe. Außerdem denke ich, dass Elisabeth immer alles gelingt, deshalb bin ich neidisch auf sie. Dann streiten wir, sind beide frustriert und haben uns dann nicht abgesprochen, wie wir miteinander umgehen wollen oder wer welche Aufgabe erledigt."

7.2 Herr Traubert formuliert sein erstes Ziel

In der **10. Einheit** entwickelt Herr Traubert sein Ziel für das erste ausgewählte Problem. Frau Hofmann unterstützt ihn dabei, indem sie ihn durch spezifisches Nachfragen bittet, seine Formulierung zu wiederholen und zu überprüfen, was er dabei fühlt. Sie gibt ihm Feedback zu seiner Mimik und Gestik, als er die Zielformulierung ausspricht. Es ist ein wichtiger Lernschritt für ihn, denn er wird sich dabei seiner „Hintertüren" bewusst. Die Zielformulierung „ich will" behagt ihm nicht, lieber wäre ihm „ich möchte". Beim Formulieren erkennt er, dass er sich mit der letzten Variante die Option „offenhält", jemand anderen dafür verantwortlich zu machen, wenn er in der Umsetzung nicht konsequent ist. Nach und nach besetzt er sein Erwachsenen-Ich mit Energie, schließt bewusst die „Hintertür" und übernimmt die volle Verantwortung für seine Zielbearbeitung (→ *Kap. 13.6.2*).

Herr Traubert wird sich seiner kindlichen Bestrebungen – eine andere Person müsse seine Bedürfnisse erahnen und befriedigen – immer bewusster. Sein Entschluss, aus dem Erwachsenen-Ich heraus die volle Verantwortung für seine Zielbearbeitung zu übernehmen, bewirkt gleichzeitig eine Integration dieser Kind-Ich-Zustände ins neue Schema (→ *Kap. 11.1*). Frau Hofmann freut sich für ihn und ist neugierig, welche Entwicklungsschritte er beim Bearbeiten des PEZI noch machen wird.

Herr Traubert formuliert zum Punkt 2 sein erstes SMART-Ziel abschließend so: „Ich will ab heute bewusst, wertschätzend und verständlich mit Elisabeth Alltagsthemen besprechen." Frau Hofmann wertschätzt seinen Zielentschluss mit den Worten: „Mir gefällt, wie klar Sie denken und wie entschieden Sie sind."

Um die vorhandene Erwachsenen-Ich-Energie weiter aktiv zu nutzen, bittet sie ihn, den dritten Punkt zu beantworten, und fragt: „Welchen Nutzen haben Sie, wenn Sie Ihr Ziel erreicht haben?" Spontan sagt Herr Traubert: „Dass es keinen Streit mehr gibt", was auf einen Durchbruch des Kind-Ich hindeutet. Frau Hofmann fragt, wie realistisch dies sei, überhaupt „keinen Streit" mehr zu haben. Herr Traubert realisiert, dass die Art und Weise, wie man miteinander umgeht, sich ändern würde, selbst wenn es Meinungsverschiedenheiten gäbe. Sie könnten sich wieder näherkommen, wenn er angemessen mit Elisabeth spräche. Sie würden eine für beide zufriedenstellende Lösung für die zum Streitpunkt gewordene Alltagsaufgabe finden. Das Gelernte könnte er – als Kompetenz – auch in der Kommunikation mit seinem Chef und anderen Menschen nutzen.

Zum Punkt 4: „Welche Konsequenz bringt meine Zielverfolgung mit sich?", sagt er nach längerem Überlegen: „Meine alte Überzeugung, ein Versager zu sein und zu denken, nichts auf die Reihe zu bekommen, muss ich verabschieden. ... Ja, und Hilfe annehmen, wenn mich eine Aufgabe überfordert."

Weil die Zeit für die Imaginationen der Vertragspunkte 5 und 6 nicht ausreicht, bittet sie Herrn Traubert, alle Gedanken und Erinnerungen, die ihm im Nachgang zur Therapieeinheit noch kommen, zu notieren und das nächste Mal mitzubringen. Frau

Hofmann vereinbart mit ihm in der gleichen Woche einen zusätzlichen Termin am Freitag, weil sie ab Mitte nächster Woche Osterferien macht und dadurch der gute Prozess unterbrochen wäre. Vermutlich braucht Herr Traubert noch zwei Einheiten, um das PEZI abzuschließen.

7.3 Herr Traubert imaginiert seine Zielerreichung

Zur Behandlung kommt Herr Traubert freudestrahlend und berichtet von einem guten Gespräch mit Elisabeth. Sie haben jetzt auch bei einer Paartherapeutin dreiwöchentlich eine 90-minütige Sitzung. Es habe beiden gutgetan, über die Belastungen der letzten Jahre zu sprechen. Die Paartherapeutin habe sie angeleitet, sich gegenseitig ohne Schuldzuweisungen zuzuhören.

Herr Traubert erzählt von einem „komischen Traum" in der vergangenen Nacht. Seine Mutter sitze am Küchentisch mit vielen Einkochgläsern und putze einen großen Berg Gemüse. Herr Traubert erzählt traurig weiter: „War ein kleiner Junge, schlich um sie herum, legte meinen Kopf auf ihren Rücken, umarmte sie. ... Sie seufzte schwer. ... Bin aufgeschreckt, merke, ich habe geträumt." Frau Hofmann erklärt ihm: „Ihr Unbewusstes hat etwas gezeigt, das bearbeitet werden möchte." Sie empfiehlt ihm, diesen Traum und die dazugehörigen Empfindungen aufzuschreiben. Sinnvoll ist auch, zukünftige Träume aufzuschreiben. Diese Notizen kann er im Rahmen der Psychotherapie bearbeiten, um die dahinterliegende Bedeutung zu verstehen.

Erklärfix

7.3.1 Erklärfix: Psychodynamik

Psychodynamik ist die Lehre vom Wirken innerseelischer Kräfte. Sie beschreibt Einflüsse auf Befindlichkeit und Verhalten des Menschen. Die Theorien und Konzepte sind geprägt durch klinische Beobachtungen in der Psychotherapie, allen voran der Psychoanalyse sowie der Individualpsychologie, der Transaktionsanalyse und vieler anderer Methoden.

In der Ergotherapie beziehen wir psychodynamisches Denken beim professionellen Reasoning ein, um passives Verhalten, Widerstände und Sabotage eigener Handlungsfähigkeit verstehen und einordnen zu können. Psychodynamisches Denken nutzen wir zudem, um ressourcenorientiert das Erwachsenen-Ich des Klienten zu aktivieren und ihm zu ermöglichen, sein Entwicklungspotenzial zu entfalten.

Frau Hofmann vermutet, dass der Traum etwas mit Herrn Trauberts Skriptbildung in der Kindheit zu tun hat und durch die Beziehungsarbeit mit Elisabeth in der Paartherapie ausgelöst wurde. Vermutlich wird seine Überzeugung „alles alleine schaffen zu müssen", die auf den Antreiber „Sei stark!" hinweist, durch die positive Erfahrung mit Elisabeth getriggert und verunsichert. Frau Hofmann wird – trotz ihrer wahrgenommenen Neugier – bewusst, dass eine tiefenpsychologische Aufarbeitung nicht ihre Aufgabe ist. Ihre ergotherapeutische Aufgabe ist es, Herrn Traubert handlungsorientierte Techniken zu vermitteln, um Erinnerungen festzuhalten, diese beiseitezulegen und zu lernen, sich erst in der Psychotherapie wieder damit zu beschäftigen.

Frau Hofmann bittet Herrn Traubert, noch mal sein Ziel zu überprüfen. Nachdem er dies für gültig erklärt hat, fragt sie ihn: „Woran werden Sie im Alltag spüren, dass Sie Ihr Ziel erreicht haben? Wie geht es Ihnen dann?" Zuerst wirkt Herr Traubert etwas verwirrt, da er an den Nutzen denkt und diesen im Punkt 3 bereits notiert hat. Frau Hofmann erklärt ihm, es gehe beim Punkt 4 darum, welche Empfindungen er dann haben wird. Zur Vorbereitung der Imagination besprechen sie verschiedene Aufgaben und Themen, über die Elisabeth und er reden können (→ *Kap. 13.6.2*).

Zur Einstimmung lässt Frau Hofmann Herrn Traubert eine Atemübung machen, danach lädt sie ihn ein, sich seine erfolgreiche Zielerreichung vorzustellen und nachzuspüren. Er gibt an, sich „stolz und glücklich" zu fühlen. Er spüre „Wärme in der Herzgegend". Nachdem Herr Traubert sich seinen Erfolg in verschiedenen Gesprächsszenen und Situationen mit Elisabeth vorgestellt und die Bilder und Empfindungen in seinem Körper verankert hat, lädt Frau Hofmann ihn ein, sich vorzustellen: „Woran wird Elisabeth es merken, dass Sie Ihr Ziel erreicht haben? Welche Gefühlsäußerung können Sie sehen?" Er beschreibt, dass sie lächle, sie drücke ihn herzlich und sie würde sagen: „Ich freue mich sehr, dass du mit mir über alle Dinge redest und mir vertraust."

7.4 Herr Traubert notiert seine Sabotagemechanismen

In der **12. Behandlungseinheit** lässt Frau Hofmann am Vertragspunkt 7 des PEZI Herrn Traubert seine Sabotagemechanismen erarbeiten. Anhand seiner bisher in der Ergotherapie gewonnenen Erkenntnisse notiert er folgende Möglichkeiten, wie er sich sich selbst daran hindern kann, sein Ziel zu erreichen:

- „Wenn ich mich hilflos mache und denke, ich sei ein Versager und bekomme nichts auf die Reihe."
- „Wenn ich schweige und nicht auf Elisabeths Frage antworte."
- „Wenn ich von einem Thema zum anderen wechsle und Elisabeth dabei Vorwürfe mache."
- „Wenn ich mich überarbeite, zu wenig schlafe und deshalb müde und gereizt bin."
- „Wenn ich nicht zugebe, dass ich im Unrecht bin und stattdessen Ausreden benutze."
- „Wenn ich Elisabeths Hilfsangebote ablehne und mich still beklage, so dermaßen überlastet zu sein."
- „Wenn ich meinen Dickkopf durchsetze und recht behalten will."

Herr Traubert kann die Liste ergänzen, wenn er weitere Strategien entdeckt. Er hat verstanden, diese Sabotagemechanismen bei Aktivitäten und Gesprächen mit Elisabeth im Blick zu behalten. Frau Hofmann bittet ihn nun unter Vertragspunkt 8, zu überlegen, mit welchem konkreten Handlungsschritt er beginnen möchte. Er notiert sich: Schritt A: „Ich mache mit Elisabeth eine Paartherapie.“, Schritt B: „Wir treffen uns einmal wöchentlich zum Besprechen der Verteilung der Haushaltsaufgaben.“, Schritt C: „In der Ergotherapie lerne ich als Erwachsener vernünftig und wertschätzend zu kommunizieren.“ Mit Datum und Unterschrift schließt Herr Traubert seine erste Zielvereinbarung ab.

Am Ende dieser Einheit vereinbaren Sie die Folgetermine. Da der nächste Termin nach Frau Hofmanns Urlaub auf den Maifeiertag fällt, vereinbaren Sie einen Termin dienstags zuvor, am 30.04. In dieser Behandlung wollen sie die Zielplanung mit seiner zweiten Betätigungsfrage fortsetzen. Herr Traubert erzählt, dass am 1. Mai Schützenfest auf dem Vereinsgelände sei und er nicht wisse, ob er hingehen soll. Frau Hofmann bemerkt aus der fürsorglichen Elternrolle: „Ich finde das eine gute Idee, es wird Ihnen sicherlich guttun.“

7.5 Herr Traubert entwickelt sein zweites Ziel

In der ritualisierten Anfangsreflexion im Anschluss an die Achtsamkeitsübung fragt Frau Hofmann, ob er zum Schützenfest hingehen wird. Herr Traubert sagt: „Sie meinen ja, dass es gut für mich ist.“

Sie überlegt, ob sie die symbiotische Äußerung jetzt konfrontieren will, entscheidet sich dann dafür, den Fokus auf das Erstellen der zweiten Zielplanung zu lenken. Sie notiert sich für ihr Reasoning, dass ihre fürsorglich gut gemeinte Intervention (erlaubende Transaktion) die Gefahr birgt, Herrn Traubert in der Kindrolle verharren zu lassen. Achtsam nimmt sie die Erwachsenenrolle ein und sagt zu ihm: „Wenn Sie möchten, könnten Sie zum Schützenfest hingehen und herausfinden, ob es Ihnen guttut.“

Dann legt sie ihm sein PEBI und einen neuen PEZI-Bogen hin. Ihm die Entscheidung überlassend fragt sie, für welches Betätigungsproblem er jetzt eine Zielvereinbarung entwickeln will. Er bleibt bei seiner in der 9. Einheit getroffenen Wahl des Problems „Arbeiten als CTA im Labor“, fügt jedoch sofort hinzu: „Glaube nicht, dass ich es schaffe.“

Frau Hofmann sieht Angst in seinem Gesicht und denkt, dass die alte Überzeugung, ein „Versager“ zu sein, sich hartnäckig hält. Um zu verhindern, dass latente Angst den Zielvereinbarungsprozess stört, lässt sie ihn reflektieren.

Herr Traubert bemerkt in seinem Denken die Überzeugung: „Geht etwas kaputt, bin ich schuld, dann gibt's Ärger“, weshalb seine Versagensangst heute übermächtig groß ist. Seit der 3. Einheit kennt er als Grund dafür die negativen Betätigungserfahrungen mit seinem Vater. Ihm wird deutlich, er überträgt die als kleiner Junge gemachten Erfahrungen heute auf seinen Chef. Weil er nicht mehr „funktioniert“ wie vor Beginn der Depression, hat er Angst „aussortiert zu werden“. Frau Hofmann fragt:

„Was braucht ein kleiner Junge, der Angst hat, seine Aufgaben nicht zu schaffen?" Dass ein Erwachsener mit dem Jungen redet und sie gemeinsam nach einer Lösung suchen, weiß Herr Traubert sofort. Natürlich kennt er schon die Lösung für seine Arbeitsplatzsituation: „Ich muss mit meinem Chef reden. ... Dazu muss ich mir klar werden, was ich will."

Herr Traubert spricht realistisch von „Ich" und übernimmt Verantwortung für die Aktivität, mit dem Chef zu reden.

Frau Hofmann verstärkt diese Verhaltensänderung mit den Worten: „Das sind gute Ideen! Wenn Sie für sich sorgen und es selbst in die Hand nehmen, dann braucht der kleine Junge keine Angst mehr zu haben. Er kann entspannt sein, spielen und wenn etwas kaputtgeht, ist das nicht schlimm!"

Frau Hofmann will mit dieser Intervention seine Verantwortung als Erwachsener betonen, der heute für sich sorgt und die notwendigen Aktivitäten ausführt. Gleichzeitig informiert sie Herrn Trauberts Vater-Introjekt, dass der Kleine spielen und auch Fehler machen darf. Seinem Kind-Ich erlaubt sie zu spielen und Fehler machen zu dürfen.

Im weiteren Prozess formuliert Herr Traubert die Betätigungsfrage unter Punkt 1 des PEZI so: „Ich weiß nicht, ob ich meine bisherigen Aufgaben im Labor noch schaffen kann oder ob es besser für mich ist, die Laborleitung abzugeben."

Sein Ziel ist: „Ich will mir bis 31. August klar darüber werden, wie und wie viele Stunden pro Woche ich wieder als CTA arbeiten kann."

Als Nutzen für sich selbst beschreibt er unter 3. neben der Hoffnung, seinen Lebensunterhalt wieder selbst verdienen zu können, vor allem zu wissen, wie er seinem Chef gegenübertreten kann. Es wurde noch mal deutlich, mit wie viel Angst er auf die Begegnung mit seinem Vorgesetzten blickt.

Frau Hofmann erkennt, dass es noch zu früh ist, um eine erfolgreiche Zielerreichung bei den Vertragspunkten 5 und 6 zu imaginieren. Schon die Konsequenzen lassen sich so nicht gut ergründen. Zuerst muss Herrn Traubert bewusst sein, weshalb er solche Angst vor seinem Vorgesetzten hat.

Frau Hofmann (H) fragt, ob es ihn interessiert, wovor er bei der Begegnung mit seinem Chef Angst hat. **Herr Traubert (T)** bejaht dies und verknüpft selbst die anfangs besprochenen Erkenntnisse. Vor allem habe er Angst, „eins auf den Deckel zu bekommen".

T: „Ja, der Typ ist auch wie mein Vater. (mit gepresster Stimme): Nie ist es genug!"
H: „Da haben Sie eine Ähnlichkeit entdeckt, quasi einen Trigger. ... So funktioniert das übrigens bei allen Menschen. Erlebnisse der Vergangenheit werden auf aktuelle Situationen übertragen."

T: „Ach ja, ist das nicht nur bei mir so? ... Bin ich gar nicht so krank?" (schaut verwundert).

H: „Es ist bei allen Menschen so (lächelt). ... Auch Sie können neue Erfahrungen machen."

T: „Sie meinen, wenn ich anders auf meinen Chef blicke, dann hab' ich keine Angst mehr?"

H: „Es geht nicht darum, die Angst wegzumachen, sondern sie richtig zuzuordnen. Wenn Sie sich bewusst machen, dass der kleine Junge, der Sie mal waren, die Angst verspürt, wegen der Erlebnisse mit seinem Vater damals, dann gelingt es Ihnen, mit etwas Übung, auch Ihren Chef als das zu sehen, was er ist. ... Ein Mensch mit einer bestimmten Funktion an Ihrem Arbeitsplatz heute."

T: „Ach, ich verstehe!"

H: „Wie heißt Ihr direkter Vorgesetzter eigentlich?"

T: „Manuscheck. ... Ähm, richtig ... Herr Doktor Manuscheck, so will er ja angesprochen werden."

H: „Was für ein Mensch ist Herr Dr. Manuscheck?"

T: „Er ist Russlanddeutscher, sehr fleißig, ... mhm, ja und übergenau." (rollt mit den Augen).

H: „Was bedeutet ‚übergenau'?"

T: „Na ja, wenn im Protokoll ein Wert nicht exakt in die Felder eingetragen wurde, dann kriegt der einen Anfall. Oder er macht Stress. ... Als ich ihm sagte, dass das Testergebnis nur 94 % Validität hat, flippte er völlig aus. Dabei wusste er im Vorhinein, dass die Proben nicht 100 % rein waren."

Frau Hofmann lässt sich die Anforderungen und Abläufe im Labor genauer erklären. Herrn Trauberts Arbeitsgruppe macht schon viele Jahre spezifische Testungen und sie sind ein eingespieltes Team. Jedoch hat ein amerikanischer Konzern die Firma übernommen und ein anderes Qualitätsmanagement eingeführt. Herr Traubert, als erfahrener Laborant, fühlt sich vom „neuen Protokoll gegängelt", nicht zuletzt deshalb, weil er vielmehr Schreibarbeit mit der Dokumentation von Arbeitsschritten hat, „die jedem CTA klar sind". Sein Unmut ist zum Teil verständlich, bedenkt man, wie erfahren sein Team und er selbst sind und bei dieser Untersuchung die früher geltenden Standards ausreichen würden. Das eigentliche Problem liegt jedoch in der Akzeptanz der neuen Anweisung, die er nur widerwillig ausführt.

Frau Hofmanns erster Impuls ist, Herrn Traubert darin zu trainieren, den Chef anzuerkennen und seine Anweisungen zu befolgen. Intuitiv spürt sie jedoch, dass dieses Vorgehen keinen nachhaltigen Erfolg bringen wird. Sie beschließt, am nächsten Tag ihr professionales Reasoning weiterzuführen, und plant sich dafür 20 Minuten ein. Sie sieht klarer und wird kreativer bei der Lösungsfindung, wenn sie eine Nacht darüber geschlafen hat.

7.6 Frau Hofmanns professionelles Reasoning

Frau Hofmann betrachtet die Wechselwirkung zwischen der Betätigungsfrage hinsichtlich des Arbeitens als CTA (→ *Kap. 6.3*) und den psychodynamischen Einflüssen darauf. Herr Traubert hungert nach Anerkennung, die er in seiner Kindheit von seinem Vater nicht ausreichend bekommen hat. Er wird von einem stark ausgeprägten „Streng dich an!"-Antreiber geleitet. Zudem sind die Antreiber „Sei stark!" und „Sei perfekt!" ebenfalls ausgeprägt und lassen ihn zwanghaft erscheinen. Diese Antreiber machen ihm das Leben schwer, indem er einfache Lösungen von vornherein ausschließt oder Hinweise seiner Kollegen, Freunde und natürlich auch von Elisabeth schlicht überhört. Er glaubt es „alleine schaffen" zu müssen, kämpft lieber gegen die empfundene neue Kontrolle durch das Protokoll und schmollt wegen der vermeintlichen Kontrolle durch Herrn Dr. Manuscheck.

Wie Frau Hofmann heraushört, findet Herr Traubert in der Rolle des Laborleiters jeden Fehler und kritisiert seine Kollegen, die allerdings bemüht sind, es ihm recht zu machen. Dennoch ist er nie zufrieden. Herr Dr. Manuscheck lobt scheinbar wenig oder Herr Traubert nimmt sein Lob nicht an. Dies passt zum Antreiber „Sei stark!" – im Sinne von „keine Schwäche zeigen, aushalten müssen" – und zur Einschärfung „nicht fühlen dürfen". Offensichtlich setzt Herr Traubert seine Prioritäten falsch und arbeitet ständig. Der Antreiber „Streng dich an!" – im Sinne von „nicht das Resultat, sondern nur die Anstrengung zählt" – passt hier. Herrn Traubert fällt beim Erzählen ein, wie Herr Dr. Manuscheck immer wieder sagt, er soll einfache Aufgaben an seine Teammitglieder delegieren, um Zeit für Tätigkeiten freizubekommen, die nur er mit seiner Qualifikation ausführen kann. Seine Antwort auf die Frage, weshalb er dies nicht tut, ist: „Die machen es nicht richtig, immer muss ich nachräumen." Obwohl er so viel und hart arbeitet, schafft er nicht alles und liefert das Testverfahrensprotokoll nicht rechtzeitig ab. Dadurch handelt er sich wieder Kritik von Herrn Dr. Manuscheck ein. Nun könnte man denken, das ist doch unangenehm und es wäre besser, Ärger zu vermeiden. Nicht für Herrn Traubert, denn er fühlt es nur kurz, vielleicht auch gar nicht. Interessant ist, was unbewusst passiert: Obwohl er es niemals zugeben würde, bleibt er abhängig in der Beziehung zu seinem Vorgesetzten und den Kollegen, weil er trotz negativer Zuwendung dann das Gefühl entwickelt, gebraucht zu werden (→ *Kap. 11.4*).

Natürlich wirkt sich das Angetriebensein auf sein Betätigungsverhalten negativ aus und die Ausführung von Arbeitsaufgaben leidet unter seiner ablehnenden Einstellung. Seine daraus resultierende Überlastung führt wiederum zu Fehlern und Konflikten. Die Frage ist, kann er seine Rolle als erfahrener Laborleiter, der „weiß, wie es gemacht wird", transformieren in einen Laborleiter, der seine Aufgaben „wie gefordert nach Protokoll" erledigt?

Vor diesem psychodynamischen Hintergrund stellt Frau Hofmann sich folgende Reasoning-Fragen:
Auf der prozeduralen Ebene: „Sind meine Interventionen zur Lösung seiner Betätigungsfrage effektiv?"

Auf der pragmatischen Ebene: „Ist mein aktuelles therapeutisches Vorgehen förderlich, damit Herr Traubert von seiner Absichtserklärung zu einer Zieldefinition nach der SMART-Regel gelangt? Und schlussendlich stellt sie sich die Frage: „Wo sind meine Grenzen als Ergotherapeutin?"

Sie kommt zum Fazit, dass die therapeutischen Interventionen und die Beziehungsgestaltung wirksam sind. Auf der sozialen Ebene ist ihr behutsamer Rollenwechsel hilfreich. Sie kommt aus einer fürsorglich-elterlichen Rolle und nimmt die Erwachsenenrolle ein, um damit Herrn Trauberts Erwachsenen-Ich zu aktivieren. Herr Traubert wird dadurch angeregt, selbst nachzudenken, seine Ideen und Vorstellungen zu formulieren und mit ihr darüber zu sprechen. Dabei nutzt er häufiger die Erwachsenenrolle und erlangt dadurch zunehmend Bewusstheit über sein Handeln. Anzunehmen ist, dass er noch vieles aus Überanpassung mitmacht, um die Beziehung zu ihr nicht zu gefährden. Sein Erwachsenen-Ich ist offensichtlich noch teilweise getrübt. Immer wieder präsentiert er sich hilflos und versucht Verantwortung zu verschieben. Frau Hofmann geht zum einen auf dieses passive Verhalten ein, zeigt Verständnis dafür, lädt aber gleichzeitig Herrn Traubert ein, sich mitzuteilen und eigene Lösungen zu finden. Sie sieht sich auf dem richtigen Weg, Herrn Traubert dahin gehend zu unterstützen, sich seiner Ich-Rollen bewusst zu werden und zu erkennen, wie diese wiederum direkten Einfluss auf sein Betätigungsverhalten haben.

Sein zweites Ziel, sich darüber klar zu werden, wie viele Stunden pro Woche er als CTA arbeiten kann, ist noch kein betätigungsbasiertes Ziel, an dem er arbeiten kann. Dieses Ziel will sie in der nächsten Ergotherapieeinheit aufgreifen und ihn die Zielsetzung deutlich herausarbeiten lassen. Um ihre Grenzen zu beachten, und damit ihr Vorgehen betätigungsbasiert bleibt, wird sie Herrn Traubert immer wieder darauf hinweisen, welche Erkenntnisse er in der Psychotherapie und Paartherapie vertiefen sollte. Als Medium wird sie Herrn Traubert ein Therapietagebuch empfehlen (→ *Kap. 8.1.1*).

7.7 Herr Traubert vereinbart sein zweites Ziel

Zu Beginn der **14. Einheit** interessiert es Frau Hofmann, wie er das Schützenfest erlebt hat. Herr Traubert erzählt, dass er freudig aufgenommen wurde. Dabei ist Erstaunen aus seiner Stimme herauszuhören. Die Kumpels hätten mit ihm „geplaudert, als sei nix gewesen". Auch erzählt er stolz, er habe ein paar Pfeile geschossen, und zwar „sehr präzise".

Frau Hofmann bittet ihn, sein zweites Ziel zu überdenken. Herr Traubert formuliert aufgrund seiner Erkenntnisse aus den Gesprächen: „Ich will bis zum 15.08.2019 eine Entscheidung treffen, ob ich als Laborleiter weiterarbeiten will oder ob ich diese Position aufgeben will und auch, wie viele Wochenarbeitsstunden ich als CTA dann arbeiten will. Dazu informiere ich mich bei der Deutschen Rentenversicherung (DRV) und bei der Agentur für Arbeit (AA), welche Unterstützungsmöglichkeiten es gibt."

Als Nutzen unter Punkt 3 gibt er an, er wisse dann, wie er weiter vorgehen könne, um wieder zu arbeiten. Auch würde er dann Klarheit haben, ob vielleicht eine Teil-Erwerbsunfähigkeitsberentung eine Hilfe wäre. Er wisse dann, in welcher Rolle und wie viele Stunden pro Woche er wieder arbeite.

Als er sich die Konsequenzen unter Punkt 4 bewusst macht, bemerkt er, wie stark er an der Rolle des Laborleiters hängt. Frau Hofmann bittet ihn, sich alle Aspekte genau zu verdeutlichen und in seiner KAWA-Skizze zu ergänzen. Er schreibt „Organisiere gerne", „Sage den anderen, wie etwas gemacht werden soll", „Kontrolliere gerne". Beim Gedanken an eine Reduktion der Wochenarbeitsstunden ist er ambivalent. Er habe dann weniger Geld zur Verfügung, jedoch denkt er auch, dafür mehr Zeit für sich zu haben und dadurch weniger gestresst zu sein. Er befürchtet, dass Herr Dr. Manuscheck ihn als Versager sieht und abwertend behandelt, wenn er ihm sagt, dass er die Aufgabe des Laborleiters nicht mehr ausführen kann. Ihm ist klar, dass er das unangenehme Gespräch mit Herrn Dr. Manuscheck führen muss, wenn er arbeiten will.

Das Ergebnis des Prozesses ist noch offen und noch ist unklar, wie seine Arbeitstätigkeit dann genau aussehen wird. Für Herrn Trauberts Entwicklung eines gesunden Betätigungsverhaltens am Arbeitsplatz ist es wichtig, dass er sich eigenverantwortlich aktiv entscheidet und handelt, statt passiv zu bleiben. Frau Hofmann will dieses mit der Imagination des erfolgreichen Entscheidungsprozesses unterstützen.

Frau Hofmann fragt ihn zu Punkt 5, wie er sich fühlen wird, wenn er eine Entscheidung zu seiner Position im Labor und dem leistbaren Stundenumfang getroffen hat. Er wüsste dann, was er will, und fühle sich „sicher und stark". Gleichzeitig aber „auch traurig", wegen des Verlustes der Laborleiter-Rolle. Beides sind realitätsangemessene Gefühle, deshalb lässt Frau Hofmann diese Empfindungen imaginieren. Bei seiner Vorstellung, wieder im Labor zu arbeiten, bemerkt er ein starkes Gefühl des Gebrauchtwerdens. Dabei wird ihm auch klar, dass er, auch wenn er seine Laborleiter-Rolle aufgibt, mit seinen Fähigkeiten und Fertigkeiten weiterhin gebraucht wird.

Direkt daran anschließend imaginiert er, woran es andere merken werden, wenn er sein Ziel erreicht hat. Zuerst Elisabeth, die „lächelt und froh ist", dass es ihm „besser geht" und er einen Handlungsplan hat. Jakob wiederum merkt es daran, „dass ich nicht depressiv bei ihm rumhänge." Frau Hofmann lädt ihn ein, es positiver auszudrücken und sich vorzustellen, was Jakob sagen und wie er sich verhalten würde. „Jakob würde sagen: Schön, dass du was machst, und er würde mich in den Arm nehmen und drücken."

Die Sabotagemechanismen sind ihm unter Punkt 7 schnell klar: „Wenn ich keinen Termin bei der DRV und AA mache" und „Wenn ich nicht zur Ergotherapie komme". Frau Hofmann fragt, was er denkt, wie sein kindlicher Anteil ihn hindern könnte. Er überlegt kurz und sagt: „Der hat Angst, dem Chef zu begegnen."

Frau Hofmann (H): „Genau, ... was vermuten Sie, was passieren wird?"
Herr Traubert (T): „Die Angst wird so groß, dass gar nix mehr geht."

H: „Wie sieht das dann aus?"

T: „Bleibe im Bett liegen, ... habe keinen Antrieb, bin heftig depressiv."

H: „Was wollen Sie sich notieren, ... wie Sie sich hindern können, Ihr Ziel zu erreichen?"

T: „Wenn der kleine Junge Angst hat, dem Chef zu begegnen, ... ähm."

H: „Sie merken, da fehlt etwas Wichtiges."

T: „Bloß was?"

H: „Wer hat denn die Verantwortung bezüglich des Arbeitengehens?"

T: „Ja, klar ... ich natürlich. ... Jetzt wird mir klar, ... (überlegt). Der Kleine ist überfordert."

H: „Ein Kind ist damit überfordert, ... ein erwachsener Mann kann mit seinem Chef angemessen reden."

T: (denkt nach) „Dann schreib ich auf, ... wenn der Kleine in mir Angst vorm Chef hat und ich nicht als erwachsener Mann handle."

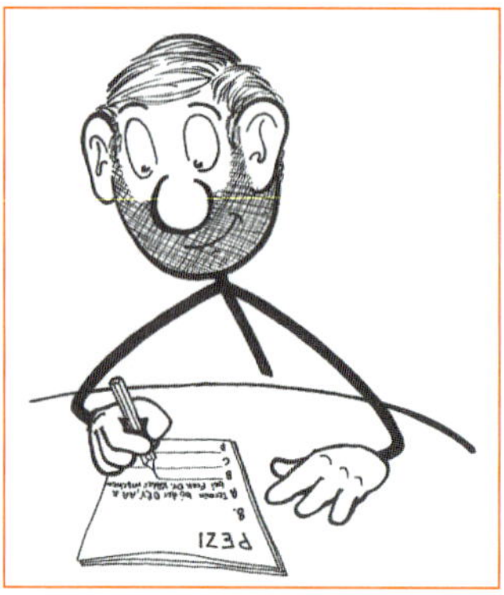

Abb. 34: Herr Traubert notiert Schritte

Die ersten Schritte schreibt er zügig unter Punkt 8 auf: „A: Termin bei der DRV, bei der AA und bei Frau Dr. Köhler machen, um Informationen zur Erwerbsminderungsrente zu bekommen, B: In der Ergotherapie meine Möglichkeiten und Grenzen bezogen auf die Belastbarkeit erforschen, C: Üben, wertschätzend und verständlich zu sprechen, um vernünftig mit Herrn Dr. Manuscheck reden zu können." Mit Datum und Unterschrift schließt Herr Traubert seine zweite Zielvereinbarung ab.

7.8 Zusammenfassung: Den Zielvertrag vereinbaren

An Herrn Trauberts Beispiel wird Ihnen deutlich, dass alleiniges Formulieren des SMART-Zieles oftmals nicht reicht. Es macht Sinn, die Psychodynamik beim methodischen Vorgehen zu berücksichtigen und sorgfältig Ihren Klienten alle Vertragspunkte erarbeiten zu lassen. Wir fassen das PEZI als Prozessinstrument auf, bei dem der Klient im Tun psychisch-funktionelle Ergotherapie erlebt. Er lernt neue Fähigkeiten und Fertigkeiten, die er neopsychisch verarbeitet und integriert. Das neu gebildete Schema kann Ihr Klient zukünftig immer dann abrufen, wenn wieder mal eine Veränderung bei ihm ansteht.

8 Ergotherapie vertragsbasiert umsetzen

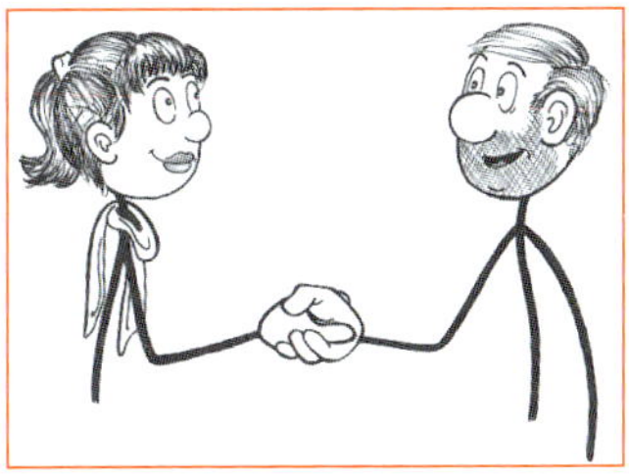

Abb. 35: Vertragsabschluss

Wie Sie richtig vermuten, liegt der Vorteil der vertragsbasierten Ergotherapie darin, dass beide Partner zu jeder Zeit Klarheit darüber besitzen, woran gearbeitet wird und wer für was zuständig ist. Der Klient weiß genau, weshalb er bestimmte Aktivitäten ausführen will oder muss, um sein Ziel zu erreichen. Er übernimmt Verantwortung für seine Ergotherapie und ist sich auch bewusst darüber, mit welchen „Sabotagemechanismen" er sich selbst behindert. Die Ergotherapeutin ist sich ihrer eigenen Motive und Bestrebungen bewusst. Aufmerksam aus der Erwachsenenrolle heraus unterstützt sie den Klienten realistisch und nur in dem Maße, wie es entsprechend seiner Einschränkung notwendig ist. Bestrebungen „retten" zu wollen werden so vermieden und die Autonomie des Klienten gefördert.

In diesem Kapitel lesen Sie, wie Herr Traubert schrittweise autonomer wird, sich gesünder betätigt und mit welchen kreativen Interventionen Frau Hofmann seinen Entwicklungsprozess unterstützt.

8.1 Herr Traubert arbeitet zielgerichtet

Nach der Begrüßung zur **15. Einheit** setzt sich Herr Traubert, um wie in jeder Behandlungsstunde mit einer kurzen Atemübung, die Frau Hofmann anleitet, zu beginnen. Ihm gelingt es immer besser, ohne zu bewerten oder gedanklich abzuschweifen, seinen Atem zu beobachten. Anschließend berichtet er etwa sieben Minuten, was seit dem letzten Termin geschehen ist (Eingangsreflexion).

Danach arbeitet Herr Traubert an seinem ersten Ziel: „Ich will ab heute bewusst, wertschätzend und verständlich mit Elisabeth Alltagsthemen besprechen." Frau Hofmann nutzt dafür das Kommunikationsmodell, das sie ihm kurz erklärt. Nun leitet sie Herrn Traubert an, sich an eine konkrete Gesprächssituation mit Elisabeth zu erinnern. Er schildert eine typische Situation, bei der es um die zeitliche Absprache ging, wann sie miteinander ihren finanziellen Haushaltsplan besprechen wollen.

Anhand dieses Beispiels leitet sie Herrn Traubert an, die Transaktionen und die Gesprächsdynamik zu analysieren (→ *Kap. 12.2*). Ihm wird dabei nach und nach bewusst, wie er trotzig rebellisch Elisabeth „auflaufen" lässt, indem er ausweichend auf ihre Fragen antwortet, schweigt oder das Thema wechselt. Die grafische Darstellung hilft ihm zu verstehen, weshalb er sich von Elisabeth elterlich behandelt fühlt. Ebenso versteht er nun, weshalb er im Gesprächsverlauf die Rolle wechselt und um sich „besser zu fühlen" Elisabeth „von oben herab" behandelt.

Schnell möchte er wissen, „wie es richtig ist“ und was er tun muss. Frau Hofmann möchte keinen Rat geben, sondern wirkt darauf hin, dass er selbst auf die Idee kommt. Aus diesem Grund bittet sie ihn, sich seiner intrinsischen Motivation bewusst zu werden. Schritt für Schritt schauen sie sich den Gesprächsverlauf an. Dabei erkennt Herr Traubert, dass er schon zu Beginn in den Widerstand geht, und zwar in dem Moment, wenn Elisabeth ihn fragt, wann sie über den Haushaltsplan sprechen können. Er hört nämlich: „Du vertrödelst die Zeit“ und hat Angst, dass sie ihn kritisiert, weil er Geld für Alkohol und Lottospiel ausgibt.

Ihm wird klar, dass er wie ein kleiner Junge, der sich ertappt fühlt, handelt und auch genauso kommuniziert. Elisabeth empfindet er dann als übermächtig und sich selbst ohnmächtig, weshalb er anfängt zu kämpfen, obwohl es nichts zu bekämpfen gibt. Er notiert sich die Erkenntnis neben der Grafik und bemerkt: „Ich bin da irgendwie in einem falschen Film.“ Frau Hofmann bestätigt seine Erkenntnis, indem sie sagt: „Es scheint ein Film aus Ihrer Kindheit zu sein. Ich denke, es ist gut, wenn Sie das Thema in der Psychotherapie bearbeiten. Offenbar sehen Sie in Elisabeth jemanden, der ihnen etwas vorschreibt, ähnlich einer Mutter.“

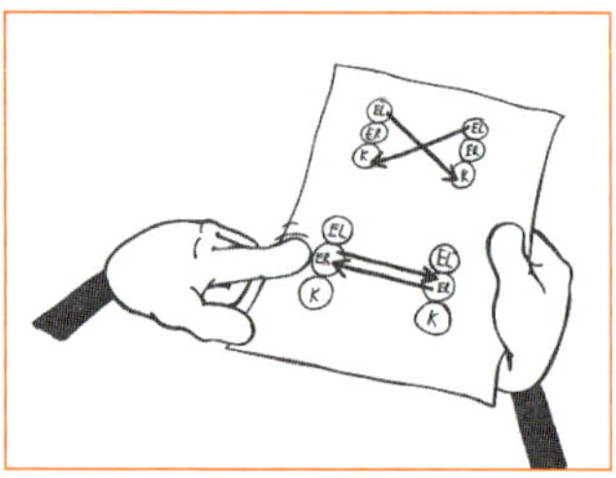

Abb. 36: Herrn Trauberts Transaktionen

In der weiteren Auseinandersetzung findet Herr Traubert eine bessere Lösung als das bisherige Verhalten. Anstelle sich „groß zu machen“ und Elisabeth in elterlicher Manier wiederum „ihre Fehler vorzuhalten“, zeigt Herr Traubert nun abwechselnd auf die mittleren Kreise der beiden Erwachsenenrollen und sagt: „Hier müssen wir miteinander reden. ... Ich muss mir bewusst sagen, Elisabeth will mir nichts Böses. Sie will nur Klarheit darüber, wann wir das Thema besprechen.“

Frau Hofmann bittet Herrn Traubert, auf einem neuen DIN-A4-Blatt eine wertschätzende und verständliche Gesprächssituation zum Thema Haushaltsplan zu skizzieren. Er zeichnet das Kommunikationsmodell und eine Tabelle. Zuerst spricht er den Text einer Transaktion aus und reflektiert mit Frau Hofmann die Wirkung. Ist die Formulierung klar, verständlich und wertschätzend, schreibt er den simulierten Dialog in die Tabelle (→ *Abb. 37*).

Elisabeth	Markus
Ich möchte mit dir unseren Haushaltsplan besprechen. →	*Ja, ich habe mir auch schon Gedanken dazu gemacht.*
Welche denn? →	*Wir könnten wieder ein Haushaltsbuch führen, wie früher.*
Das ist eine gute Idee. Dann können wir festlegen, wie viel wir für Lebensmittel und andere Dinge ausgeben. →	*Genau, ein Budget.*
Würdest du bitte eine Excel-Tabelle dafür erstellen? →	*Ja, das mache ich.*
...	...

Abb. 37: Herrn Trauberts ER-Dialog

Herr Traubert stellt fest, dass ihm das Aussprechen und Ausformulieren hilft: „Das ist gut, da weiß ich wenigstens, wie ich es richtig mache."

H: „Ich merk' schon, Ihnen gefällt, sich ganz praktisch Lösungen zu erarbeiten."
T: „Ja."

Nun ist ein guter Zeitpunkt, um ein Therapietagebuch einzuführen. Herrn Trauberts Aufmerksamkeit ist durch das aktuelle Dialogbeispiel gerade positiv aufgeladen. Das wird helfen, das Tagebuch als hilfreiches Instrument anzunehmen und zukünftig zu nutzen.

Frau Hofmann holt drei Mappen aus dem Schrank und sagt: „Dieser Dialog ist wertvoll für Sie. Ich denke, den können Sie sich aufbewahren. ... Ich möchte Ihnen eine Mappe schenken. Welche gefällt Ihnen?" (Hält ihm eine rote, blaue und grüne Mappe hin). Herr Traubert nimmt die grüne mit den Worten „Grün wie die Hoffnung".

8.1.1 Erklärfix: Therapietagebuch

Ein wichtiges Prinzip im PsychErgo-Konzept ist, dass Klienten lernen Themen zu „konservieren". Häufig haben stark belastete Klienten viele Themen und sind ständig von etwas angetriggert. Das führt oftmals dazu, dass sie von einem Thema zum anderen springen und aus ihrem hilflosen Muster keinen Ausweg finden. Selbst positive Erkenntnisse und Erlebnisse gehen darin schnell verloren. Ein Therapietagebuch kann helfen, Ordnung in das Chaos zu bringen.

Wir empfehlen dem Klienten, das Buch von zwei Seiten zu nutzen, also von vorne und von hinten zu schreiben. Von der einen Seite her soll er nur die noch zu bearbeitenden Themen, Erinnerungen an frühere schmerzhafte Betätigungserfahrungen oder Beziehungssituationen schreiben. Von der anderen Seite soll er die neuen positiven Erfahrungen, Erkenntnisse aus der Therapie und Entscheidungen für gesundes Betätigungsverhalten notieren.

Die „negative" Seite des Buches dient ausschließlich dem Notieren der Probleme, sie wird nur zusammen mit der Ergotherapeutin gelesen und bearbeitet. Psychologisch wird so den unerledigten Dingen ein Platz gegeben und sie müssen nicht weiter im Kopf des Klienten bewegt werden. Er lernt Probleme zu „konservieren" und auf den Zeitpunkt zu vertrauen, an dem er sie bearbeiten kann, zum Beispiel in der Psychotherapie.

Die positiven Aspekte, Erkenntnisse und Entscheidungen dürfen immer wieder gelesen werden. Dadurch soll das Erwachsenen-Ich angeregt bleiben, im Hier und Jetzt wiederholt gute neue Betätigungserfahrungen zu sammeln, um realitätsangemessenes Denken, Fühlen und Handeln zu verstärken.

Der Klient kann das Therapietagebuch auch in der Psychotherapie weiterführen, sodass tiefgreifende Entscheidungen zur Persönlichkeitsveränderung ebenfalls darin festgehalten werden.

Gerät der Klient in eine Krise, kann er durch Lesen der positiven Notizen wieder Mut und Kraft gewinnen. Die negative beziehungsweise problematische Seite ist selbstverständlich tabu. Das muss den Klienten von Anfang an immer wieder mitgeteilt werden.

Frau Hofmann leitet Herrn Traubert an und er beschriftet seine Mappe von der einen Seite mit „Erkenntnisse" und von der Rückseite mit „Offene Aufgaben". Dann heftet er die Skizze mit dem Kommunikationsmodell und dem Dialog ab. Frau Hofmann bittet ihn, sich auf einem weiteren Blatt den in der zukünftigen Psychotherapie zu klärenden Punkt zu notieren. Er schreibt: „Falscher Film: – fühle mich ertappt, wie ein kleiner Junge, höre ‚du vertrödelst die Zeit' und fühle mich klein."

8.2 Herr Traubert sabotiert sich selbst

In der Eingangsreflexion der **16. Ergotherapieeinheit** erkundigt sich Frau Hofmann, wie der Stand beim Thema „Erwerbsminderungsrente" ist. Herr Traubert hat den Termin bei der Rentenberatung versäumt und erklärt: „Das hatte ich nicht mehr auf dem Radar, dass ich am Montag dahin sollte. Es war so viel zu machen und das Auto hatte ich auch nicht." Frau Hofmann fällt sofort auf, dass er aus der Kindrolle argumentiert und fragt ihn, weshalb er sich rechtfertigt. Er dachte, sie wäre „sauer" und er „bekäme eins auf den Deckel". Sie fragt weiter: „Wer denkt da gerade?" Herr Traubert muss schmunzeln und sagt: „Ach ja, jetzt merk ich es auch, der Kleine hat die Hosen voll."

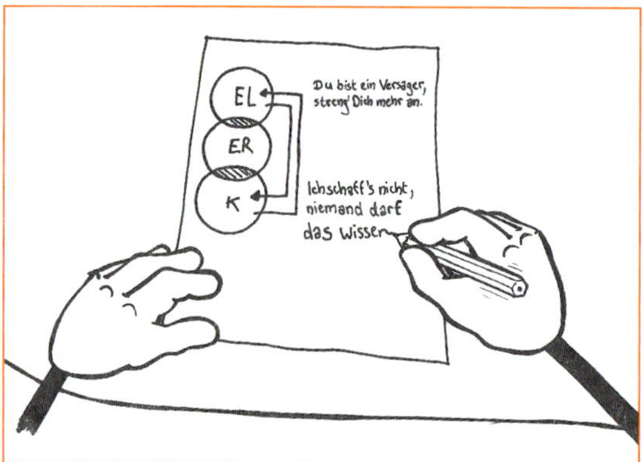

Abb. 38: Herrn Trauberts innerer Dialog

Frau Hofmann fragt, ob es ihn interessiere, wie es zum Versäumen des Termins kam, da er sonst Termine verlässlich einhalte. Herr Traubert bekundet sein Interesse und beginnt auch gleich mit der Analyse. Ihm fällt auf, dass er diesen Termin nicht in sein Terminbuch geschrieben hatte, und wundert sich darüber. Frau Hofmann bittet ihn, sich seinen inneren Dialog in Bezug auf die Frühberentung bewusst zu machen und auf einem Blatt Papier mit dem Ich-Zustands-Modell darzustellen (→ *Abb. 38*).

Dabei wird ihm deutlich, dass sein Vater-Introjekt nicht mit der Option Erwerbsminderungsrente einverstanden ist: „Stell dich nicht so an. Du brauchst keine Hilfe. Willst du als Versager dastehen?"

Herr Traubert notiert sich in sein zweites PEZI ergänzend zum 7. Punkt „Sabotagemechanismen": „Wenn ich mir den Termin nicht in den Kalender schreibe.", „Wenn ich mich vom Konzept meines Vaters, alles aus eigener Kraft schaffen zu müssen, beeinflussen lasse." und „Wenn ich mich von meiner alten Überzeugung, keine Hilfe zu brauchen und mich nur richtig anstrengen zu müssen, leiten lasse."

Er bestätigt für sich sein Ziel: „Ich will bis zum 15.08.2019 eine Entscheidung treffen, ob ich als Laborleiter weiterarbeiten will oder ob ich diese Position aufgeben will und auch, wie viele Wochenarbeitsstunden ich als CTA dann arbeiten will. Dazu informiere ich mich bei der Deutschen Rentenversicherung und bei der Agentur für Arbeit, welche Unterstützungsmöglichkeiten es gibt." Außerdem trägt er sich den neuen Rentenberatungstermin am Freitag dieser Woche direkt in sein Terminbuch ein.

8.2.1 Erklärfix: Sabotage bei der Zielbearbeitung

Obwohl eine Zieldefinition nach SMART vorliegt und der Klient hoch motiviert an die Zielbearbeitung gegangen ist, kommt es vor, dass scheinbar „äußere Faktoren" oder „persönliches Unvermögen" den Klienten von der Zielerreichung „abhalten". Oberflächlich betrachtet „kann der Klient nichts dafür", dass er in letzter Zeit häufiger erkältet ist und Kopfschmerzen hat oder dass er „ständig auf Anfragen seiner Sportfreunde reagieren muss" und deshalb nicht konsequent an der Zielbearbeitung „bleiben kann".

Bei genauer Betrachtung zeigen sich alte Muster der Prokrastination (Vor-sich-Herschieben von Aufgaben) oder der Ablenkung mit Themen, die leichter fallen. Interessant wird es, wenn wir die Problematik dann mit Blick auf die Ich-Zustände betrachten. Häufig gibt es im „inneren Team" einen oder mehrere Ich-Zustände, die den Veränderungsprozess nicht unterstützen oder gar behindern. Das kann daran liegen, dass ein Kind-Ich bei Zielerreichung „nicht mehr in den Tag hineinleben kann" oder ein Eltern-Ich-Introjekt als „Ratgeber und Handlungsbestimmer" überflüssig wird, weil der Klient sein Erwachsenen-Ich nutzt, um realitätsangemessene Entscheidungen in seinem Alltag zu treffen.

Es ist demzufolge wichtig, dass der Klient sich seiner unbewussten Sabotagemechanismen bewusst wird, Umwelteinflüsse richtig einschätzt, die Prioritäten klar setzt und alle seine Fähig- und Fertigkeiten nutzt, um Lösungen umzusetzen.

8.3 Zweites Angehörigengespräch

Herr und Frau Traubert berichten von den ersten drei Einheiten Paartherapie. Beide haben sich für einen Neuanfang in ihrer Beziehung entschlossen. Die Paartherapeutin, eine Gestalttherapeutin mit Zusatzausbildung in Systemischer Familientherapie, hat die von Frau Hofmann im ersten Angehörigengespräch empfohlene Gewaltfreie Kommunikation aufgegriffen. Die Trauberts bekamen von ihr eine Anleitung und üben nun regelmäßig miteinander wertschätzend und konstruktiv zu kommunizieren. Sie haben sich auf einen gemeinsamen wöchentlichen Termin am Samstag geeinigt, an dem sie im Zwiegespräch lernen, dem jeweils anderen zuzuhören. Des

Weiteren haben sie jede Woche montagabends einen Planungstermin, an dem sie die Aufgaben der Woche absprechen.

Für die Klärung der Paarbeziehung ist eine gute Basis geschaffen, sodass Frau Hofmann sich auf die Behandlung der Funktionsstörungen durch die Depression sowie die Betätigungsziele konzentrieren kann. Herr Traubert hat durch die Arbeit mit den Ich-Zustands-, Rollen- und Kommunikationsmodellen Klarheit gewonnen, was Frau Hofmann jetzt nutzen will. Sie fragt Herrn Traubert, ob er offen über Therapieinhalte sprechen möchte und ihre Schweigepflicht gegenüber Elisabeth aufheben möchte. Er stimmt zu.

Frau Hofmann bindet Elisabeth Traubert in die Ergotherapie in der Form ein, dass sie mit ihr unterstützende Handlungen vereinbart. Zum Beispiel erarbeitet sich Elisabeth den Hilfssatz: „Was genau möchtest du mir damit sagen?", für den Fall, dass Markus tangential oder blockierend kommuniziert (→ *Kap. 15, S. 246–247*). Sie probieren im aktuellen Gespräch diese Strategie aus und Herr Traubert nimmt seine Reaktion wahr, wenn er diesen Satz hört. Er bemerkt die Stimulierung seines Erwachsenen-Ichs und stimmt dem Vorgehen mit: „Das hilft mir!" zu.

Frau Hofmann bittet Markus Traubert als Nächstes, seiner Frau den intrapsychischen Prozess und sein daraus resultierendes Verhalten zu erläutern. Anhand der Skizzen aus den letzten beiden Einheiten erklärt er, was er automatisiert denkt, fühlt und wie er dann Elisabeth „auflaufen" lässt. Dann berichtet er von der neu gelernten Strategie, sein „inneres Team" in den Blick zu nehmen und sich dann zu fragen: „Was will ich jetzt wirklich?" Elisabeth erkennt den Nutzen des Hilfssatzes auch dahin gehend, dass er ihr hilft, nicht von der Elternrolle in eine überforderte Kindrolle zu wechseln. Das Gespräch entwickelt sich positiv weiter, sodass beide auf Augenhöhe miteinander reden.

Zum Abschluss dieses Treffens lädt Frau Hofmann Herrn und Frau Traubert ein, sich bewusst zu machen, wie es sich anfühlt von Erwachsenenrolle zu Erwachsenenrolle miteinander zu reden. Frau Traubert sagt: „Ich fühle mich ernst genommen und irgendwie entspannt." Herr Traubert sagt: „Mir geht es besser, fühl mich nicht klein." Frau Hofmann hakt nach, denn ihr ist wichtig, dass er die positive Veränderung bewusst wahrnimmt und formuliert.

H: „Was genau spüren Sie?"
T: „Mhm, ... irgendwie sicher und stark."
H: „Sie fühlen sich sicher und stark, wenn Sie erwachsen kommunizieren."

Frau Hofmann paraphrasiert und verbindet die Gefühlsaussage mit der Handlungsbeschreibung als Verstärkung. Dabei schaut sie Herrn Traubert mit einem zufriedenen Lächeln direkt in die Augen. Er schaut direkt zurück, mit etwas Stolz in seinem Blick.

8.4 Herrn Trauberts Gesprächshandlungen

In der **18. Behandlungseinheit** setzt Herr Traubert sich mit seinem Kommunikationsverhalten auseinander. Mithilfe der transaktionalen Modelle der Ich-Rollen und Ich-Zustände lernt Herr Traubert seine Gesprächshandlung in Verbindung zu seinen intrinsischen Motiven bewusst wahrzunehmen. Er notiert sich nach einer Gesprächssituation mit einer Person seines Alltags den Beginn, Verlauf und das Ende. Die Notizen bringt er zur Ergotherapie mit, reflektiert die Motive der verschiedenen Ich-Zustände und erarbeitet sich angemessene Handlungsweisen für ähnliche Gespräche.

Die grafischen Darstellungen seiner Transaktionen helfen ihm zu verstehen, dass er im Kontakt mit anderen Menschen bevorzugt aus der Elternrolle kommuniziert. Wenn er mit seinem Vorgesetzten spricht, nimmt er dagegen oftmals eine Kindrolle ein und sagt schnell Ja. Ist er mit Kollegen zusammen, dann wettert er gegen den Chef aus einer kindlich trotzigen Rolle oder aus einer besserwisserischen Elternrolle heraus.

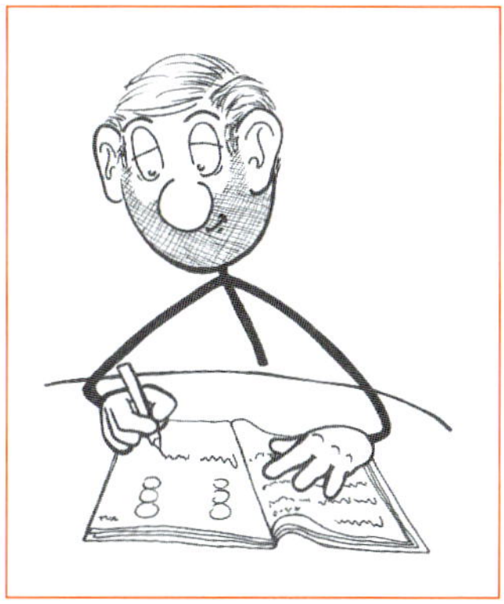

Abb. 39: Notiz ins Therapietagebuch

In diesem Prozess werden ihm auch Situationen als Kind in der Schule und im Elternhaus bewusst, die entscheidend für die Skriptbildung waren. Diese Erkenntnisse notiert Herr Traubert in sein Therapietagebuch, um die Inhalte später in der Psychotherapie grundlegend bearbeiten und seine Psyche durch Alternativen, wie es damals richtig gewesen wäre, ausbalancieren zu können. Bewusstwerden und zeitlich zuzuordnen hat bereits eine heilende Wirkung. Trotzdem ist die tiefenpsychologische Aufarbeitung notwendig, damit die unerledigten Dinge zukünftig nicht mehr die heutige Alltagsbewältigung beeinflussen.

8.5 Herr Traubert entscheidet sich für die Teil-EU-Rente

Herr Traubert bringt zur **19. Einheit** eine neue Ergotherapieverordnung mit und berichtet vom gestrigen Gespräch mit seiner Psychiaterin. Aufgrund der Chronifizierung der Depression sei sie auch der Meinung, dass es ein guter Kompromiss wäre, mit einer Teil-Erwerbsminderungsrente den Druck herauszunehmen und gleichzeitig einen angemessenen Wiedereinstieg in den Beruf zu ermöglichen. Außerdem empfahl sie, den Antrag auf Schwerbehinderteneignung zu stellen, da Herr Traubert bei Anerkennung weitere Unterstützungsmöglichkeiten bekommen kann. Diesen Antrag schickte er bereits gestern an das Versorgungsamt.

Herr Traubert zeigt sich überrascht, dass Frau Dr. Köhler diesen Weg unterstützt, dachte er doch immer, sie wolle nur, dass er „schnellstmöglich wieder arbeiten gehe". Die Rentenberaterin hat ihm „auch Mut gemacht" und er denkt jetzt, „es ist gar nicht so schlimm". Er ist nun entschlossen, den Antrag zu stellen. Seine Ärztin gab ihm den Auftrag, den Selbsteinschätzungsbogen zur Feststellung der Erwerbsminderung auszufüllen und ihn ihr am Freitag in die offene Sprechstunde mitzubringen.

8.5.1 Erklärfix: Rente wegen teilweiser Erwerbsminderung

Kann ein Arbeitnehmer wegen Krankheit oder Behinderung nur noch eine Teilzeitbeschäftigung mit einer täglichen Stundenzahl von mindestens 3 bis maximal 6 Stunden ausüben, zahlt die Deutsche Rentenversicherung (DRV) eine Rente wegen teilweiser Erwerbsminderung. Die Berechtigung dazu wird anhand ärztlicher Unterlagen und weiterer Gutachten geprüft. Die Rente ergänzt dann die Einkünfte aus einer Teilzeitbeschäftigung. Die Hinzuverdienstgrenze wird individuell ermittelt. Die Rente wegen teilweiser Erwerbsminderung ist halb so hoch wie die Rente wegen voller Erwerbsminderung.

Herr Traubert fragt sich, was er in den Selbsteinschätzungsbogen schreiben soll, und zeigt sich hilflos. Frau Hofmann nutzt die Gelegenheit, um an diesem alltagspraktischen Beispiel seine Kommunikationsfähigkeit und Eigenverantwortung weiter zu trainieren. Sie bittet Herrn Traubert, frei über seine Krankengeschichte zu berichten, und schlägt vor, dass er sie mit seinem Handy aufzeichnet.

Herr Traubert willigt nach anfänglichem Zögern ein und erzählt vom Beginn seiner Erkrankung, über den Verlauf der Reha und wie es ihm jetzt geht. Anschließend macht er sich Notizen über das, was er erinnert. An den Punkten, an denen er unsicher ist, hört er die Tonaufzeichnung und schreibt weiter. Herr Traubert ist überrascht, wie seine Stimme klingt, und schämt sich etwas. Frau Hofmann informiert ihn, dass es normal sei und es anderen Menschen ebenso gehe, wenn sie sich zum ersten Mal hören. Sie bittet ihn, das Medium als Hilfe zu nutzen und sich vorerst auf den Inhalt zu konzentrieren. Zum Ende der Stunde hält Herr Traubert eine stichpunktartige Beschreibung seiner Krankheitsgeschichte und seines momentanen Zustands in den Händen.

Frau Hofmann fragt ihn, wann er den Text für den Selbsteinschätzungsbogen ausformulieren möchte. Er will es noch am gleichen Nachmittag zwischen 14:30 und 16:00 Uhr erledigen. Dieser weiche Vertrag ist wichtig, damit er zu Hause nicht in sein Hilflosmuster versinkt. Er muss sein Erwachsenen-Ich aktivieren und eigenverantwortlich die Aktivitäten (Bogen ausfüllen und anschließend abgeben) umsetzen.

8.6 Herr Traubert verbessert seine Kommunikation

In der darauf folgenden **20. Einheit** stellt ihm Frau Hofmann die Frage, ob er den Selbsteinschätzungsbogen zur Feststellung der Erwerbsminderung ausgefüllt hat. Herr Traubert antwortet ausschweifend: „Der Mario hat mir ein Ohr abgekaut wegen der Mülltonnen, die würden stinken. Kann nix dafür, dass der seinen Freisitz dahin gemacht hat. (zornig): Hab' gesagt, stell deine Tonnen auch zu meinen hin, da flippt der aus. Erzählt Märchen, ich hätte ihn nicht gefragt, dabei ist der Müllplatz von Anfang an da. So ein Spinner! ... (kleinlaut, mit gesenktem Blick): Hab''nen Besen nach ihm geworfen." (Schamesröte im Gesicht).

H: „Wer ist Mario?"
T: „Der Nachbar, ... hat immer was zu nörgeln."
H: „Sie hatten Streit mit Ihrem Nachbarn wegen des Mülltonnenplatzes."
T: „Jaah, ..." (schaut genervt).

Frau Hofmann vermutet eine Ausrede wegen des Selbsteinschätzungsbogens, möchte jedoch, dass Herr Traubert sein Erwachsenen-Ich mit Energie besetzt, deshalb geht sie nicht auf die Details des Konfliktes ein.

H: „Ich verstehe nicht, weshalb Sie mir das jetzt erzählen? Ich habe Sie nach dem Selbsteinschätzungsbogen gefragt!"
T: „Der Mario ist schuld ... hat mich abgehalten, ... den Bogen auszufüllen und überhaupt, ... der Tag war für mich gelaufen."

Herr Traubert berichtet nun mit ruhiger Stimme weiter, dass er dann am Donnerstagabend den Selbsteinschätzungsbogen ausgefüllt und letzten Freitag bei seiner Ärztin abgegeben hat. Dann öffnet er seine Tasche und sagt: „Da hab' ich für Sie eine Kopie." Frau Hofmann verstärkt das gezeigte Verhalten mit den Worten: „Gut, dass Sie sich aktiviert haben und den Bogen ausgefüllt und abgegeben haben!"

Frau Hofmann möchte, dass Herr Traubert lernt, seine passive Haltung aufzugeben und verantwortungsvoll zu handeln. Sie gibt ihm die Kopie zurück und sagt: „Mir ist wichtig, dass Sie bewusst Ihre Darstellung vorlesen und dabei wahrnehmen, wie Sie sich fühlen." Herr Traubert zögert etwas, liest dann aber vor.

Frau Hofmann hört aufmerksam zu und beobachtet seine Körpersprache. Sobald seine Mimik oder der Klang seiner Stimme sich ändern, bittet sie ihn, nachzuspüren. Herr Traubert bemerkt, als er die Stelle über Angst vor der Rückkehr an den Arbeitsplatz vorliest, dass er feuchte Hände bekommt und sein Herz „bis zum Hals klopft". An der Stelle, an der er seine Erwartungen an die Rehabilitation formuliert, bemerkt er, dass er mit erhobenem Kopf laut spricht und die linke Hand mit ausgestrecktem Zeigefinger im Takt auf und ab bewegt.

Er erkennt, wie seine Gedanken seine Gefühle beeinflussen. Diesen weiteren Fortschritt verstärkt Frau Hofmann, indem sie ihn für seine klare Sprache und den verständlichen Aufbau der Schilderung seiner Krankheitsgeschichte lobt.

Lernt Herr Traubert sich verständlich und auf den Punkt auszudrücken, hat dies eine positive Wirkung auf seine Handlungsfähigkeit. Frau Hofmann weiß, wenn er zuerst darüber nachdenkt, was er will und was nicht, wird er konzentriert Handlungen umsetzen oder – wenn nötig – sich Unterstützung holen.

Am Ende der Behandlungseinheit erzählt Herr Traubert noch, dass seine Ärztin, Frau Dr. Köhler, den Antrag am Montag der Deutschen Rentenversicherung (DRV) zugesendet hat. Bei der Verabschiedung sagt er mit einem zufriedenen Lächeln: „Das war gut, mir geht's besser."

Nach einer kurzen Sequenz des Rückblicks auf die vergangene Woche besprechen Frau Hofmann und er in der **21. Einheit** seine Lebenszusage aus der 6. Behandlungseinheit vor drei Monaten. Herr Traubert hat an den damals geschlossenen Selbstvertrag gedacht und auch die Urkunde mitgebracht. Er bestätigt glaubhaft seinen Lebenswillen und verlängert den Non-Suizid-Vertrag bis zu seinem natürlichen Lebensende. Eine erneute Überprüfung datiert er auf in drei Jahren.

Herr Traubert will seine Kommunikationsfähigkeit weiter verbessern und fragt interessiert: „Wie passiert das nur, dass ich, ohne nachzudenken, einfach drauf los handle? Warum mache ich das?" Frau Hofmann bittet ihn, die in der letzten Stunde geschilderte Konfliktsituation mit seinem Nachbarn Mario zu erinnern. Zuerst lässt sie ihn den Gesprächsverlauf Schritt für Schritt auf einem DIN-A3-Zeichenpapier rekonstruieren. Er notiert auf der linken Hälfte die Dialoge (Transaktionen) zwischen Mario und ihm. Anschließend lässt Frau Hofmann ihn seine Empfindungen in der Konfliktsituation anhand der Transaktionen nachspüren. Das hilft ihm wahrzunehmen, wenn er den Ich-Zustand wechselt. Er spürt nun, wie er sich zu Beginn kindlich hilflos gefühlt hat, als Mario ihm mit einem vorwurfsvollen Unterton sagte, dass die Mülltonnen stinken. Da sich das ungut angefühlt hatte, wechselte er in eine kritisch elterliche Rolle, so wie es sein Vater immer getan hat. Ihm ist jetzt klar, dass es dadurch zur Eskalation kam. Er erkennt, dass er trotzig und wütend den Besen geworfen hat. Trotzig und wütend habe er sich auch als Kind oft verhalten, weil er sich nicht anders zu helfen wusste.

Frau Hofmann schlägt ihm ein „persönliches Forschungsprojekt" vor, das Herr Traubert annimmt. Er erklärt sich bereit, im Alltag darauf zu achten, mit welcher Ich-Rolle er einer anderen Person in verschiedenen Situationen begegnet. Nach einer Begegnung will er bewusst nachspüren und den Ablauf der Situation, seine Empfindungen, Gedanken und Handlungen dabei im Therapietagebuch notieren. Seine Tagebuchnotizen wollen sie in der nächsten Ergotherapieeinheit anschauen und besprechen, in welchem Ich-Zustand er in der jeweiligen Situation war und aus welcher Ich-Rolle er dabei gehandelt hat.

Beim Dokumentieren der Einheit überlegt Frau Hofmann auch, ihm einen zweiten Ergotherapeuten vorzustellen und so Vertretungssituationen vorzubereiten. Der Zeitpunkt erscheint ihr günstig, um die positive Bindungserfahrung mit ihr auf einen männlichen Ergotherapeuten auszuweiten. Sie hofft, damit auch seinen Erfahrungshorizont für wertschätzende Kommunikation zu erweitern.

Zu Beginn der **22. Behandlungseinheit** lernt Herr Traubert den Ergotherapeuten Herrn Estaren kennen. Frau Hofmann stellt ihn als Vertretungstherapeuten vor und kündigt an, dass Herr Estaren in ihren Sommerferien oder falls sie mal krank würde die Vertretung übernimmt. Frau Hofmann verlässt danach den Raum mit den Worten: „Ich muss noch etwas für Sie vorbereiten. ... Sie können sich ja schon miteinander bekannt machen."

Für Frau Hofmann hat diese Situation diagnostischen Wert, um zu erfahren, wie Herr Traubert mit Herrn Estaren interagiert.

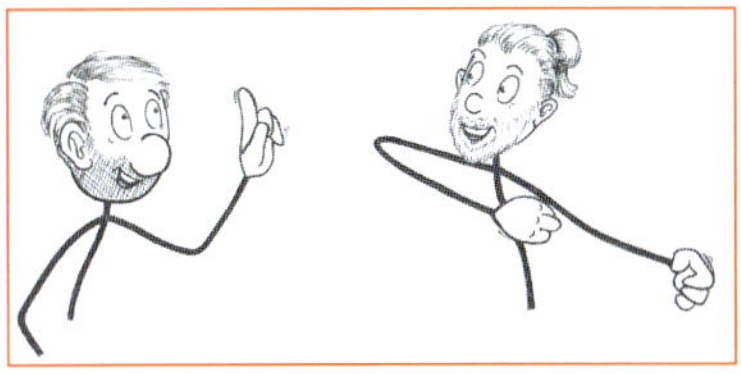

Abb. 40: Herr Traubert und Herr Estaren

Nach 10 Minuten kehrt sie in den Therapieraum zurück und findet die beiden in einem angeregten Gespräch über Sportbögen vereint. Sie denkt: „Das hat ja geklappt, die Beziehungsbasis scheint hergestellt." Nun sprechen sie über die Urlaubsvertretung in den Sommerferien sowie über die Möglichkeit, dass Tag und Zeitpunkt der Termine variieren können. Dann verabschiedet sich Herr Estaren und verlässt den Raum. Frau Hofmann fragt etwas flapsig, ob Herr Traubert mit ihm klarkomme. Herr Traubert sagt: „Der ist in Ordnung, das geht klar. ... (mit leuchtenden Augen): Der kennt sich aus, bei Bögen und so."

Frau Hofmann wiederholt noch mal, um einen Vertrag zu vereinbaren: „Gut, Herr Estaren ist ab sofort Ihr Vertretungstherapeut, wenn ich durch Urlaub oder Krankheit Ihre Behandlung nicht selbst durchführen kann. ... Ist das o.k. für Sie?" Herr Traubert antwortet: „Ja, das ist o.k. ... Aber Sie bleiben meine Therapeutin?"

Das Erwachsenen-Ich hat es akzeptiert, aber Herr Trauberts Kind-Ich bekommt Angst, dass die Bindung gefährdet sein könnte.

Frau Hofmann antwortet aus der fürsorglichen Elternrolle: „Ich bleibe Ihre Bezugstherapeutin." Dann wechselt sie in die Erwachsenenrolle und informiert: „Sicherlich ist es gut für Sie, Ihre Aktivitäten und Handlungsweisen auch mit einem Mann zu besprechen. Vielleicht erarbeiten Sie sich pfiffige Strategien, um Ihre Ziele zu erreichen."

Der Hinweis auf „pfiffige Strategien" soll sein freies Kind-Ich aktivieren. Wenn Veränderung des Betätigungsverhalten Spaß macht, dann ist es auch leichter, destruktive Haltungen, Gewohnheiten und Denkmuster zu überwinden.

8.6.1 Erklärfix: Zwei Therapeuten Modell

Die Beziehungsstabilität ist in der Ergotherapie für Menschen mit psychischen Störungen sehr wichtig, insbesondere bei denen, wo ursächlich eine Störung der Bindung in der frühen Kindheit angenommen werden muss. Jede Ergotherapeutin braucht mal Urlaub und manchmal ist sie auch krank. Ausgehend von der Annahme, dass Klienten frühkindliche Erwartungen auf die Ergotherapeutin übertragen und im Rahmen ihrer Behandlung neue gesunde Beziehungserfahrungen machen, die positive Wirkung auf ihre Gesundung haben, ist es verständlich, von Anfang an dafür zu sorgen, dass es keine Beziehungsabbrüche gibt. Von außen ist immer schwer zu beurteilen, wie ein Klient intrapsychisch eine Situation „von verlassen werden" ver-

arbeitet. Es kann sein, dass die Ähnlichkeit der aktuellen Situation eine frühkindliche Schlüsselkonstellation antriggert und der Klient eine Retraumatisierung erfährt (→ *Kap. 11.3.1*). Das wollen wir vermeiden, da es die neuen guten Erfahrungen zunichtemachen kann.
Wir führen schon früh in der Behandlung eine zweite Ergotherapeutin ein, damit der Klient weiß, wer für ihn da ist, falls die Bezugstherapeutin ausfällt. Der Klient bekommt so ein Gefühl, wirklich wichtig zu sein und nicht „alleine gelassen zu werden". Die Vertretungstherapeutin wird regelmäßig über den Therapieverlauf informiert, wodurch Sie die Behandlung zu jeder Zeit zielgerichtet fortführen kann.

Zehn Minuten vor Ende der Stunde holt Herr Traubert kleinlaut mit den Worten „da hab' ich noch was" einen Brief aus der Tasche und reicht ihn mit ausgestrecktem Arm an Frau Hofmann. Sie fragt, was drinsteht, und nimmt den Brief nicht an, wohlwissend, dass die Behandlungszeit für heute gleich vorbei ist. Herr Traubert sagt: „Ich soll zum BEM-Gespräch (Betriebliches-Eingliederungsmanagement-Gespräch) kommen, nächsten Montag". Er schaut dabei mit nach links geneigtem Kopf von unten nach oben Frau Hofmann an.

Frau Hofmann spürt, dass sie ärgerlich wird, weil Herr Traubert mit so einer wichtigen Nachricht erst zum Ende der Einheit kommt und sie damit in Schwierigkeiten bringt, zumal er den Brief schon vor längerer Zeit erhalten hatte. Sie überlegt, wenn sie das Thema jetzt noch angeht, dann wird sie überziehen und der nachfolgende Klient muss warten. Weist sie es ab, dann besteht die Gefahr, dass Herr Traubert aus seiner kindlichen Überforderung heraus irgendetwas Dummes macht, was die zukünftige Wiedereingliederung erschweren könnte. Sie entscheidet sich, nicht zu überziehen und ihm stattdessen eine alternative Möglichkeit anzubieten. Obwohl sie es wichtig findet, dass er sein passiv-aggressives Verhalten versteht, will sie das heute nicht ansprechen. Sie vergegenwärtigt sich ihre o.k.-o.k. Position und bemüht sich sachlich zu sprechen.

Sie sagt ihm: „Jetzt haben wir keine Zeit mehr, um dieses für Sie wichtige BEM-Gespräch vorzubereiten. Was ich Ihnen anbieten kann, ist, dass Sie, falls morgen oder übermorgen ein Klient absagt, einen zusätzlichen Termin bekommen können. Möchten Sie das?"

Herr Traubert wippt unruhig auf seinem Stuhl hin und her: „Nee, hab' denen gestern einen Brief geschrieben, dass ich noch nicht gesund bin."

Sie spürt wieder Ärger hochkommen. Denkt aber, auch wenn es nach Vermeidung aussieht, ist er zumindest selbst aktiv geworden.

Sie antwortet: „Gut, dann haben Sie schon gehandelt und Zeit gewonnen. ... Schließen wir für heute ab und sprechen Sie das Thema beim nächsten Mal an."

8.7 Professionelles Reasoning in der Supervision

Einmal im Monat erhält das Team der Ergotherapiepraxis Neumann eine zweistündige Team- und Klienten-Supervision. Frau Hofmann bringt die Behandlung von Herrn Traubert mit der pragmatischen Fragestellung ein: „Wie kann ich ihn unterstützen, die Wiedereingliederung vorzubereiten?“ Anlass für ihre Frage sei sein Verhalten bezüglich der Einladung zum Betrieblichen-Eingliederungsmanagement-Gespräch (BEM) in der 22. Einheit.

Die Supervisorin hört in Ruhe an, wie Frau Hofmann Herrn Traubert erlebt und wie häufig sie sich eingeladen fühlt, in eine fürsorgliche oder kritische Elternrolle zu gehen. Anschließend äußert sie: „Ich habe den Eindruck, Sie haben einen guten Kontakt zu Herrn Traubert und er vertraut Ihnen. Das ist eine gute Basis. ... Ich stimme Ihnen zu, dass es sich bei Ihren ärgerlichen Reaktionen um eine komplementäre Gegenübertragung handelt, jedoch auch eigene Themen mitschwingen. Was denken Sie, worauf Sie im Kontakt mit ihm besonders achten müssen?“ Da Frau Hofmann sich gut kennt, weiß sie, dass „ihr Mutterherz“ bei hilfsbedürftig erscheinenden Personen „schnell anspringt“. Ebenso kennt sie ihre Antreiber „Sei perfekt!“ und „Mach's (anderen) recht!“, die sie verleiten, eine „besonders hilfreiche“ sowie „sehr gute Ergotherapeutin“ sein zu wollen und natürlich auch ihren Klienten „retten zu wollen“. Deshalb neigt sie dazu, schnell aus einer fürsorglichen Elternrolle „alles Unheil“ von ihrem Klienten fernhalten zu wollen. Wenn dieser aber „eigensinnig etwas Dummes tut“, wird sie „ärgerlich“. Beides führt dazu, dass in diesem Fall Herr Traubert in seiner „kindlich hilflosen Position passiv verharrt“, während sie für ihn nach der „optimalen Lösung“ sucht. Um mehr Handlungsfähigkeit zu erlangen und Herrn Traubert in seinem Erwachsenen-Ich zu aktivieren, entscheidet sich Frau Hofmann zu folgendem Vorgehen: „Mir ist klar, dass ich gut für mich sorgen muss, um im Kontakt zu ihm achtsam und aufmerksam zu bleiben. Ich denke, er ist jetzt auch in der Lage, den Schritt vom Fühlen zum Denken zu gehen, ohne dass ich Gefahr laufe, in Machtspiele verwickelt zu werden. Ich werde mich auf meine Hände setzen, um mir spürbar zu verdeutlichen, dass ich nicht handeln muss, sondern er. Das hat mir schon in der Zeit meiner Fortbildung zur PsychErgo-Expertin geholfen! Mein Mentor sagte mir damals: ‚Tempo rausnehmen und den Klienten selbst denken lassen!‘ Das ist hier auch angesagt. Je weniger ich tue, umso mehr ist Herr Traubert eingeladen, aktiv zu werden.“

Weitere Ergebnisse der Supervision sind: Herr Traubert wäre durch eine Teil-Erwerbsminderungsrente finanziell abgesichert und eine Teilhabe am Erwerbsleben wäre mit reduzierter Wochenarbeitszeit erreichbar.

8.7.1 Erklärfix: Supervision und Intervision

Supervision, im Sinne von überblicken oder draufschauen, ist eine Form der Beratung. Das Ziel ist die Reflexion und die Weiterentwicklung des eigenen professionellen Handelns sowie die Sicherung und Verbesserung der Qualität der beruflichen Arbeit. Im Kontext der Ergotherapie werden Supervisionsfragestellungen in Form von Einzel-, Team- und Gruppensupervision bearbeitet. Durch die fachliche Selbstreflexion wird die Supervisandin angeregt, neue Perspektiven zu gewinnen und ihren Bezugsrahmen zu erweitern. Damit erhält sie Rollenklarheit sowie einen größeren Handlungsspielraum, um Herausforderungen zu meistern, aber auch eigene Grenzen zu erkennen, zu akzeptieren und alternative Lösungen zu finden (DGSv, 2023).

Um **Intervision** handelt es sich, wenn ein Team ohne externen Supervisor die Behandlungen von Klienten oder die Team- beziehungsweise Organisationsprozesse bespricht, bearbeitet und Lösungen findet. Professionell gestaltet, mit dem Konzept der kollegialen Beratung, wird die Fragestellung eines Teilnehmers strukturiert und kreativ bearbeitet. Dabei achtet ein Teammitglied in der Rolle der Moderatorin auf ausgewogene Redezeit und wertschätzenden Umgang.

Beide Formen, Supervision und Intervision, sind wichtige Instrumente für das professionelle Reasoning.

Zu Beginn der **23. Einheit** erzählt Herr Traubert auf die Frage, was in der vergangenen Woche passiert sei, dass er mit seiner Frau einen Beratungstermin bei der Bank hatte. Etwas zögerlich berichtet er, dass der zuständige Berater Verständnis für ihre Situation hatte und sie den Hauskredit umschulden können. Er war über die günstigeren Konditionen sogar überrascht, die Konditionen seien sogar günstiger als zuvor, hatte er doch erwartet, „übern Tisch gezogen" zu werden.

Frau Hofmann markiert das Thema mit den Worten: „Sie dachten, Sie müssten kämpfen und es würde anstrengend. … Dabei brauchten Sie nur offen über den finanziellen Engpass zu sprechen! … Das ist interessant!"

Frau Hofmann fragt ihn, ob er sich diese Aktivität genauer anschauen möchte, um seine Kommunikationsfähigkeit weiter zu verbessern. Herr Traubert willigt ein und rekonstruiert mit Papier und Stift den Ablauf der Gesprächssituation.

Während des Aufschreibens wird ihm bewusst, dass „der kleine Junge" Angst hat, als „unfähig mit Geld umzugehen" gesehen zu werden. Er fühle sich dann hilflos und klein, eben nicht o.k., was „nicht auszuhalten" sei. Dann passiere etwas Interessantes. Damit er dieses „scheiß Gefühl" nicht länger aushalten müsse, wechsle er in eine kritische Elternrolle, die er selbst als „der alles im Griff hat" bezeichnet. In dieser Rolle fühle er sich „groß". Ihm sei gleich aufgefallen, dass der Bankberater Elisabeths Telefonnummer mit einem „Zahlendreher" „falsch notiert" habe. Aus der überlegenen Elternrolle falle es ihm leichter zu kontrollieren und zu kritisieren.

In der Reflexion wird ihm deutlich, dass er sich selbst dadurch aufwertet, um sich besser zu fühlen. Gleichzeitig wertet er sein Gegenüber ab. Herr Traubert zeichnet diese Erkenntnis in sein Therapietagebuch und schreibt sein Denken und Fühlen, also seinen inneren Dialog, mit auf.

Frau Hofmann (H) fragt, ob ihm eine andere Situation einfällt, die ähnlich geartet ist.
Herr Traubert (T) denkt nach und sagt: „Ich weiß nicht".
H: „Denken Sie mal an das Ende Ihrer letzten Stunde hier bei mir."

Sie versucht mit dieser Intervention zu erfahren, ob er sich mittlerweile bewusster über sein Handeln beziehungsweise Nicht-Handeln ist und Verantwortung dafür übernimmt. Sie erwartet, dass er das Thema BEM-Gespräch anspricht. Mit den Erkenntnissen der Supervision setzt sie sich auf ihre Hände und lehnt sich zurück.

T: „Mhm, ... ach Sie meinen den Brief von meinem Chef. ... Ja, das ... ähm, ich hatte Angst, dass Sie sauer sind. ... Jetzt krieg ich feuchte Hände."

Da es ihm bewusst ist und er seine Angst fühlt, nutzt sie die Gelegenheit, ihm eine neue erwachsene Erfahrung zu ermöglichen, nämlich eigenverantwortlich zu denken und dabei die Beziehung zu behalten. Sie vermutet, dass er denkt, sie könnte „sauer" gewesen sein, weil er erst zum Schluss der Stunde mit so etwas Wichtigem kam. Um nicht Gefahr zu laufen, in eine fürsorgliche Rolle zu rutschen, stellt sie ihm eine Frage zum Reflektieren.

H: „Worüber?"
T: „Weil ich den Brief geschrieben ... ähm ... und das BEM-Gespräch abgelehnt habe. ... Sie wollen doch auch, dass ich schnell wieder arbeite?"

Da seine Aussage nicht flüssig ist und seine Körpersprache Beteiligung des Kind-Ich vermuten lässt, geht sie von einem getrübten Erwachsenen-Ich aus. Das veranlasst sie, ihm ihre wirklichen Empfindungen in dieser Situation noch nicht mitzuteilen. Auch weil er, anders als sie dachte, das Schreiben des Briefes als Möglichkeit für „sauer sein" denkt. Der brave „Junge", der macht, was man ihm sagt, ist noch zu stark aktiv. Sie möchte aber, dass der erwachsene Mann Verantwortung übernimmt. Sie stellt ihm eine Vertragsfrage.

H: „Herr Traubert, möchten Sie sich dieses Beispiel genauer anschauen?"
T: „Ja, ... ich würde gerne wissen, ob Sie sauer waren."

Die Angst, die Beziehung zu verlieren, treibt ihn an, weshalb er symbiotisch fragt. Frau Hofmann lässt sich jedoch nicht verführen und antwortet aus der Erwachsenenrolle.

H: „Wenn Sie wüssten, ob ich sauer war, was wäre dann anders für Sie?"
T: „Mhm ... ich glaube, dann wüsste ich, dass Sie mich nicht rauswerfen."
H: „Was denken Sie als erwachsener Mann dazu?"
T: „Sie werfen mich nicht raus."
H: „Stimmt. ... Und weiter?"
T: „Ist schon klar, der kleine Junge in mir hat wieder Angst (richtet sich auf und atmet tief durch) ... Sie wollen ja, dass ich was lerne."
H: „Gut, ... spüren Sie, wie Sie sich jetzt fühlen."

T: (atmet tief ein und aus) „Irgendwie groß und … entspannt."
H: „Und was haben Sie gerade gelernt?"
T: „Was habe ich gelernt …? (denkt nach) … Der Kleine hat Angst, dass Sie sauer sind, wenn er etwas macht, … weil er denkt, das war verkehrt, was er gemacht hat."
H: „So denkt der Ich-Anteil von früher. … Nun sind Sie heute ein erwachsener Mann, der weiß, was er tut!"

Mit dieser Intervention möchte Frau Hofmann eine Neuprogrammierung seiner Entscheidungs- und damit Handlungsfähigkeit anbahnen.

T: „Ja, genau! Ich weiß, dass ich für ein BEM-Gespräch noch nicht bereit bin. Das würde mich überfordern."
H: „Was brauchen Sie, damit Sie für solch ein Gespräch bereit wären?"
T: „Ich muss wissen, wie ich mit denen reden und mich vertreten kann."
H: „An was genau denken Sie?"
T: „Ich muss eine Entscheidung treffen, ob ich als Laborleiter weiterarbeiten will und wie viele Stunden pro Woche."
H: „Angenommen Sie hätten die Entscheidung getroffen, wie würden Sie in ein BEM-Gespräch gehen?"
T: „Mit erhobenem Haupt, nicht wie ein Loser."
H: „Wie fühlt sich das an?"
T: „Irgendwie selbstbewusst, stark."
H: „Selbstbewusst, das trifft es gut, … Sie sind sich Ihrer-Selbst-Bewusst, was Sie leisten können und was nicht. … Und was denken Sie dann?"
T: „Die Verantwortung als Laborleiter ist zu viel und ich kann nur halbtags arbeiten. Es geht gesundheitsbedingt nicht mehr anders."
H: „Das klingt sehr überlegt und realistisch."
T: „Ja, auch wenn es mir schwerfällt, das einzugestehen. Aber ich denke, es ist das Beste für mich. … Mittlerweile denke ich nicht mehr, dass ich ein Versager bin!"
H: „Sie sind ein Mann, der Verantwortung für sich und seine Lebenssituation übernimmt."

Diese Intervention soll seine Fähigkeit stärken, erwachsene Entscheidungen zu treffen. Frau Hofmann wird mit dieser Feststellung von Herrn Traubert aus einer Elternrolle wahrgenommen. Das ist aber in diesem Fall sinnvoll, da er Frau Hofmann als neues wohlwollendes Eltern-Introjekt abgespeichert hat.

Frau Hofmann lässt ihn seine Erkenntnisse zusammenfassen und in sein Therapietagebuch eintragen. Dann vereinbaren sie noch, dass er sich zu Hause überlegt, welche Fragen beim BEM-Gespräch gestellt werden könnten und wie er darauf antworten würde. Die Notizen bringt er zur nächsten Ergotherapieeinheit mit.

Das beschriebene Vorgehen zeigt auch die Möglichkeit, vernetzt an mehreren Zielen gleichzeitig zu arbeiten. Herr Traubert hat seine Kommunikationsfähigkeit durch mehr Bewusstheit weiterentwickelt und zugleich an seinem zweiten Ziel bezüglich seiner Arbeitsfähigkeit gearbeitet.

Wenn Klienten an mehreren Zielen arbeiten, ist es wichtig, den Überblick zu behalten und dies sorgfältig in der Klientenakte zu dokumentieren. Hilfreich ist, in überschaubaren Zeitabständen eine „Standortbestimmung" im Sinne einer Zwischenevaluation zur Überprüfung des Zielstatus zu machen.

8.8 Herrn Trauberts Zielüberprüfung und Entscheidung

Zur **24. Einheit** kommt Herr Traubert mit einem Brief in der Hand, den er Frau Hofmann mit den Worten entgegenstreckt: „Jetzt ist es soweit, es ist amtlich, ich bin behindert." Der Brief ist vom Versorgungsamt und enthält den Bescheid über seine Schwerbehinderteneignung. Aufgrund seiner rezidivierenden Depression und der Arthrose in beiden Knien wurde ihm ein Grad der Behinderung von 50 % bescheinigt.

8.8.1 Erklärfix: Schwerbehinderung

Menschen gelten als schwerbehindert, wenn sie für längere Zeit unter körperlichen, seelischen oder geistigen Beeinträchtigungen leiden. Durch die Wechselwirkungen mit den ungünstigen personen- und umweltbezogenen Faktoren kann die Teilhabe am gesellschaftlichen Leben dadurch eingeschränkt sein. Die Schwere der Behinderung wird durch den Grad der Behinderung (GdB) ausgedrückt, und zwar von 20 bis 100, immer in Zehnergraden. Eine Schwerbehinderung liegt vor, wenn der GdB 50 oder höher eingestuft wird.

Die Einstufung des GdB nimmt ein örtliches Versorgungsamt vor, nachdem der betroffene Mensch einen entsprechenden Antrag mit umfangreichen medizinischen Nachweisen eingereicht hat. Versorgungsämter entscheiden in der Regel nach Aktenlage. Sofern eine Behinderung mit einem GdB von mindestens 50 nachweisbar ist, stellt das Versorgungsamt einen Schwerbehindertenausweis aus, in dem der GdB vermerkt ist. Dieser Ausweis ermöglicht dem schwerbehinderten Menschen insbesondere Nachteilsausgleiche wahrzunehmen, um ihm dadurch mehr Teilhabe zu ermöglichen. Menschen, bei denen ein GdB von 30 oder 40 festgestellt wurde, können unter bestimmten Voraussetzungen mit Schwerbehinderten gleichgestellt werden und erhalten dann dieselben Unterstützungsmöglichkeiten. Bei psychisch kranken Menschen ist Gleichstellung häufig der Schlüssel, um wirksame Maßnahmen zur beruflichen Integration nutzen zu können, wie beispielsweise das Jobcoaching.

Für schwerbehinderte Menschen besteht ein besonderer rechtlicher Schutz für das Arbeitsleben, wie zum Beispiel besonderer Kündigungsschutz und Zusatzurlaub. Aufgabe von Integrationsämtern ist es, Betriebe und Dienststellen bei der Schaffung und Erhaltung von Arbeitsplätzen für schwerbehinderte Menschen zu unterstützen (BIH, 2018). In Deutschland leben derzeit etwa 7,8 Millionen schwerbehinderte Menschen, von denen gut 40 % im erwerbsfähigen Alter sind. Von diesen Personen arbeiten auf dem allgemeinen Arbeitsmarkt rund eine Million Menschen. Ungefähr 14 % der schwerbehinderten Menschen sind von einer geistigen oder seelischen Erkrankung betroffen (Statistisches Bundesamt, 2022). Die rechtliche Basis für Menschen mit Schwerbehinderung bildet das Sozialgesetzbuch IX.

Im Behandlungszimmer angekommen, fragt Frau Hofmann, was die Anerkennung seiner Schwerbehinderung für ihn bedeutet. Herr Traubert reflektiert differenziert seine Empfindungen. Sein „Kritiker“ findet es „lächerlich“, er wolle sich „nur vor der Arbeit drücken“. Der „kleine Junge“ in ihm sei „verunsichert“ und habe „Angst, einen auf den Deckel zu bekommen“, weil er etwas „Falsches getan hat“. Sein Erwachsenen-Ich weiß heute aber, dass er „diese Einschränkungen“ hat und sie „akzeptieren muss“. Mit der Schwerbehinderung ist es „nun offiziell“ und er will „lernen damit zu leben“.

Im weiteren Behandlungsverlauf erklärt Frau Hofmann, dass sie heute eine Standortbestimmung machen möchte, um den Status der Zielbearbeitung zu erfassen. Sie informiert ihn noch mal darüber, dass sie ab nächster Woche Ferien macht und die Vertretung von Herrn Estaren übernommen wird, der ihm die Termine mitteilen wird. Herr Traubert freut sich auf die Vertretung.

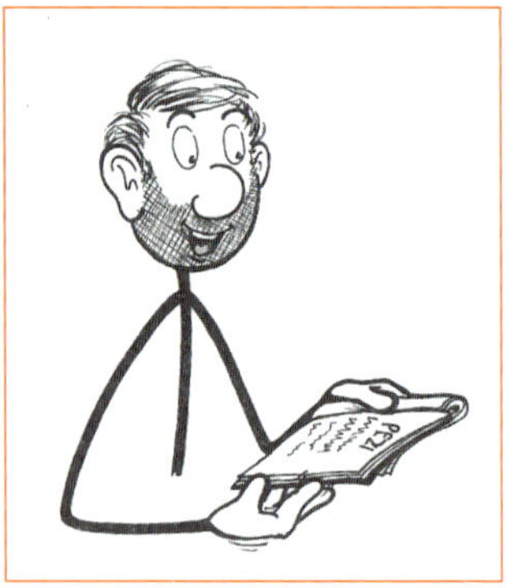

Abb. 41: Herr Traubert liest sein zweites Ziel

Er will mit der Reflexion seines zweiten Zieles beginnen, weil er „wegen der Schwerbehinderung Klarheit habe“, was er tun möchte. Frau Hofmann bittet ihn, sein Ziel laut vorzulesen: „Ich will bis zum 15.08.2019 eine Entscheidung treffen, ob ich als Laborleiter weiterarbeiten will oder ob ich diese Position aufgeben will und auch, wie viele Wochenarbeitsstunden ich als CTA dann arbeiten will. Dafür informiere ich mich bei der Dt. Rentenversicherung und bei der Agentur für Arbeit, welche Unterstützungsmöglichkeiten es gibt.“

Auf ihre Frage, was er heute dabei fühlt, antwortet Herr Traubert: „Irgendwie sicher und ... mhm, irgendwie hab‘ ich Hoffnung, dass es gut wird.“ Frau Hofmann paraphrasiert seine Aussage zur Verstärkung. Sie bittet ihn nun, die Liste unter Vertragspunkt 8 anzuschauen und zu überlegen, welche „ersten kleinen Schritte“ er bisher gegangen ist. Er zählt auf: „Ich war bei der Rentenversicherung und habe den Antrag auf Erwerbsunfähigkeitsrente gestellt. Einen Schwerbehindertenausweis habe ich. Die Agentur für Arbeit habe ich telefonisch über die Fortsetzung meiner Arbeitsunfähigkeit informiert. Ergotherapie setze ich fort, bei einem Psychotherapeuten stehe ich auf der Warteliste.“ Er bemerkt zwischendurch mit Stolz in der Stimme: „Da war ich richtig fleißig!“ Frau Hofmann bemerkt dazu: „Ja, Sie nehmen Ihr Leben selbst in die Hand!“, um sein Gefühl zu verstärken.

Bei der Aufgabe, seine Möglichkeiten und Grenzen bezogen auf seine Belastungsfähigkeit zu ergründen, stockt er kurz, richtet seinen Oberkörper dann auf und sagt mit fester Stimme: „Ganz genau weiß ich noch nicht, was ich leisten kann. Sicher ist aber, ich will keinen Stress." Dazu vereinbaren sie als „Hausaufgabe", dass er Stress auslösende Faktoren notiert und mit Herrn Estaren daran weiterarbeitet. Danach will er sich entscheiden, ob er weiterhin als Laborleiter arbeiten will. Herr Traubert markiert in seinem zweiten PEZI die offene Aufgabe und aktualisiert das Datum der Zielüberprüfung auf den 07.08., um die Ergebnisse mit Frau Hofmann nach ihrem Urlaub zu besprechen. Die Statusbesprechung seines ersten Zieles vertagen sie ebenfalls bis dahin, da die Behandlungszeit für diese Einheit zu Ende ist.

8.9 Herr Traubert hat Vertretung

In der Teamsitzung vor ihrem Urlaub informiert Frau Hofmann über den Stand der Ergotherapie. Herr Estaren soll Herrn Traubert fragen, welche Erkenntnisse er hinsichtlich der Faktoren, die bei ihm Stress auslösen, gewonnen hat. Herr Estaren will von seiner Kollegin wissen, was er bei der Beziehungsgestaltung beachten soll. Vermutlich will Herr Traubert mit ihm über Bogensport sprechen. Sie findet dies gut und erhofft sich durch ein „lockeres Gespräch" zwischen ihm und ihrem Kollegen ein Anwachsen seiner Motivation, regelmäßig diesen Sport auszuüben. Trotzdem empfiehlt sie, in der üblichen Zeitstruktur der Einheit zu bleiben und ein Gespräch über Bogensport zu Beginn in der Reflexion der letzten Woche mit einzubauen. Es ist wichtig, dass er für das BEM-Gespräch vorbereitet ist und sich dafür in der Einheit ausreichend Zeit nimmt. Frau Hofmann bittet auch darum, dass Herr Estaren nachfragt, ob Herr Traubert ein Schreiben von der DRV für den Arbeitgeber bekommen hat.

Zur **25. Einheit** hat Herr Traubert eine lange Tasche dabei, die er mit einem Lächeln Herrn Estaren hinhält. „Das ist mein traditioneller Langbogen." Herr Estaren bittet ihn, die Tasche vorerst beiseitezulegen, und lässt ihn in gewohnter Weise mit einer Achtsamkeitsübung beginnen. Anschließend fachsimpeln sie ein paar Minuten über das Bogenschießen, sprechen dann über Hinderungsgründe, weshalb Herr Traubert noch nicht wieder regelmäßig trainiert. Sie vereinbaren, dass er es mal probiert. Herr Estaren leitet über zu der Frage, ob er von der Deutschen Rentenversicherung ein Schreiben für den Arbeitgeber bekommen habe. Herr Traubert verneint und beginnt von der Hausaufgabe zu sprechen, die Frau Hofmann ihm gegeben hat.

Er liest die Liste seiner Stressoren vor. Herr Estaren bemerkt, dass er durch Anforderungen, die andere an ihn stellen, in Stress gerät und er ihnen die Schuld dafür gibt. Das möchte er mit ihm genauer anschauen und fragt: „Es sieht aus, als lösen andere Personen Stress bei Ihnen aus. Möchten Sie das mal genauer anschauen?" Er willigt ein und ihm wird schnell klar, dass er sich ungern von anderen etwas sagen lässt. Bestimmt er selbst, behält er die Kontrolle.

Zum **26. Termin** am Do., den 25.07. um 09:15 Uhr erscheint Herr Traubert nicht. Nachdem er 15 Minuten gewartet hat, ruft Herr Estaren ihn an. Herr Traubert geht davon aus, um 14:00 Uhr einen Termin zu haben. Mit vorwurfsvollem Unterton behauptet er, 14:00 Uhr sei mit Frau Hofmann abgemacht. Herr Estaren überprüft den Kalender und sagt ihm, dass „am 10.07. der Eintrag für Donnerstag, 25.07.2019 um 09:15 Uhr von Frau Hofmann getätigt wurde". Herr Traubert, noch immer mit vorwurfsvollem Ton: „Da hab' ich wohl Pech gehabt."

Herr Estaren fällt es schwer, ruhig zu bleiben, jedoch fallen ihm die Worte seiner Kollegin ein: „Aufpassen musst du, wenn er recht behalten will. Lass dich auf keinen Machtkampf ein, sondern sprich sachlich über Fakten."

Herr Estaren bietet ihm einen Ersatztermin an, um zeitnah über die Ursache für das Terminversäumnis zu sprechen: „Herr Traubert, möchten Sie einen neuen Termin? Am Montag hat ein Klient abgesagt, da können Sie kommen." Herr Traubert noch etwas verstimmt: „Wann soll das sein?" Herr Estaren antwortet: „Am Montag, 29.07. um 08:00 Uhr. Möchten Sie diesen Termin wahrnehmen?" Herr Traubert willigt ein und sagt: „Das schreib' ich mir auf, Tschüss!"

In der Wochenreflexionszeit dieser 26. Einheit „gesteht" Herr Traubert, dass er sich die Termine, die Frau Hofmann ihm gegeben hatte, nicht aufgeschrieben habe. Sie besprechen seine Reaktion am Telefon und Herr Traubert reflektiert, was in ihm vorgegangen sei. Er nimmt sein Therapietagebuch heraus, blättert die Seiten durch und liest **Herrn Estaren (E)** seine Notizen vor.

T: „Ja, hier hab' ich es stehen. ... Mein inneres Team in den Blick nehmen ... immer dann, wenn ich recht haben will ... und mich zu fragen, was ich wirklich will."

Nach einer kurzen Denkpause schaut er Herrn Estaren direkt an und sagt:

T: „Nach unserem Telefonat ist mir klar geworden, bevor ich rechthaberisch reagiere, fühle ich mich unsicher und gleichzeitig schuldig. ... (schaut ernst). So wie ich mich oft bei Elisabeth verhalte, so habe ich mich auch bei Ihnen verhalten, Herr Estaren."

Herr Estaren erinnert sich an die Worte seiner Kollegin: „Sobald er sein Erwachsenen-Ich mit Energie besetzt, kannst du die Fühlebene ansprechen."

E: „Wie bewusst Ihnen das ist, finde ich beeindruckend. Wie fühlen Sie sich denn, während Sie mir das erzählen?"

T: (lächelt) „Irgendwie fühle ich mich schon gut. ... Ihnen das zu gestehen, fällt mir aber dennoch sehr schwer. Ich will nun mal recht haben und ... gebe oft den anderen die Schuld, ... so wie Ihnen wegen des Termins."

E: „Das kann ich gut verstehen. Einen Fehler zuzugeben fällt uns Menschen grundsätzlich nicht leicht."

T: (seufzt) „War halt wirklich mein Fehler, dass ich mir das nicht aufgeschrieben habe ... (spricht mit leiserer Stimme) und ich dachte, Sie sind mir dann böse und machen mich rund. ... Das wollte ich natürlich nicht, weil wir uns ja so gut wegen des Bogenschießens verstehen."

E: „Wie denken Sie jetzt darüber?"

T: (schaut berührt) „Na ja, ... Sie haben mich nicht rundgemacht wegen meiner Rechthaberei. ... Und irgendwie fühle ich mich von Ihnen verstanden."

E: „Möchten Sie sich mal anschauen, in welchen anderen Situationen Ihres Alltags dieses Verhalten ähnlich ist?"

T: „Wär' schon gut, ... weil, das ist ja auch mein Problem... auf der Arbeit, mit meinem Chef, mit Elisabeth und überhaupt."

Herr Estaren bemerkt den Quantensprung im therapeutischen Prozess, denn Herrn Traubert gelingt eine umfassende Transferleistung für sein Interaktionsverhalten. Ihm sind seine kindlichen Anteile, die sich „unsicher und schuldig" fühlen, bewusst, ebenso der Wechsel zur kritisch elterlichen Rolle, aus der er rechthaberisch agiert. Diese intrapsychischen Vorgänge setzt er selbstständig in Beziehung zu seinem die Schuld projizierenden Verhalten gegenüber anderen Personen in unterschiedlichen Interaktionskontexten. Darüber hinaus zeigt er die Bereitschaft, daran arbeiten zu wollen.

Im weiteren Verlauf schildert er nun Herrn Estaren, dass ihm das nicht nur bei Elisabeth oder seinen Arbeitskollegen passiere, sondern auch bei seinen Kumpels vom Schützenverein. Herrn Traubert wird vor allem bewusst, dass er mit solch einer „Rechthaberei" insbesondere bei „Vorgesetzten anecken" kann. Zum Schluss leitet Herr Estaren ihn an, deutlich ins Bewusstsein zu nehmen, welche Strategie er in dieser Therapieeinheit angewendet hat, um seine Kommunikation zu regulieren. Herr Traubert verinnerlicht: „Bemerke ich, dass ich recht haben will, nehme ich mein inneres Team in den Blick und frage mich, was will ich wirklich?"

Zum letzten Vertretungstermin, in der **27. Einheit,** bringt Herr Traubert Post von der DRV mit. Die Teil-Erwerbsunfähigkeitsrente ist genehmigt. Den Bogen für den Arbeitgeber hat er auch dabei. Er möchte, dass Herr Estaren ihn dabei unterstützt, ein Schreiben an den Arbeitgeber und die Schwerbehindertenvertretung zu formulieren. Sie vereinbaren, dass Herr Traubert zunächst „drauflos schreibt", was er mitteilen möchte, und auch den Arbeitgeberbogen ausfüllt. Herr Estaren verlässt mit den Worten „Ich such für Sie noch etwas raus" das Behandlungszimmer.

Mit dieser Intervention will er Herrn Traubert anregen, seine passive Haltung zu verlassen und die Aktivität selbstständig auszuführen. Die verbleibenden Fragen können sie anschließend besprechen und nach Lösungen schauen. Um die Wiedereingliederung zu unterstützen, sucht Herr Estaren die Kontaktdaten des zuständigen Integrationsfachdienstes (IFD) und des Integrationsamts (INA) heraus.

Herr Traubert hat den Fragebogen fast vollständig ausgefüllt und auch ein Schreiben an die Personalabteilung formuliert. Sie besprechen ein paar unklare Details und Formulierungen und Herr Traubert passt das Schreiben an.

Herr Estaren empfiehlt ihm, die Wiedereingliederung mit der Unterstützung eines Jobcoachs zu machen. Er gibt ihm die Kontaktdaten vom IFD und INA und erklärt ihm auch, wie ein Jobcoaching abläuft. Herr Traubert äußert Bedenken: „Was sollen die

Kollegen denken." Der Vergleich mit einem Fußballcoach hilft ihm, die Perspektive zu ändern.

8.9.1 Erklärfix: Integrationsamt und Integrationsfachdienst

Das **Integrationsamt** ist in Deutschland eine Landesbehörde, die im Neunten Sozialgesetzbuch (SGB IX) seine gesetzliche Grundlage hat (Bundesministerium der Justiz, 2018). In Bayern, Nordrhein-Westfalen und im Saarland wird diese Behörde Inklusionsamt genannt.

Das Integrations- oder Inklusionsamt unterstützt, zusammen mit der Agentur für Arbeit, schwerbehinderte Menschen darin, am Arbeitsleben teilhaben zu können. Es sorgt für begleitende Hilfen im Arbeitsleben oder schaltet sich im Falle einer Kündigung ein. Die individuellen Leistungen an den schwerbehinderten Menschen und den Arbeitgeber sind vor allem die Beratung zur Auswahl und Gestaltung eines behindertengerechten Arbeitsplatzes, zur Lösung von persönlichen und behinderungsbedingten Schwierigkeiten oder von Konflikten am Arbeitsplatz. Weitere Leistungen sind die Finanzierung der Schaffung und Ausstattung eines behinderungsgerechten Arbeitsplatzes, einschließlich technischer Hilfen und Arbeitsassistenz. Dabei hat die Qualifizierung des schwerbehinderten Menschen einen besonderen Stellenwert, weshalb als wirksame Maßnahmen das Jobcoaching, aber auch spezifische Aus- und Weiterbildungen finanziert werden (BIH, 2023). Für Verantwortliche in Betrieben und Verwaltungen (Schwerbehindertenvertretung, Betriebs- oder Personalrat und Arbeitgeberbeauftragte) bietet das Amt Seminare und Informationsveranstaltungen an.

Die professionellen Berater der **Integrationsfachdienste** helfen bei allen Fragen zum Thema Behinderung und Arbeitsleben, mit dem Ziel der Sicherung und Förderung der Inklusion. Sie beraten und unterstützen den schwerbehinderten Menschen, dessen Arbeitgeber und das betriebliche Integrationsteam (Schwerbehindertenvertretung, Betriebs- oder Personalrat) und helfen Probleme im Arbeitsverhältnis zu lösen, um den Arbeitsplatz dauerhaft zu erhalten.

Die Berater assistieren insbesondere psychisch kranken Menschen und Jugendlichen mit Lernbehinderung bei der Suche nach einem Ausbildungsplatz und führen diese dann durch die betriebliche Ausbildung bis hin zur Prüfung. Anschließend unterstützen sie sie beim Bewerbungsverfahren, dem Finden eines behinderungsgerechten Arbeitsplatzes und begleiten den schwerbehinderten Menschen bei der Arbeitsaufnahme. Weiterhin stehen sie dem Berufstätigen auch im Arbeitsalltag oder beim Training der berufspraktischen Fähigkeiten zur Seite. In diesem Zusammenhang arbeiten die Berater eng mit Jobcoaches zusammen. Die Integrationsfachdienste stehen als Hauptansprechpartner für die Arbeitgeber zur Verfügung und klären, auf welche Leistungen und Unterstützungen schwerbehinderte Menschen Anspruch haben (Schaumburg-Reis, 2023).

Kurz vor Schluss der Therapieeinheit teilt Herr Traubert mit, dass er morgen einen Psychotherapietermin habe. Er fragt sich, ob er „das" überhaupt brauche.

Herr Estaren denkt sich, vermutlich hat er Angst und hätte gerne die Erlaubnis, den Termin abzusagen. Er entschließt sich, auch aus Zeitgründen, nur kurz darauf einzugehen und sagt Herrn Traubert: „Psychotherapie ist wichtig für Sie! … Sie haben lange auf diesen Termin warten müssen, nehmen Sie ihn bitte wahr. … Nächste Woche ist Frau Hofmann wieder da, ihr können Sie dann berichten, wie es beim Psychotherapeuten war!" Sie verabschieden sich und Herr Traubert verlässt nachdenklich die Praxis. Herr Estaren dokumentiert abschließend, damit seine Kollegin gut über den Behandlungsstand informiert ist.

8.10 Erneute Zielüberprüfung und Bestätigung

Frau Hofmann ist aus den Ferien zurück und begrüßt Herrn Traubert zur **28. Einheit**. Er berichtet vom Brief an den Arbeitgeber sowie von Herrn Estarens Tipp, den IFD anzurufen und das Integrationsamt einzuschalten, was er auch getan habe. Frau Hofmann lobt ihn für sein Engagement und fragt ihn, wie es beim Psychotherapeuten war. Herr Traubert rutscht nervös auf seinem Stuhl umher und sagt: „Jaa, ganz gut … mhm … ."

Frau Hofmann empfindet das Herumdrucksen und auf dem Stuhl Rutschen als kindliches Verhalten. Sie vermutet einen intrapsychischen Konflikt oder dass etwas vorgefallen sein könnte. Sie entschließt sich, die Gefühlsebene anzusprechen.

H: „Womit fühlen Sie sich unwohl?"
T: „Sie bleiben doch meine Therapeutin, … oder?"

Angst vor Beziehungsverlust ist es also, Frau Hofmann überlegt kurz, wie sie es formuliert.

H: „Ja, ich bin Ihre Ergotherapeutin und unterstütze Sie bei der Bearbeitung Ihrer Betätigungsziele!"
T: „O.k., … ich hatte Angst, dass es hier zu Ende ist, … weil ich jetzt Psychotherapie habe."
H: „Nein, Ihr Psychotherapeut und ich arbeiten mit Ihnen parallel."
T: „Da fällt mir ein Stein vom Herzen! … Gott sei Dank!"
H: „Ich möchte mich mit Ihrem Psychotherapeuten abstimmen. Dazu brauche ich von Ihnen eine Schweigepflichtentbindung. … Können wir das jetzt gleich machen?"

Herr Traubert willigt ein und füllt das Formular aus. Frau Hofmann notiert die Kontaktdaten in der Patientenakte und vermerkt in ihrem Terminplan: „Psychotherapeut Herrn Ackermann anrufen: betrifft Herrn Traubert". Für die IFD-Fachberaterin Frau Brecht und die Fallmanagerin Frau Ziehlke erteilt Herr Traubert ebenfalls jeweils eine Schweigepflichtentbindung.

Nachdem die Formalien erledigt sind, lässt sich Frau Hofmann von Herrn Traubert auf den aktuellen Stand bringen. Sie hört, dass die Vertretungszeit für ihn gut gelaufen sei und er vieles dazugelernt habe.

Nun überprüfen sie den Stand der Zielbearbeitung. Herr Traubert holt seine beiden PEZI aus der Mappe und reflektiert. Zum Ziel Nr. 1: „Ich will ab heute bewusst, wertschätzend und verständlich mit Elisabeth Alltagsthemen besprechen", verkündet Herr Traubert stolz: „Das gelingt uns mittlerweile ganz gut. Mir fällt immer früher auf, wenn ich in eine Trotzhaltung verfalle. ... Die Paartherapie und unsere regelmäßigen Zwiegespräche helfen mir sehr."

Frau Hofmann (H) stellt fest: „Das hört sich an, als hätten Sie Ihr erstes Ziel erreicht?"

Herr Traubert (T): „Ja, vor Kurzem gab es eine Situation, ... da kam es fast zum Streit. Elisabeth gab mir einen Hinweis und ich passte meine innere Haltung an und formulierte neu. Wir hatten ein gutes Klärungsgespräch und ich war stolz und glücklich. Elisabeth teilte mir am Ende unseres Gesprächs mit, wie angenehm es für sie war, und sie gemerkt habe, dass ich ihr vertraue."

H: „Das ist klasse, ich freue mich mit Ihnen! ... Sicherlich ist es wichtig für Sie, weiterhin dranzubleiben und zu üben. Aus meiner Sicht können wir für die Ergotherapie das Ziel als erreicht abschließen. Sind Sie einverstanden?"

T: „Ja!"

H: „Wie sieht es mit Ihrem Ziel Nr. 2 aus?"

T: „Da bin ich dran. ... (überlegt) ... Wie es mit dem Arbeiten gehen soll, weiß ich immer noch nicht."

H: „Was ist Ihnen bisher schon klar? Sie haben ja schon einiges unternommen."

T: „Stimmt, ich war nicht faul! ... (denkt nach) ... Wir waren bei der Bank und können umschulden, was mich etwas entspannt hat."

H: „Genau, ich erinnere mich. Sie dachten, Sie müssten ‚kämpfen' und es würde ‚anstrengend'. Dabei brauchten Sie nur offen mit Ihrem Bankberater über den finanziellen Engpass zu sprechen und Sie haben gemeinsam eine Lösung gefunden. ... Was gab es noch?"

T: „Die Rentenversicherung hat mir aufgrund meiner vielen Arbeitsjahre die Teilrente plus anteiligem Gehalt berechnet. Es kommt fast dasselbe raus. Das hätte ich nicht erwartet!"

H: „Was bedeutet diese Entlastung für Sie?"

T: „Ich kann mir den Weg, mit reduzierter Stundenanzahl wieder zu arbeiten, grundsätzlich vorstellen! ... Aber, ... vor dem Gespräch mit Manuscheck gruselt es mich noch immer."

H: „Halten wir vorerst einmal fest: Wenn Sie aktiv sind und sich informieren, finden Sie Lösungen, die Ihnen helfen, Ihre Probleme zu lösen!"

T: „Ja, das stimmt!"

H: „Unsere Zeit geht für heute zu Ende. Meine Idee ist, an unserem nächsten Termin Nägel mit Köpfen zu machen. ... Wie wollen Sie sich auf den Termin hier vorbereiten?"

T: „Ich mache mir Gedanken, was ich meinem Chef wie sagen will!"

Seine erwachsene Entschiedenheit und das aktive Handeln will sie verstärken und merkt an:

H: „Ich bin beeindruckt, da sitzt ein entschlussfreudiger Mann vor mir, der weiß, worauf es ankommt! Ich freue mich schon auf unseren nächsten Termin!"

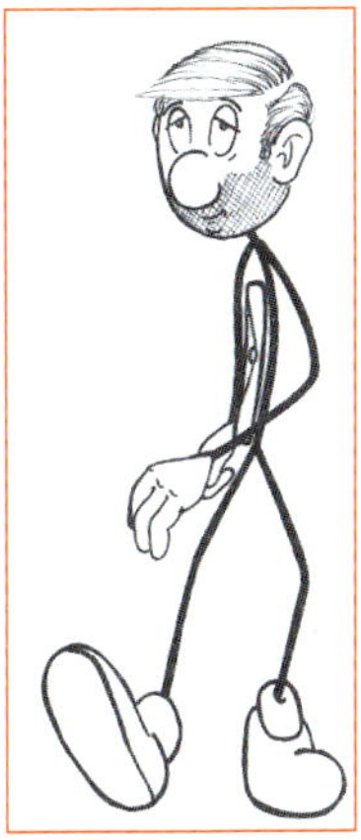

Abb. 42: Herr Traubert ist zuversichtlich

Sie verabschieden sich und Herr Traubert geht mit erhobenem Haupt aus der Praxistür. Frau Hofmann hört ihn ein Lied pfeifen, als er auf dem Weg zum Parkplatz am Bürofenster vorbeikommt. Sie denkt sich: „Da ist einiges passiert, er macht Fortschritte!"

Am nächsten Tag ruft Frau Hofmann den Psychotherapeuten Herrn Ackermann an, erreicht aber nur dessen Anrufbeantworter. Sie hinterlässt die Nachricht, dass sie mit ihm über die Therapie von Herrn Traubert sprechen möchte, und macht Terminvorschläge. Einen Tag später hat sie von ihm eine Terminzusage mit der Bitte, ihn am 16.08. anzurufen.

8.11 Entscheidung für die Berufstätigkeit

Herr Traubert kommt gut vorbereitet zur **29. Ergotherapiestunde** und sagt zur Begrüßung: „Ich hab' mich entschieden, ich will 20 Stunden arbeiten und mich teilberenten lassen." Frau Hofmann begrüßt seinen Entschluss und lädt ihn ein, zuerst seine Achtsamkeitsübung zu machen und anschließend darüber zu reden.

Ihr ist es wichtig, dass Herr Traubert die Übung als wichtiges Element beibehält, auch wenn sich seine Lebenssituation verändert. Es hat sich gezeigt, dass er nach der Achtsamkeitsübung besser im Hier und Jetzt fokussiert ist.

Danach besprechen sie das weitere Vorgehen und die Konsequenzen. Ihm ist klar, dass er mit der Teilzeitstelle nicht mehr Laborleiter sein kann, da das aus organisatorischen Gründen im Labor nicht umsetzbar ist. Er erzählt, er habe „zwei Nächte gerungen", sei jetzt aber entschlossen, die Verantwortung abzugeben. Am Morgen, als er den Entschluss fasste, kam der Brief vom Arbeitgeber mit der Einladung zum BEM-Gespräch zwei Wochen später. Er hat das Gespräch schon zugesagt, braucht jetzt aber von Frau Hofmann Unterstützung, „damit ich keinen Mist mache".

Frau Hofmann denkt, da ist der kleine Junge ziemlich aufgeregt in ihm. Sie überlegt, wie sie es formulieren kann, um nicht darauf einzugehen, jedoch den Ich-Anteil zu beruhigen. Gleichzeitig will sie den Erwachsenen zügig ins praktische Tun bringen.

Sie fragt:

H: „Wie möchten Sie das BEM-Gespräch vorbereiten, um Sicherheit zu erlangen?"

T: (richtet sich auf) „Wenn ich wüsste, was ich wie sage, ... das würde mir Sicherheit geben."

H: „Was möchten Sie denn sagen?"

T: „Na ja, ... mhm ..., dass ich nur noch 20 Stunden arbeiten kann und langsam wieder reinkommen muss. ... (denkt nach) ... Und, ... dass ich die Laborleitung abgeben muss, weil ..., weil ich es nicht mehr packe!"

H: „Sie wissen, was Sie sagen wollen, gut!"

T: „Ja. Aber, wie das klingt, ... wie ein Versager."

H: „Wer sagt das?"

T: „Ja klar, die Stimme meines Vaters in mir und der kleine Junge glaubt es ..."

H: „Genau, ... heute sind Sie ein erwachsener Mann, der weiß, was für ihn richtig ist!"

T: „Ich muss mir das aufschreiben!" (holt sein Therapietagebuch aus der Tasche und schreibt in Großbuchstaben): „Ich bin ERWACHSEN und weiß, was ich WILL!!!"

H: „Glauben Sie es?"

T: „Ich weiß es (liest vor): „Ich bin ERWACHSEN und weiß, was ich WILL!!!"

H: „Jawohl!"

Im weiteren Verlauf dieser Therapiestunde formuliert Herr Traubert, was er sagen will, und liest den Text anschließend vor. Frau Hofmann fragt nach, wie es sich anfühlt, und lässt Passagen, an denen er noch unsicher klingt, nochmals wiederholen. Herr Traubert gewinnt zunehmend Sicherheit und betont am Ende: „Jetzt kann ich es mir vorstellen, mit Dr. Manuscheck zu reden."

8.12 Telefonat mit dem Psychotherapeuten

Telefonat am 16.08.: Herr Ackermann ist sehr interessiert, was Ergotherapie bei Menschen mit psychischen Störungen leisten kann und welche Schwerpunkte das PsychErgo-Konzept hat. Frau Hofmann wiederum interessiert es, welche psychotherapeutischen Methoden Herr Ackermann anwendet und wie eine Zusammenarbeit aussehen kann. Anschließend besprechen beide Herrn Trauberts bisherige Ergotherapie und seine Erfolge hinsichtlich bewussterer Wahrnehmung und Handlungen. Frau Hofmann erläutert mögliche Zusammenhänge seines heutigen eingeschränkten Betätigungsverhaltens mit aus der Kindheit herrührenden Mustern. Herr Ackermann bestätigt die Eindrücke, erläutert behandlungsrelevante Inhalte sowie die Depression verstärkende Muster. Beide stimmen sich ab, wer was in der jeweiligen Therapie fokussiert. Abschließend vereinbaren sie, sich von Zeit zu Zeit darüber auszutauschen.

8.13 Herr Traubert bereitet die Rückkehr an den Arbeitsplatz vor

In der **30. Einheit** am 21.08. informiert Frau Hofmann Herrn Traubert über ihr Telefonat mit Herrn Ackermann. Herr Traubert berichtet aus der letzten Psychotherapiestunde. Er war in Kontakt mit seinem „kleinen Jungen" und kann jetzt besser einordnen, wenn ihn etwas triggert und er sich dann klein und hilflos fühlt.

Frau Hofmann greift die neue Erfahrung auf und empfiehlt, die Gesprächssituation mit Herrn Dr. Manuscheck zu üben. Herr Traubert äußert Ängste, dass er „vergessen“ könnte, was er sagen wollte, oder aus Hilflosigkeit Herrn Dr. Manuscheck trotzig, motzig antworten könnte. Frau Hofmann schlägt ein Rollenspiel mit leerem Stuhl vor, erklärt Herrn Traubert den Ablauf und macht darauf aufmerksam, dass „alle Moderatoren im Fernsehen eine Karte mit Notizen“ dabeihaben, „weshalb nicht auch er“. Das leuchtet ihm ein, er entspannt sich und stimmt nach kurzem Überlegen dem Rollenspiel zu.

8.13.1 Erklärfix: Rollenspiel mit leerem Stuhl

Dieses Medium stammt ursprünglich aus der Gestalttherapie und der Transaktionsanalyse. In unserem Fall setzen wir die Technik ein, um eine Situation in der Zukunft zu simulieren. Der Klient stellt für diese Übung zwei Stühle gegenüber auf. Auf einem Stuhl sitzt er, der andere Stuhl bleibt frei. Der Klient stellt sich vor, sein Gesprächspartner säße auf diesem leeren Stuhl. Dann trägt er dieser imaginären Person sein Anliegen vor. Anschließend spürt er nach, welche Empfindungen und Gedanken er wahrnimmt sowie welche Reaktionen er sich bei seinem Gesprächspartner vorstellt und wie dieser auf das Gesagte „reagieren“ könnte.

Anfangs findet Herr Traubert es „komisch“, mit „einem leeren Stuhl zu reden“. Je mehr er sich auf die Übung einlässt und sich Herrn Dr. Manuscheck vorstellt, desto realistischer empfindet er die Situation. Am Ende ist er erstaunt, wie viel ihm „die Übung gebracht“ hat. Es gelingt ihm zunehmend besser, seinen „kleinen Jungen“ zu beruhigen und als erwachsener Mann im Heute zu agieren. Er bemerkt, wie sich Gefühle der Gelassenheit und der Sicherheit in ihm einstellen, und geht aus dieser Stunde sehr zufrieden nach Hause.

In der **31. Behandlungseinheit** vertritt Herr Estaren Frau Hofmann spontan, weil ihr Kind erkrankt ist. Herr Traubert ist überrascht ihn anzutreffen, freut sich dann aber mit den Worten: „Dann können wir uns ja über Bogensport unterhalten.“ Herr Estaren sagt: „Das können wir am Ende gerne machen, zuerst interessiert mich, wie das BEM-Gespräch gelaufen ist.“

Herr Traubert berichtet, dass es „überraschend gut“ gelaufen sei und auch Herr Dr. Manuscheck sehr verständnisvoll war. Von der Schwerbehindertenvertreterin habe er sich unterstützt gefühlt, die ein Jobcoaching sehr befürwortet. Selbst der Personalchef machte deutlich, dass man ihn wieder in der Firma haben wolle. Das habe gut getan, habe er doch damit gerechnet, dass man ihn loswerden wolle. Sein Vorschlag, ihn von der Verantwortung des Laborleiters zu entbinden, traf ebenfalls auf volle Zustimmung. Wegen seiner langen Krankenzeit hatte der Betrieb reagieren müssen und eine qualifizierte Mitarbeiterin aus einer anderen Abteilung mit dieser Aufgabe betraut. Die mache den Job sehr gut und sei auch bereit, weiterhin diese Aufgabe zu übernehmen. Herr Traubert kennt Frau Happel schon lange und kann sich gut vorstellen unter ihrer Führung zu arbeiten. Für den Beginn der Wiedereingliederung haben sie Montag, den 16.09. vorgeplant.

Herr Traubert berichtet in der **32. Einheit,** dass er beim Betriebsarzt war und mit diesem den zuvor mit seinem Hausarzt entwickelten Wiedereingliederungsplan abgestimmt habe. Der Plan sehe eine Steigerung der Arbeitszeit in Stufen vor. Die ersten beiden Wochen arbeite er 2 Stunden täglich, die dritte und vierte Woche 3 Stunden am Tag und ab der fünften Woche dann 4 Stunden täglich, sodass er auf 20 Wochenarbeitsstunden käme. Die Arbeitszeit haben sie von 8:30 Uhr bis 12:30 Uhr vereinbart.

8.13.2 Erklärfix: Wiedereingliederung

Eine Möglichkeit für den beruflichen Wiedereinstieg nach langer Krankheit stellt die stufenweise Wiedereingliederung (StW) dar, auch Hamburger Modell genannt. Dabei nimmt der betroffene Arbeitnehmer seine Tätigkeit in mehreren Stufen wieder auf, das heißt, er erhöht langsam seine Arbeitszeit und führt auf seinen Leistungsstand angepasste Aufgaben im Betrieb aus. Die Teilnahme ist für Arbeitgeber sowie Arbeitnehmer freiwillig. Die Maßnahme startet bereits bei noch bestehender Arbeitsunfähigkeit, nachdem der Sozialversicherungsträger – entweder die Krankenkasse, die Rentenversicherung, die gesetzliche Unfallversicherung oder die Agentur für Arbeit – und der Arbeitgeber zugestimmt haben. Den Antrag stellt der behandelnde Arzt (BAR, 2019/2020).

Wegen der Wiederaufnahme der Arbeit passt der bisherige Ergotherapietermin nicht mehr. Frau Hofmann will mit einem Klienten sprechen, um die Termine zu tauschen. Sie fragt Herrn Traubert, ob dienstags 13:30 Uhr für ihn machbar sei. Er stimmt zu und sie vereinbaren vorsorglich den Termin für Dienstag, den 17.09. um 13:30 Uhr. Frau Hofmann wird ihm diesen Termin noch mal bestätigen, sobald sie mit dem anderen Klienten gesprochen hat. Außerdem bestätigt sie ihm den nächsten Termin am 11.09. um 08:30 Uhr und bittet, diesen in seinem Terminbuch zu überprüfen.

Aus Erfahrung weiß Frau Hofmann, dass bei Veränderungen und zunehmender Anzahl von Terminen Klienten Fehler unterlaufen. Deshalb geht sie bewusst fürsorglich bei der Terminplanung vor. Sie verhindert damit auch, dass aufgrund eines versäumten Termins sie selbst bei der Behandlungsdurchführung in Stress gerät.

Zur **33. Einheit** kommt Herr Traubert aufgeregt. Er hat am Di, 01.10. um 11:30 Uhr in der Firma ein Kooperationsgespräch zum Jobcoaching. Außer ihm werden daran teilnehmen die Fallmanagerin Frau Ziehlke vom Integrationsamt (INA), die Fachberaterin Frau Brecht vom Integrationsfachdienst (IFD), der Personalleiter Herr Dr. Anderson und die Schwerbehindertenvertreterin Frau Bücking, seine direkte Vorgesetzte Frau Happel und der Jobcoach Herr Siegert.

Den Brief vom Integrationsamt scannt Frau Hofmann in Herrn Trauberts Akte, auch um die Fallnummer beim Amt abgespeichert zu haben. Abschließend bittet sie Herrn Traubert, er möge sie beim Erstellen der Schweigepflichtentbindungen für das Kooperationsgespräch mitberücksichtigen.

8.13.3 Erklärfix: Jobcoaching

Menschen mit einer psychischen oder einer anderen anerkannten Schwerbehinderung haben Anspruch auf ein Jobcoaching (Bärtsch & Huber, 2019), wenn sie ein Arbeitsverhältnis auf dem allgemeinen Arbeitsmarkt erlangen oder aufrechterhalten wollen (Hirsch & Hötten, 2015). „Jobcoaching ist die methodisch fundierte Unterstützung der betrieblichen Inklusion eines Menschen mit Behinderung an seinem Praktikums- oder Arbeitsplatz durch Förderung der hierfür notwendigen individuellen und betrieblichen Lernprozesse" (Hötten & Hirsch, 2014, S. 11). Hat ein schwerbehinderter Mensch Schwierigkeiten am Arbeitsplatz mit den Anforderungen oder wegen veränderter Arbeitsprozesse oder wegen Konflikten mit Kollegen oder Vorgesetzten, so kann er zum Beispiel beim Integrationsamt ein Jobcoaching beantragen.

Der Jobcoach ist eine betriebsexterne Fachkraft, oftmals Ergotherapeutin mit systemischer Zusatzausbildung, die über einen längeren Zeitraum hinweg direkt am Arbeitsplatz den schwerbehinderten Menschen und dessen Kollegen und Vorgesetzten berät, schult, trainiert und sie befähigt, eigene Lösungen zu entwickeln. Dazu nimmt der Jobcoach am Arbeitsalltag teil, trägt betriebsübliche Arbeitskleidung, arbeitet mit und kann so die Arbeitssituation aus der Perspektive des schwerbehinderten Arbeitnehmers, der Kollegen und Vorgesetzten erleben und verstehen.

Am Ende der Stunde vereinbaren sie weitere Termine, immer dienstags um 13:30 Uhr, dies wurde durch die Terminverlegung des anderen Klienten möglich. Frau Hofmann konnte für ihre Herbstferien vom Sa 28.09. – So 06.10. keinen Vertretungstermin organisieren. In dieser Woche steht für Herrn Traubert das Kooperationsgespräch für das Jobcoaching auf dem Plan. Sie besprechen Strategien für die nächsten zwei Wochen: Tagesstruktur, rechtzeitig abends ins Bett gehen und schlafen. Morgens aufstehen und ritualisiert Kaffee trinken, etwas essen und zur Arbeit fahren.

8.14 Herr Traubert macht Wiedereingliederung

Herr Traubert hat die Wiedereingliederung mit jeweils zwei Stunden pro Tag begonnen. Nach den ersten beiden Arbeitstagen sieht er müde und zugleich zufrieden aus. Frau Hofmann schlägt ihm vor, die gewohnte Achtsamkeitsübung zu machen und anschließend zu berichten.

Sie möchte damit erreichen, dass Herr Traubert sich bei seinem Bericht über die Arbeit auf das Wesentliche fokussieren kann. Die Achtsamkeitsübung aktiviert sein Hier-und-Jetzt-Bewusstsein, was wichtig ist, um nicht aus der Kindrolle heraus nur über die Erschöpfung und Müdigkeit zu klagen. Es war natürlich zu erwarten, dass die zeitliche Umstellung auf den Arbeitsbeginn und die vielen Eindrücke Kraft kosten werden.

Herr Traubert berichtet geordnet und fokussiert, er sei die beiden Tage „nur mitgelaufen" und die vielen Informationen hätten ihn „erschlagen". In der Zeit seiner

Arbeitsunfähigkeit gab es einige Veränderungen in den Produktionsstandards und auch die Dokumentationsbögen sehen jetzt anders aus. Er habe Zweifel, ob er das schaffen könne, wenn er jetzt schon so erschöpft sei. Frau Hofmann bemerkt dazu informativ: „Ich verstehe Ihre Sorge, doch bedenken Sie, nach 2 Jahren Unterbrechung sind Sie erst seit Kurzem wieder am Arbeitsplatz. ... Es ist normal, dass Sie Zeit brauchen, um hineinzufinden."

T: „Mhm, stimmt. ... Der Kleine hat schon wieder Panik. Aber wie sagt Herr Ackermann immer, der darf spielen und muss nicht zur Arbeit gehen!"

H: „Das stimmt!"

T: „Aber ich fühle mich müde!"

H: „Natürlich ist das für jeden erwachsenen Mann anstrengend nach so langer Zeit wieder zu arbeiten und die vielen Eindrücke einzusortieren!"

T: (schaut Frau Hofmann verwundert an) „O.k., wenn das normal ist ... (denkt nach). ... Ich darf mir keinen Druck machen!"

H: „Genau! ... Was können Sie sich stattdessen sagen?"

T: „Lass dir Zeit! ... (atmet tief aus) Ich darf mir Zeit lassen! ... (sieht gelassener aus). Und es darf auch mal leicht gehen!"

H: „So ist es!"

Frau Hofmann findet es normal, dass Herr Traubert durch die Veränderung in „Stress" gerät. Normal ist auch bei allen Menschen, dass sie unter Stress alte Denk- und Handlungsmuster reaktivieren. Sie möchte, dass Herr Traubert lernt, bewusst die Stressoren wahrzunehmen, lösungsorientiert zu denken und dann realitätsangemessen zu handeln. Kann er die psychische Energie im Hier und Jetzt halten, wird sich sowohl das Empfinden als auch die Ausführung beim Betätigen ändern.

Frau Hofmann erarbeitet mit Herrn Traubert Strategien, damit er sich in den nächsten Tagen weniger überfordert. Dazu gehört, Informationen zu selektieren, sich erlauben, gesagte Sachverhalte ein weiteres Mal erklären zu lassen und bei Nichtverständnis nachzufragen. Sie besprechen auch die Idee, mit sich barmherzig zu sein, wenn der Gedanke kommt: „Ich bin schon so lange dabei, ich sollte das aber wissen!" Frau Hofmann gibt ihm den Hinweis, dass der Wiedereingliederungsplan auch angepasst werden kann. Zum Beispiel ist eine Änderung möglich, wenn er eine oder zwei Wochen mehr Zeit mit 2 Stunden braucht. Herr Traubert notiert sich die Erkenntnisse in sein Therapietagebuch und unterstreicht zweimal die Sätze: „Ich darf mir Zeit lassen!" und „Ich darf's mir leicht machen!"

In der **35. Behandlungseinheit** ist es für Herrn Traubert wichtig, das für Dienstag, den 01.10. geplante Kooperationsgespräch mit dem Jobcoach, den Ansprechpartnern von INA und IFD sowie weiteren Personen vorzubereiten. Zuvor reflektiert er die letzte Arbeitswoche. Er berichtet, dass Laborleiterin Frau Happel verständnisvoll reagierte, als er ihr mitteilte, dass er „bei dem vielen Neuen nicht mitkomme" und er häufig nachfragen müsse. Er hoffe, damit „nicht zu nerven". Frau Hofmann beglückwünscht ihn für seinen Mut, denn er hat entgegen seinen früheren Mustern kommuniziert und agiert. Er fühle sich damit aber überhaupt nicht wohl, auch wenn Frau

Happel so gut reagiert habe. Frau Hofmann erklärt ihm: „Sie sind den Antreibern ‚Sei stark!' und ‚Streng dich an!' nicht gefolgt, weshalb Sie die ursprünglichen Gefühle empfinden, die der jeweilige Antreiber abwehrt." Weiter erklärt Sie, dass er die alten Gefühle vorerst aushalten müsse. Wenn er häufig genug neue Handlungsweisen ausgeführt habe, wird sich ein Gefühl der Zufriedenheit einstellen. Er solle aber bei Herrn Ackermann diese Thematik ansprechen, da er ihm helfen könne, die ursprüngliche Entscheidung, die zum Antreiberverhalten geführt hat, auszubalancieren.

Zur Vorbereitung des Kooperationsgesprächs wählt Herr Traubert wieder das interaktionelle Medium Rollenspiel. Er bemerkt, dass ihm die Übung besser gelingt und sein Kommunikationsverhalten sich weiter verbessert hat.

Nach Frau Hofmanns Urlaub in der **36. Behandlungseinheit** reflektieren sie das Kooperationsgespräch zum Jobcoaching eine Woche zuvor sowie den Verlauf der letzten beiden Wochen. Herr Traubert berichtet, dem Jobcoaching zugestimmt zu haben und es „weniger peinlich" zu finden, einen Coach zu brauchen. Ihm gefällt, dass nicht nur er lernen muss, sondern das Jobcoaching ein Training für das ganze Team einschließlich der Vorgesetzten darstellt. Er ist gespannt, wie es ablaufen wird. Am Donnerstag und Freitag dieser Woche komme Herr Siegert und führe die Arbeitsplatz- und Anforderungsanalyse durch. Herr Traubert gibt Frau Hofmann dessen Telefonnummer, da Herr Siegert darum gebeten hat, sich mit ihr auszutauschen. Eine Schweigepflichtentbindung händigt er ihr ebenfalls aus.

Herr Traubert arbeitet nun 3 Stunden täglich und sagt, dass er morgens gut aus dem Bett käme, zwar noch etwas müde, aber der „achtsam getrunkene Kaffee" helfe ihm wach zu werden. Abends ginge er „konsequent um 22:00 Uhr" zu Bett und trinke eine halbe Stunde vorher zur Beruhigung eine Tasse Johanniskrauttee. Dies sei „besser als Bier", da habe er gemerkt, schlechter zur Ruhe zu kommen.

8.15 Herr Traubert erstellt sich ein Hilfsmittel

Zu Beginn der **37. Behandlungseinheit** beklagt sich Herr Traubert erneut darüber, wie mühsam es sei, wieder zu arbeiten. Er strenge sich ja wirklich an, doch nach 90 Minuten merke er, dass er nicht mehr könne. Er traue sich dann nicht, eine Pause einzulegen. Früher habe er das ja auch nicht gebraucht. Was wohl seine Kollegen denken würden, wenn er dauernd Pausen mache. Frau Hofmann erkennt, dass in dieser für Herrn Traubert neuen und herausfordernden Lebenssituation die gewohnten kindlichen Lösungsversuche aktiviert werden. Er hört seine Antreiber: „Streng dich noch mehr an, halte aus und sei stark!", er glaubt nur dann o.k. zu sein. Sie entscheidet Herrn Traubert über ein Handwerksmedium die Möglichkeit zu geben, sich seiner Antreiber bewusst zu werden und anhand der handwerklichen Arbeit neue Verhaltensweisen zu erlernen, die er anschließend in sein Arbeitsleben transferieren kann. Aus dieser Überlegung heraus fragt sie ihn, was er denn dazu meine, ein Symbol für seine neue Sichtweise: „Ich gestalte mein Leben aktiv!" herzustellen. Das Symbol könne er als Erinnerungshilfe nutzen. Wenn überholte Skriptüberzeugungen vordergründig werden und er sich antreibt, „stark" sein zu müssen, solle dieser „Anker" ihm helfen, wieder den Erwachsenen-Ich-Zustand einzunehmen und realitätsangemessen zu handeln.

Auf die kindlich geprägte Rückfrage von ihm, was **Frau Hofmann (H)** denn für ihn gut fände, verlangsamt sie den Prozess und lässt **Herrn Traubert (T)** selbst nachdenken und entscheiden.

T: „Ja, ja, ich hab' ja schon verstanden! ... Sie sind nicht meine Mutter, die mir sagt, was ich tun soll. Ich muss es schon selbst herausfinden. ... (schmunzelt) ... Neulich, als ich früher da war und warten musste, hab' ich mal einen Blick in den Werkraum geworfen. Da steht eine Kiste mit Holzstücken drin. ... (grinst verschmitzt) ... Damit würde ich ja gern' was machen."

H: „Aus einem dieser Holzstücke können Sie einen Handschmeichler anfertigen. Den können Sie dann als Anker nutzen. ... Was denken Sie dazu?"

T: (strahlt) „Das wär' ja klasse!"

An Herrn Trauberts Mimik erkennt Frau Hofmann, dass sein freies Kind aktiviert ist. Da der Werkraum gerade nicht genutzt wird, kann sie direkt mit Herrn Traubert dorthin gehen. Er wühlt in der Kiste und sucht sich ein kleines Stück Eibenholz aus.

T: „Das fühlt sich fest an, hat eine schöne Maserung. Ist ein hartes Holz, nicht ganz so hart wie Eiche. Das wird schwer zu bearbeiten sein, aber da beiß' ich mich durch! (mit kämpferischem Gesichtsausdruck): Von nix, kommt nix."

Bereits bei der Wahl der Holzart fällt Frau Hofmann auf, wie schnell Herrn Trauberts „Streng dich an!"-Antreiber aktiv wird. Sie möchte ihm die Erlaubnis zum Ausprobieren geben und sagt:

H: „Was halten Sie davon? Ich gebe Ihnen hier Raspel und Feile und Sie probieren einfach mal aus."

T: „Nein, nein, ... Das muss ja heute schon fertig werden. ... Morgen gehe ich wieder arbeiten, da brauche ich das gute Stück ja schon."

Frau Hofmann bemerkt, dass aktuell nicht das Erwachsenen-Ich bei ihm aktiv ist. Daher interveniert sie:

H: „Herr Traubert! (wartet, bis er sie anschaut) Wer Ihres inneren Teams hat gerade die Führung?"

T: „Ja, uff, jetzt merke ich es selbst wieder ... der kleine Junge ... er will es wieder richtig machen, ... (denkt nach) nur wenn es mühsam ist, hat es Wert!"

H: „In der Reflexion vor zwei Wochen ist Ihnen klar geworden, dass Sie sich Zeit nehmen dürfen und dass es auch leicht gehen darf."

T: „Ach ja, das stimmt, ich hab' es ja hier drin stehen." Er schlägt sein Therapietagebuch auf und liest laut vor: „Ich darf mir Zeit lassen!" und „Ich darf's mir leicht machen!"

H: „Was halten Sie davon, anhand der Arbeit an dem Handschmeichler das mal auszuprobieren, … sich bewusst Zeit zu lassen und es leichter anzugehen?"
T: „Wenn Sie meinen, dass ich das lernen kann."

Herr Traubert wird sich seiner Antreiberproblematik immer schneller bewusst, das ist gut. Die Erlaubnis, sich Zeit lassen zu dürfen und es sich leicht zu machen, beginnt er zu verinnerlichen. Frau Hofmann interpretiert seine Aussage: „… dass ich das lernen kann", dahin gehend, dass mehrere Ich-Anteile offen für die Veränderung hin zu weniger angestrengtem und verbissenem Arbeiten sind. Sie geht davon aus, dass Herr Traubert sie als neues Introjekt verinnerlicht hat und ihre Worte in ihm mit einer korrigierenden Wirkung nachklingen.

H: „Viele andere Klienten vor Ihnen haben hiermit heilsame Erfahrungen gemacht und neue Handlungsweisen erprobt. … Und das geht oft mit einer kleinen handwerklichen Aufgabe ganz gut. … So wird es auch bei Ihnen sein!"

Herr Traubert vereinbart mit Frau Hofmann, nach zehnminütigem Arbeiten an dem Holzstück jeweils eine zweiminütige Pause einzulegen. In den nächsten zwei Einheiten möchte er an dem Werkstück arbeiten und lernen, sich dabei Zeit zu lassen.

In der **38. Einheit** berichtet Herr Traubert vom Jobcoaching. Er arbeitet die zweite Woche täglich vier Stunden. Herr Siegert habe bei ihm einen regelmäßigen Konzentrationseinbruch gegen 10:00 Uhr festgestellt. Eine fünfzehnminütige Pause könnte ihm helfen. Allerdings gestalte sich das schwierig, da er sich aus dem Labor ausschleusen müsse, um Pause zu machen, und anschließend sich wieder einschleusen müsse. Das Ein-und-Ausschleusen braucht viel Zeit und stört den Produktionsablauf. Wie die Lösung aussieht, ist noch unklar, aber dies wollen sie gemeinsam mit den Vorgesetzten im Rahmen des Coachings herausfinden.

Herr Traubert arbeitet an seinem Handschmeichler weiter. Er achtet selbst auf den zeitlichen Rhythmus von Arbeitsphasen und Pausen. In diesem Prozess fällt ihm auf, um so aufmerksamer er sich betätigt, desto früher bemerkt er Antreiberverhalten und kann diesem entgegenwirken. Frau Hofmann begleitet den Lernprozess aus der Distanz und interveniert nur, wenn Herr Traubert sich selbst nicht reguliert. Als Strategie erarbeiten sie einen Hilfssatz, den er sich als Frage stellt, wenn er Antreiberverhalten bei sich bemerkt: „Was will ich jetzt in diesem Moment tun?"

8.16 Telefonat mit dem Jobcoach

Vor der **39. Einheit** kann Frau Hofmann ein kurzes Telefongespräch mit dem Jobcoach Herrn Siegert führen. Er habe nicht viel Zeit, da er zwischen zwei Jobcoaching-Terminen unterwegs sei. Er berichtet ihr von einigen wichtigen Grundarbeitsfähigkeiten. Herr Traubert sei „immer toppünktlich, oft vor der Zeit im Unternehmen". Er gebe sich viel Mühe. Herr Siegert bemerkt auch seine „lange Berufserfahrung und sein immenses Wissen". Schwierigkeiten gebe es hin und wieder in der Kommunikation mit den Kollegen, wenn „er recht haben“ wolle. Das bemerke Herr Traubert aber ziemlich schnell und könne damit umgehen, das habe er ja in der Ergotherapie gelernt.

Extrem sei jedoch der Konzentrationsabfall gegen 10 Uhr nach etwa 90-minütiger Arbeit. Herr Siegert schlägt ein Konzentrationstraining vor, um dieses Defizit zu beheben. Das könne Frau Hofmann ja im Rahmen der Ergotherapie durchführen. Frau Hofmann erklärt ihm, dass sie nicht glaube, dass ein computergestütztes Konzentrationstraining an dieser Stelle helfen würde. Sie denke, dass die Antreiber „Sei stark!“ und „Streng dich an!“, denen er vermutlich in der Arbeitssituation großen Glauben schenkt, seine kognitive und physische Energie aufbrauchen. Sie möchte lieber mit kleinen Handwerksarbeiten Herrn Traubert trainieren, gelassen und mit Muße an Aufgaben heranzugehen und sich Pausen zu nehmen.

Herr Siegert findet die Hypothese von Frau Hofmann interessant, vom Antreiber-Konzept habe er schon gehört, es sei ihm nicht so vertraut. Das Problem mit der Pause sei nur, dass es keine Möglichkeit gebe, während des Arbeitsprozesses den sterilen Laborraum zu verlassen. Herr Traubert brauche eine andere Strategie, um zwischendurch wieder Kraft zu sammeln. Mehrere 5-minütige Pausen im Reinraum seien grundsätzlich möglich. Frau Hofmann teilt ihm abschließend mit, dass sie gemeinsam mit Herrn Traubert schauen wird, welche Alternativen des Kräftesammelns möglich sind.

Frau Hofmann (H) berichtet **Herrn Traubert (T)** in der **39. Einheit** vom Telefonat mit Herrn Siegert.

H: „Ihr Jobcoach Herr Siegert hat mir berichtet, was Sie mir ja auch bereits mitteilten, dass Sie nach etwa 90 Minuten Arbeit einen Konzentrationsabfall haben. Er meinte, ein Konzentrationstraining könnte helfen. Ich bin anderer Meinung. Ich denke, dass Sie, wenn Sie Ihren Antreibern zu stark folgen, um sie zu erfüllen, sich verausgaben und es zwangsläufig zu einem Energieabfall kommt. Was meinen Sie dazu?“

T: „Hab‘ ja schon beim Bearbeiten des Handschmeichlers gemerkt, wenn ich mich anstrenge und es mühsam wird, bin ich schnell erschöpft. ... und dann kann ich mich auch nicht mehr konzentrieren.“

H: „Genau ... und Sie haben ausprobiert, wie es ist, Pausen einzulegen und spielerisch an die Sache heranzugehen. Dabei spürten Sie eine Menge Energie und waren konzentriert bei der Sache.“

T: (richtet sich auf und lächelt) „Genau ... und Spaß gemacht hat es auch noch. Wie beim Bogenschießen.“

H: „Herr Siegert hat mir auch erklärt, dass Sie zum Pausemachen nicht einfach den Reinraum im Labor verlassen dürfen. Daher brauchen Sie eine andere Strategie, um zwischendurch wieder Kraft zu schöpfen. Haben Sie vielleicht eine Idee, was Sie unterstützen könnte?“

T: (denkt nach) „Na ja, ... kurze Pausen im Reinraum sind ja schon möglich.“ (schaut mit fragendem Blick).

Zwar hat Frau Hofmann im Hinterkopf bereits die Idee, eine Achtsamkeitsübung könnte geeignet sein, da er diese überall anwenden kann. Sie möchte jedoch, dass Herr Traubert selbst auf diese Möglichkeit kommt. In seinem Erwachsenen-Ich entwickelt, wird die selbst konstruierte Lösung eine lang anhaltende Wirkung haben.

H: „Welche Möglichkeiten haben Sie in Ihren Therapieeinheiten kennengelernt, die Ihnen da helfen könnten?"

T: (überlegt, richtet sich auf und strahlt) „Na klar, ... meine Achtsamkeitsübung, die ich hier zu Beginn immer mache.... Die bringt mich immer runter. Zu Hause mach ich die ja auch. ... Die kann ich auch mit Schutzkleidung und Atemmaske machen! (sieht zufrieden aus) ... Das sag' ich gleich morgen Herrn Siegert. Vielleicht können wir das direkt ausprobieren."

H: „Eine gute Idee!"

Frau Hofmann ist bei Herrn Siegerts Auftrag, ein Konzentrationstraining mit ihrem Klienten durchzuführen, bewusst, dass sie diesen Auftrag nicht einfach unhinterfragt übernehmen wird. Sie glaubt nicht, dass ein Training das Konzentrationsproblem lösen wird, was sie Herrn Siegert bereits mitgeteilt hat. Frau Hofmann behält die Idee eines Konzentrationstrainings dennoch im Fokus. Sie ist sich jedoch sicher, wenn es Herrn Traubert gelingt, seine Antreiber bewusst wahrzunehmen und er sich selbst erlaubt, eigenaktiv mit der Achtsamkeitsübung kleine Pausen einzulegen, wird sich seine Aufmerksamkeitsspanne verbessern.

Herr Traubert überreicht ihr zu Beginn der **40. Behandlungseinheit** die neue Ergotherapieverordnung. Frau Hofmann berichtet über das Telefonat mit Herrn Ackermann, in dem beide sich über den Stand der Therapie ausgetauscht haben. Herr Ackermann habe mit Herrn Traubert begonnen, die frühkindlichen Abwehrmechanismen zu bearbeiten. Da Herr Traubert häufig Mühe hat, fokussiert zu bleiben, interessierte es Herrn Ackermann, ob es aus ergotherapeutischer Sicht ein kreatives Medium gebe, das den Prozess unterstützen kann. Frau Hofmann erklärte ihm das KAWA-Assessment und wie es kombiniert mit Collagenarbeit weiter genutzt werden könne. Beide halten das für eine gute Idee! Herr Traubert findet die Zusammenarbeit ebenfalls gut.

8.17 Herr Traubert hat Geburtstag

Heute ist der 12.11. und Frau Hofmann begrüßt Herrn Traubert: „Meinen Glückwunsch zu Ihrem Geburtstag". Er winkt ab mit dem Satz: „Wieder ein Jahr älter!" und setzt sich auf den Stuhl. Frau Hofmann interessiert sich, wie Herr Traubert seinen Geburtstag verbringt. Er hat nichts geplant. Sie unterhalten sich noch darüber, wie er früher Geburtstag gefeiert habe und welche Bedeutung Geburtstage für ihn haben.

Frau Hofmann greift diese Abwertung seiner eigenen Person auf und lässt Herrn Traubert am KAWA arbeiten. An den kleinen Stein neben dem „Kritiker-Stein" zeichnet er einen Pfeil und schreibt daran: „Ich bin nicht wichtig". Frau Hofmann bittet ihn, die KAWA-Skizze Herrn Ackermann zu zeigen.

Frau Hofmann greift das Thema Selbstversorgung aus dem PEBI auf und verknüpft es mit seiner Skriptüberzeugung „Ich bin nicht wichtig". Herr Traubert hat im Therapieverlauf bereits verstanden, dass seine Depressivität abnimmt, wenn er aktiv ist und sich selbst gut versorgt. Ebenso weiß er, dass ein regelmäßig gleichbleibender Tagesablauf guttut. Herr Traubert formuliert die Absichtserklärung, „mich gut selbst zu versorgen" weiter bearbeiten zu wollen. Dazu will er Zusammenhänge zwischen seinen alten Denk- und Handlungsmustern genauer erforschen und ändern.

8.18 Zusammenarbeit von Psycho- und Ergotherapie

Aus der Psychotherapie bringt Herr Traubert zur **42. Einheit** die KAWA-Skizze wieder mit und erzählt noch einmal die Schlüsselszene, die er in der 11. Behandlungseinheit schon als Traum hatte. Er war 7 Jahre alt, als er versuchte Zuwendung von seiner Mutter zu bekommen. Doch sie war von der vielen Arbeit erschöpft und er erlebte sich als zusätzliche Belastung für sie. Sicherlich war das nicht die einzige Situation, aber er entwickelte in dieser Zeit den Skriptglaubenssatz: „Ich bin nicht wichtig, meine Bedürfnisse zählen nicht." Ihm sei nun auch klar, weshalb er es nicht glauben kann, dass Elisabeth ihm helfen will. Ein zweiter Skriptglaubenssatz sei nämlich: „Keine Frau interessiert sich dafür, wie es mir wirklich geht." Das sei nicht nur auf Mutters Überlastung, sondern auch darauf zurückzuführen, dass Schwester Sarah nie mit ihm spielen oder ihm helfen wollte.

Deshalb traf er damals die Skriptentscheidung: „Wenn ich fleißig bin und hart arbeite, dann kann ich Mutter helfen." Die Hoffnung war: „Vielleicht hat sie dann Zeit für mich." Das funktionierte soweit ganz gut, immer, wenn er mithalf, bekam er das Gefühl für die Familie wichtig zu sein. Leider blieb die Anerkennung aus, sodass er sich einredete, sie nicht zu brauchen. So entwickelte er die Antreiber „Streng dich an!" und „Sei stark!". Wenn er depressiv ist, kommen die alten Bedürfnisse „versorgt werden zu wollen", „nichts leisten zu müssen", „schwach sein zu dürfen" und „abhängig sein zu wollen" hoch. Jedoch lässt er sie keinen wissen, weil er die „kritische Stimme" in sich hört: „Du bist ein Versager" (→ *Kap. 11.3*).

Bei Herrn Ackermann sei ihm auch bewusst geworden, was ihm damals fehlte. Er hätte es gebraucht, dass seine Mutter sich Unterstützung geholt hätte und nicht erschöpft gewesen wäre, sondern Zeit für ihn gehabt hätte, ihm zugehört hätte und ihm gesagt hätte: „Du bist ein wunderbares Kind, ich liebe dich und ich finde toll, was du alles für uns tust. Ich bin stolz auf dich." Oder sie hätte ihn immer mal wieder in den Arm genommen und ihn auf ihrem Schoß sitzen lassen. Seine Schwester hätte mit ihm gespielt und ihm geholfen, wenn er mal Hilfe gebraucht hätte.

Frau Hofmann leitet Herrn Traubert ausdruckszentriert an und er entwickelt eine Collage: „Wenn es damals ‚richtig' gelaufen wäre, dann würde meine Kindheit so aussehen."

8.18.1 Erklärfix: Collagenarbeit in der Ergotherapie

Die Collagenarbeit ist eine ausdruckszentrierte Form des kreativen Gestaltens (von Spreti, 2022). Eine Collage entsteht, indem Bild- und Textmotive aus Illustrierten und Zeitungen, eigene Fotos oder Zeichnungen, bunte Papierschnipsel und andere Materialien auf einem Zeichenkarton angeordnet werden. Im Gestaltungsprozess wird gesucht, gespürt, in Form gebracht, geschnitten, gerissen, geklebt, gemalt, also betätigungsbasiert mit den Händen gearbeitet (Nitsch-Berg & Kühn, 2000).

Jede Collage ist das Ergebnis eines dialogischen Prozesses zwischen eigenen Bildvorstellungen und Materialauswahl. Der Klient schreibt jedem Collageteil seine persönliche Bedeutung zu und setzt die Teile in Beziehung zueinander. So entsteht ein für ihn bedeutungsvolles Gesamtwerk. In der ausdruckszentrierten Auseinandersetzung mit dem Material und der geschaffenen Collage erfährt Vertrautes einen Perspektivenwechsel, wodurch eine neue Ordnung entstehen kann (Guddat & Voelzke-Neuhaus, 2021).

Das Erstellen von Collagen ist eine sanfte, strukturgebende Methode ohne Leistungsdruck, mit spielerischer und schöpferischer Möglichkeit zur Zentrierung. Eine Herangehensweise ist, die Einzelteile so zueinander in Beziehung zu setzen, dass sie harmonieren. Eine andere bringt die Elemente in Spannungsbeziehungen und Konfrontation. Die so gewonnenen Erkenntnisse beinhalten Lösungen und motivieren zu neuen Handlungen (Atkinson & Wells, 2000).

Herr Traubert hat ein paar Bilder in den Zeitschriften gefunden und aufgeklebt. Die unfertige Arbeit nimmt er in einer großen Mappe mit zu Herrn Ackermann in die Psychotherapie.

Zur **43. Behandlungseinheit** bringt Herr Traubert die Collage wieder mit und verkündet: „Ich brauche Bilder mit spielenden Kindern und glücklichen Eltern!" Weil er so entschieden und fokussiert ist, lässt ihn Frau Hofmann gleich damit beginnen in den Zeitschriften zu stöbern. Er wird schnell fündig und arbeitet die Bilder in die Collage ein. Dabei erzählt er, was er als Kind gerne getan hätte, und fantasiert, wie es mit ‚glücklichen Eltern' dann gewesen wäre (→ *Abb. 43, S. 140*).

Die Woche reflektieren sie am Ende der Einheit. Am Arbeitsplatz läuft es mit dem Jobcoach gut. Herr Traubert kann die veränderte Situation gut ertragen; auch „in zweiter Reihe" zu arbeiten findet er „okay". Finanziell kommen sie ebenfalls „über die Runden" und Elisabeth hat den Zusatzjob beim Bäcker beendet. Sie ist deshalb nicht mehr so erschöpft und sie haben Zeit füreinander.

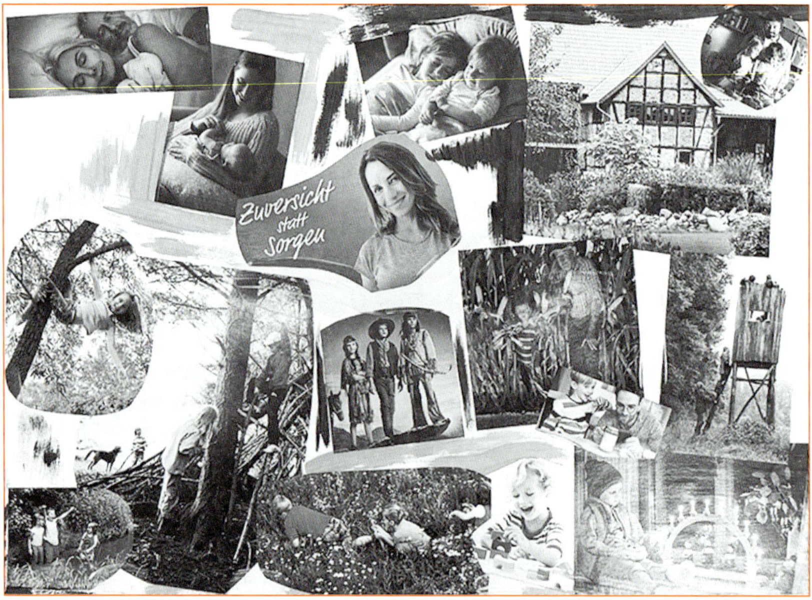

Abb. 43: Collage „Glückliche Kindheit“

Die **44. Einheit** läuft routiniert ab. Nachdem sie sich begrüßt haben, beginnt Herr Traubert selbstständig mit seiner 5-minütigen Atemübung und reflektiert anschließend für 10 Minuten die Ereignisse der vergangenen Woche. Er habe für seinen Arbeitsalltag eine Strategie entwickelt. Noch bevor er aus dem Auto aussteige, nehme er seinen Handschmeichler in die Hand, drücke ihn fest und sage zu sich: „Ich bin o.k., ich lass mir Zeit und mache Pausen!“ Es gelinge ihm sehr gut, zwischen den Labortätigkeiten nach Bedarf 3-minütige „achtsame Pausen“ zu machen. Auch habe er durch die Anwendung der Atemübung keine Konzentrationseinbrüche mehr und könne jetzt vier Stunden lang arbeiten. Damit sei er sehr zufrieden. Auch habe er ein gutes Verhältnis zu seinen Kollegen und zu Herrn Dr. Manuscheck.

Nach diesem Bericht wechselt er in die 30-minütige Arbeitsphase. Daran anschließend reflektiert er seine Erkenntnisse aus der Arbeitsphase und vereinbart mit Frau Hofmann die Ziele für die Woche bis zur nächsten Ergotherapieeinheit.

8.19 Zusammenfassung: Ergotherapie vertragsbasiert umsetzen

Wie am Beispiel von Herrn Traubert deutlich wird, zahlen sich eine tragfähige therapeutische Beziehung, echtes Interesse an der Person, kleinschrittiges ressourcenorientiertes Arbeiten, das Wissen um die Psychodynamik und das Einbeziehen dieses Wissens in die betätigungsfokussierte Ergotherapie sowie kontinuierliches Reasoning aus. Dieses professionelle systemische Denken und Handeln ermöglicht echtes klientenzentriertes Arbeiten.

Wenig wirksam würde sein, Herrn Traubert einfach eine Holzarbeit anzubieten, ohne sich näher mit dem Sinn und Zweck dieser Aktivität für Herrn Trauberts Leben zu beschäftigen, oder nur die reine Betätigung, wie beispielsweise „morgens aus dem Bett kommen", zu betrachten sowie mechanistisch motorische und prozessbezogene Performanzfertigkeiten (Handlungsausführungsfertigkeiten) zu üben. Das würde die Ergotherapeutin schnell in eine elterliche Rolle bringen, aus der sie loben oder kritisieren müsste. Herr Traubert bliebe dann in gewohnter Weise in der Kindrolle.

Stattdessen bemisst Herr Traubert den Aufgaben, die er tun will, Bedeutung und Zweck bei. Insbesondere bei den sozialen Interaktionsfertigkeiten zeigt sich der Erfolg dieses vertragsbasierten Vorgehens. Der Klient muss nicht überzeugt werden, etwas auszuprobieren oder gar zu ändern, es entwickelt sich fast von alleine, weil es ihm persönlich wichtig ist. Dadurch arbeitet er aktiv mit, gewinnt Zuversicht und kann alte Verhaltens- und Handlungsmuster verändern.

Man könnte natürlich sagen, frei nach Anne Fisher, es wäre besser, die Aktivitäten im tatsächlichen sozialen Umfeld des Klienten Traubert zu beobachten und dort auch zu trainieren. Jedoch müssen wir hier die Realitäten berücksichtigen: Es wurde kein Hausbesuch verordnet, außerdem hätte die Anwesenheit der Ergotherapeutin in der Wohnung der Trauberts die Gesprächssituation künstlich beeinflusst. Die vom Klienten zur Therapie selbst gewählten Aktivitäten oder Betätigungen haben für ihn Bedeutung, Zweck und Umweltrelevanz, auch wenn sie in der Praxis und simuliert stattfinden, weil die vertragsbasierte Ergotherapie bei ihm Bewusstheit schafft und er eigenaktiv und verantwortungsvoll seine Therapie gestaltet.

9 Die Ergotherapie geht zu Ende

Jede Therapie hat einen Anfang und ein Ende. Im Idealfall wurden alle Ziele erreicht und der Klient geht zufrieden und gesundheitsförderlich seinen Betätigungen nach. Aber auch andere Gründe können zum Behandlungsende führen (→ *Kap. 9.1.1*). Vielleicht hat ein Klient die Behandlung bei Ihnen abgebrochen und Sie fragen sich, wie er die gemeinsame Zeit und Ihre therapeutische Beziehung verbuchen wird.

9.1 Das Therapieende von Beginn an mitdenken

Für die Ergotherapie mit Menschen mit psychischen Erkrankungen ist enorm wichtig, das Therapieende von Beginn an mitzubedenken. Wir müssen sicherstellen, dass der Verordnende eine längerfristige Behandlung ermöglicht, weil der plötzliche Abbruch für den Klienten die Gefahr einer Retraumatisierung beinhaltet. Welche Beziehungserfahrungen der Klient in der Vergangenheit gemacht hat, wissen wir oftmals nicht. Einen Behandlungsabbruch könnte er skriptgebunden verarbeiten: „Es ist wie immer, wenn ich mich auf eine Beziehung einlasse, dann geht sie verloren und ich bin wieder alleine" oder „War ja klar, nie bekomme ich das, was ich brauche". Solche Skriptbestätigungen erschweren zukünftige Behandlungen.

9.1.1 Erklärfix: Kriterien für das Therapieende

Schon am Anfang an das Ende zu denken, verdeutlicht die Weitsicht einer professionell arbeitenden Ergotherapeutin. Wie oben beschrieben soll dadurch die Gefahr der Retraumatisierung gemindert und die Möglichkeit eröffnet werden, dass sich die heilsame Wirkung der Beziehung entfalten kann. Das frühzeitige Absprechen des Behandlungsumfanges mit dem Verordnenden ist genauso wichtig wie mit den Angehörigen oder Betreuungspersonen. Ebenso ist zu bedenken, wer den Klienten weiterbehandelt, wenn Sie selbst durch Urlaub, Krankheit oder Schwangerschaft verhindert sind.

Hier ein paar Gründe und Kriterien für die Beendigung der Ergotherapie oder zumindest für eine Unterbrechung:

- Idealfall: Die Ziele sind erreicht.
- Ergotherapie wird (aus Budgetgründen) nicht mehr verordnet.
- Angehörige des Klienten brechen aus persönlichen Gründen ab.
- Umzug des Klienten oder der Ergotherapeutin.
- Schwangerschaft der Ergotherapeutin, mit Beschäftigungsverbot.
- Arbeitsplatzwechsel der Ergotherapeutin.
- Klient will nicht an vereinbarten Zielen arbeiten.
- Aggressives oder gewalttätiges Verhalten. Klärungsgespräche oder Therapeutenwechsel ermöglichen weiterhin keine Zusammenarbeit.
- Klient ist verliebt oder sexuell übergriffig. Klärungsgespräche oder Therapeutenwechsel bringen keine Verhaltensänderung.

- Suizidversuch oder suizidales Verhalten verhindert vorübergehend (Klinik) die Zielbearbeitung (ambulante Ergotherapie).
- Suizid oder natürlicher Tod verhindert die Zielbearbeitung.
- ...

Für Herrn Traubert stellt das Ende der Ergotherapie eine Herausforderung dar. Lesen Sie nun, wie Frau Hofmann die Ablösung einleitet und wie Herr Traubert darauf reagiert.

9.2 Herr Traubert erfährt das Therapieende

Die **45. Einheit** beginnt Herr Traubert selbstständig mit seiner Achtsamkeitsübung. Frau Hofmann macht daran anschließend eine Standortbestimmung und nutzt die aktuelle KAWA-Zeichnung als visuelle Orientierung. Die beiden großen Veränderungsziele 1 und 2 sind erreicht. Herr Traubert kann jetzt Alltagsthemen wertschätzend mit seiner Frau besprechen. Das Arbeiten als CTA mit Unterstützung der Teil-Erwerbsminderungsrente gelingt ihm ebenfalls gut. Außerdem hat er mehrere begleitende Ziele erreicht, die nicht explizit als SMART-Ziele festgeschrieben waren. Beispielsweise geht er routiniert rechtzeitig zu Bett, praktiziert am Morgen eine Achtsamkeitsübung, trifft sich mit seinen „Kumpels“ und übt das Hobby Bogenschießen aus.

Die aktuelle ergotherapeutische Zielsetzung besteht darin, durch ausdruckszentriertes Arbeiten und praktische Übungen Herrn Trauberts Psychotherapie zu unterstützen. Gemeinsam betrachten sie daher den KAWA-Flussquerschnitt.

H: „Sie haben viel für sich erreicht!“
T: „Ja, stimmt! ... Es fließt wieder (lächelt).“
H: „Genau, Sie haben viele Hindernisse weggeräumt. ... Bei Herrn Ackermann arbeiten Sie an den alten Steinen, tief unten im Flussbett. Dort haben Sie auch begonnen, aufzuräumen.“
T: „Ja, ich verstehe jetzt, weshalb ich mich früher als Versager gesehen habe und auch, was mich triggert in alte Muster zu verfallen. ... Es gelingt mir schon besser, auszusteigen, wenn es wieder losgeht. Ich sage mir: Ich bin erwachsen und entscheide für mich selbst!“
H: „Ja, das merke ich! ... Und ich freue mich für Sie!“
T: (schaut sie an) „Danke!“
H: „Ich denke, jetzt ist eine gute Gelegenheit, Ihre Erfolge anzuschauen. Wäre das okay für Sie?“
T: „Ja.“
H: „Wie beeinflussen die Lernerfahrungen Ihr heutiges Handeln im Alltag?“
T: „Mit Elisabeth kann ich vernünftig reden. ... Auch wenn wir mal streiten, merke ich schnell, wenn ich unfreundlich werde. Dann gehe ich eine Runde spazieren und beruhige mich wieder. Anschließend können wir wieder besser reden.“
H: „Klasse!“

T: „In der Arbeit läuft es gut. Über meinen Chef denke ich positiver und kann akzeptieren, wie er entscheidet. Da hilft mir auch das Jobcoaching sehr!"

H: (schaut ihn lächelnd an) „Gut!"

T: „Ja, und ich bin total zufrieden, nur noch Laborant zu sein ... und die Verantwortung als Leiter nicht mehr tragen zu müssen."

H: „Das freut mich sehr, war es doch eine der schwersten Entscheidungen für Sie!"

T: „Das stimmt! ... Mhm, was habe ich noch gelernt? ... Ah ja, mich wichtig zu nehmen und ... mich gut zu versorgen!"

H: „Was tun Sie zum Beispiel, um sich gut zu versorgen?"

T: „Na, ... ich gehe regelmäßig zum Bogenschießen. Die Gespräche mit meinen Kumpels tun mir nämlich gut. ... Auch mit Jakob treffe ich mich zum Quatschen. Der hat gerade Stress an der Arbeit, jetzt kann ich mich revanchieren, bin sehr dankbar dafür, dass er für mich da war, als es mir schlecht ging. ... Und, ich behalte den Rhythmus bei, 22:00 Uhr schlafen gehen und 6:00 Uhr aufstehen. ... Die Achtsamkeitsübung mache ich auch immer noch, meistens jedenfalls. Sie hatten recht, ich kann mich jetzt viel besser auf eine Sache konzentrieren und die kreisenden Gedanken sind weg."

Sie will sagen: „Sehr gut, Sie haben es geschafft!", bemerkt jedoch rechtzeitig, dass die Formulierung seinen „Streng dich an!"-Antreiber befeuern könnte. Er soll selbstverständlich nicht in zwanghafter Weise angestrengt sich „gut versorgen". Sie spricht deshalb sein realitätsüberprüfendes Denken an und leitet über zum Fühlen.

H: „So viel Erfolg! ... Hätten Sie zu Beginn der Ergotherapie das gedacht?"

T: (lacht) „Nee, da hab' ich gesagt: Ich weiß nicht, ob es mir was bringt."

H: „Und jetzt!"

T: „Die Ergotherapie hat mir wirklich geholfen!"

H: „Wissen Sie weshalb?"

T: „Ja, ... weil ich es wollte ... und drangeblieben bin."

H: „Ihr Wille, aktiv zu handeln, und Ihre bewussten Entscheidungen haben zum Erfolg geführt!"

T: „Ja, das stimmt!"

Da Herr Traubert seinen Erwachsenen-Ich-Zustand gut besetzt hat, will Frau Hofmann den Zeitpunkt nutzen, um über das Therapieende zu sprechen.

H: „Gut, Herr Traubert, ... jede Therapie hat einen Anfang und ein Ende. ... Mir ist wichtig, dass wir heute auch über das Ende Ihrer Ergotherapie sprechen."

T: „Oh, mhm, das kommt etwas überraschend. (mit angstvollem Ton und Gesichtsausdruck) Ich brauche Sie noch!"

H: (schaut verständnisvoll) „Sie haben Zeit! ... (mit zuversichtlichem Blick) Ich habe den Eindruck, Sie sind gewachsen und ich kann Sie bald guten Gewissens ziehen lassen."

T: „Wann wird das sein?"

H: „Sie haben noch fünf Termine auf der aktuellen Verordnung. ... Drei Termine davon brauchen Sie sicherlich noch für Collagenarbeiten und Ähnliches zur Unterstützung Ihrer Psychotherapie. ... Dann können wir die Ergotherapie langsam abschließen."

T: „Ein bisschen Angst macht mir das aber schon, ... wie soll ich das ohne Sie schaffen?"

H: „Schauen Sie mal, wer sich jetzt meldet."

T: „Ja schon klar, der kleine Junge in mir!"

H: „Was können Sie ihm sagen?"

T: „Mhm (streicht über seinen Bart) ... vielleicht so: Ich bin groß und gebe auf dich acht! Brauchst keine Angst zu haben!"

H: „Das klingt sehr gut!"

T: (mit entschlossenem Gesichtsausdruck) „Ja, ich achte auf den kleinen Markus ... und auf mich!"

Sie erinnert sich an Herrn Ackermanns Aussage, dass Herr Traubert die „Fähigkeit zur Selbstbeelterung" entwickeln müsse. Es gelingt ihm jetzt, den „kleinen Markus" aus dem Erwachsenen-Ich-Zustand heraus zu betrachten und in der Elternrolle für ihn Verantwortung zu übernehmen. Ebenfalls gefällt ihr seine selbstfürsorgliche Haltung, auf sich als Erwachsener achtzugeben.

Herr Traubert skizziert den aktuellen Flussquerschnitt seines KAWA. Dabei sieht er stolz aus. Dann wechselt er in die Arbeitsphase und widmet sich seiner Collage: „Wenn es damals ‚richtig' gelaufen wäre, dann würde meine Kindheit so aussehen." Er klebt ein paar Bilder dazu und gestaltet die Zwischenräume mit Farben und sagt glücklich: „Fertig!" (→ *Abb. 43, S. 140*).

9.3 Herr Traubert hat eine Krise

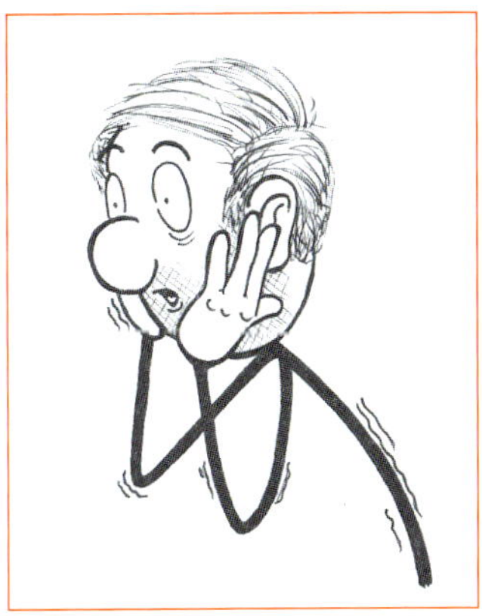

Abb. 44: Herr Traubert hat Angst

Am Donnerstagmorgen ruft Herr Traubert in der Praxis an und spricht aufgewühlt und zerfahren auf den Anrufbeantworter, es sei etwas passiert, Frau Hofmann soll bitte schnell zurückrufen. Frau Hofmann ruft ihn zwischen zwei Behandlungen an und informiert ihn, sie habe nur sehr wenig Zeit. Parallel schaut sie im Terminplan nach einem zeitnahen Termin. Herr Traubert erzählt von seinem Traum letzte Nacht, der ihm Angst macht. Er sei heute auch nicht zur Arbeit gegangen. Eigentlich hätte er heute Psychotherapie bei Herrn Ackermann, der aber krank sei. Frau Hofmann fragt, ob er sich in der Lage fühle, zum Hausarzt zu gehen und sich arbeitsunfähig schreiben zu lassen. Morgen, um 11:45 Uhr könne er zu ihr in die Praxis kommen. Er fragt hektisch: „Heute kein Termin frei?" Frau Hofmann verneint und spricht beruhigend: „Morgen bin ich für Sie da, ... können Sie morgen kommen?" Herr Traubert willigt ein. Frau Hofmann erinnert ihn zur Sicherheit an seinen Notfallplan: „Wenn Sie für Ihre Sicherheit nicht mehr garantieren können, rufen Sie bitte die 112 an!" Er sagt: „Es wird gehen, ich bin jetzt schon etwas beruhigter." Frau Hofmann: „Gut, dann bis morgen 11:45 Uhr!"

Frau Hofmann vermutet einen Zusammenhang zwischen seinem angstvollen Traum und dem geplanten Ende der Ergotherapie. Sie will schnell reagieren, die Symptomatik eindämmen und das Suizidrisiko senken. Deshalb gibt sie ihm bewusst aus einer fürsorglichen Haltung heraus den Termin am nächsten Tag. Um wirksam intervenieren zu können, möchte sie Herrn Traubert sehen und „spüren". Am Telefon ist das nicht möglich. Beim Telefonieren interveniert sie „unbeeindruckt gelassen" und signalisiert damit Herrn Trauberts Kind-Ich: „Es ist nicht schlimm, das Problem ist lösbar!" Gleichzeitig informiert sie sein Erwachsenen-Ich, selbst für Schutz zu sorgen.

Erklärfix

9.3.1 Erklärfix: Symptomverschlechterung

Nicht verhindern können wir, was die Klienten in ihrer Ergotherapeutin sehen. Geleitet von unbewussten Wünschen nach einer Mutter, die allumfassend versorgt, oder einem Vater, der für sie die Welt anpasst, finden Übertragungen statt. Auf jeden Fall entsteht eine Beziehung, die auch frühe Bedürfnisse (mit)befriedigt und Lernschritte in das nächste Schema ermöglicht. Bei Ablösung entsteht Stress, und Stress führt immer dazu, auf frühere Verhaltensmuster, also ein früheres Schema, zurückzugreifen. Berücksichtigen wir das und planen Zeit dafür ein, kann der Klient die Krise überwinden und wieder ein Stück mehr Autonomie entwickeln. Also keine Angst, wenn Ihr Klient Symptomverschlechterung zeigt, wenn zuvor alles gut verlaufen ist. Es gehört zur Entwicklung dazu, mal einen Schritt zurückzugehen und dann weiter nach vorne (→ *Kap. 11.3.3*).

Herr Traubert kommt überpünktlich zur **46. Einheit** in die Praxis und sitzt sichtlich angespannt im Wartebereich. Auf dem Weg zum Behandlungsraum redet er schnell und getrieben. Frau Hofmann bittet ihn, zunächst seine Atemübung zu machen. Das Ritual gelingt und Herr Traubert beruhigt sich etwas. Dann erzählt er geordnet seinen Traum, sodass Frau Hofmann ihm gedanklich folgen kann.

Er sah einen kleinen Jungen nackt und allein in einem dunklen Loch sitzen. Er wachte schweißgebadet mit Herzrasen aus diesem Traum auf und fühlte Angst. Nun glaubt er, es gehe mit der Depression wieder los. Er fühle sich schwer und hilflos.

Frau Hofmann spürt nach und überlegt, wie sie damit umgehen will. Sie nimmt hypothetisch an, dass es sich um eine Reaktion auf das geplante Ende der Ergotherapie handelt. Sie hat mehrfach erlebt, wie Klienten zum Therapieende hin eine Phase der Symptomverschlechterung durchleben. Jedoch ist sie wegen seines Traumes irritiert und unsicher, ob Herrn Trauberts Symptome damit vergleichbar sind. Sie entscheidet sich, Herrn Trauberts Erwachsenen-Ich zu aktivieren, und vertraut auf ihre stabile therapeutische Beziehung. Sie sagt sich: „Mutig voran!", wählt eine Technik aus der Gestalttherapie (interaktionelles Medium) und leitet ihn direktiv an.

H: „Herr Traubert, stellen Sie sich mal mit etwas Abstand zum Stuhl, auf dem Sie sitzen, hin."
T: (stellt sich hin und schaut Frau Hofmann erwartungsvoll an)
H: „Ich lade Sie zu einem Experiment ein: Stellen Sie sich vor, Sie wären jemand anderes, ... der die Traumgeschichte von dem da auf dem Stuhl (zeigt auf den Stuhl, auf dem er zuvor gesessen hat) angehört hat."
T: (schaut von oben auf den Stuhl) „Ja, o.k."
H: „Schauen Sie mit Ihrem gesamten Wissen und Ihren Fähigkeiten als Erwachsener zu dieser Person. ... Was sehen und hören Sie?"
T: „Der hat Angst, panische Angst ... alleine zu sein."
H: „Wie kommen Sie darauf?"
T: „Na, der Traum ... ein kleiner Junge, nackt in einem dunklen Loch ... eine Metapher ... (spricht laut) für Alleinsein!"
H: „Was denken Sie, weshalb hat er (zeigt zum Stuhl) gerade jetzt diesen Traum?"
T: „Frau Hofmann, jetzt wird es mir klar. ... Bald ist hier Ende und ich kann nicht mehr zu Ihnen kommen! ... Das macht mir Angst!"

Die Hypothese ist nun bestätigt. Frau Hofmann will ihm die Unterschiede der Situation von damals und heute verdeutlichen sowie seine Handlungsfähigkeit als erwachsener Mann hervorheben.

H: „Der kleine Junge in Ihnen hat Angst bekommen und Ihre Psyche hat im Traum versucht es zu verarbeiten. ... Das ist nicht ungewöhnlich."
T: (will sich hinsetzen)
H: „Herr Traubert, nehmen Sie sich bitte einen zweiten Stuhl (zeigt auf den Stapel Stühle in der Ecke des Raumes). ... Stellen Sie ihn neben den Stuhl, auf dem virtuell der kleine Junge sitzt, der Sie mal waren."
T: (stellt einen zweiten Stuhl daneben und setzt sich darauf) „Danke, jetzt geht es mir besser! ... Oh, Mann, ... dass mich das so aus der Bahn wirft!"

Frau Hofmann möchte ihm verdeutlichen, dass er heute nicht alleine ist. Jedoch will sie nicht die Beziehung zu ihr in den Vordergrund stellen, was sein kindliches Symbiosebedürfnis ansprechen würde. Stattdessen will sie ihm seine vorhandenen Kontakte und deren Bedeutung ins Bewusstsein rufen.

H: „Herr Traubert, machen Sie sich bitte bewusst, mit wem Sie heute verbunden sind. ... Da ist Elisabeth ..."
T: „Ja, Elisabeth ist da ... und Jakob, ... meine besten Kumpel Mütze und Flori ... mhm."
H: „Das sind ja einige! ... Das kindliche Gefühl allein zu sein stimmt also heute nicht mehr! ... Da sind Menschen, die Sie lieben! ... Elisabeth, ... Jakob, ... Mütze und Flori, ... und viele mehr!"
T: „Ja stimmt, ich bin nicht alleine!"
H: „Was wollen Sie dem kleinen Jungen, der Sie mal waren, sagen?"
T: „Ich bin da, ... und du bist nicht allein!"

H: „Genau, … schauen Sie ihn an und sagen ihm: Ich bin da, … und du bist nicht allein!"

T: „Ich bin da, … und du bist nicht allein! (hat Tränen in den Augen). … Du bist nicht allein!"

Frau Hofmann will, dass er jetzt seinen Fokus ganz auf die heutigen Beziehungen richtet. Ihr kommt die Idee, seine Bezugspersonen symbolisch zu vergegenständlichen.

H: „Schauen Sie sich im Raum um. Suchen Sie für Elisabeth, Jakob, Mütze und Flori jeweils einen Gegenstand aus und platzieren Sie diese Symbole im Raum. … Sie dürfen nutzen, was immer Sie wollen!"

Herr Traubert sucht aus einem Korb schön geformte Steine aus. Er legt sie vor sich hin auf den Boden und nennt den Namen der Person, den der jeweilige Stein symbolisiert. Frau Hofmann lädt ihn ein, die Szene zu betrachten und zu fühlen. Herr Traubert beschreibt, er fühle sich verbunden, sicher und „irgendwie voller Hoffnung". Auf die Frage, wo im Körper er es fühlt, legt er die Hand auf die Brust und sagt: „Hier, es wird ganz warm."

H: „Schauen Sie sich die Szene noch mal genau an, fühlen Sie, wie ‚verbunden, sicher und voller Hoffnung' Sie sich fühlen. … Nehmen Sie dieses Bild tief in sich auf und verankern es in Ihrem Körper."

Herr Traubert schaut die Steine einzeln an, schließt die Augen und bewegt ganz leicht seine Hand auf der Brust. Er atmet tief ein und wieder aus.

H: „Erinnern Sie sich bitte jeden Abend vor dem Schlafengehen an diese Szene und wie verbunden, sicher und voller Hoffnung Sie sich fühlen. … Elisabeth, Jakob, Mütze, Flori und viele andere Menschen sind heute da! … Wenn Sie das Bild gut in Ihrem Körper verankert haben, sagen Sie mir Bescheid, … dann schließen wir ab."

T: (öffnet die Augen, schaut sie mit zufriedenem Gesichtsausdruck an) „Danke!"

Frau Hofmann löst die Szene mit den Worten auf: „Nehmen Sie als Erstes den Stuhl, der symbolisch für den kleinen Jungen, der Sie mal waren, gestanden hat, aus der Rolle." Herr Traubert stellt den Stuhl auf den Stapel. „Es ist wieder nur ein Stuhl." Ebenso verfährt sie mit den Steinen. Dann lässt sie ihn auf dem Stuhl, der das Hier und Jetzt verdeutlicht, Platz nehmen und bittet ihn, noch mal zu spüren, wie es ihm jetzt geht. Er sagt: „Ich bin erleichtert und zufrieden." Sie verabschieden sich.

9.3.2 Erklärfix: Körperzentrierte, psychomotorische Übungen

Körperzentrierte und psychomotorische Übungen sollen dem Klienten helfen, sich intrapsychischer Dynamiken bewusst zu werden. „Wie sich ein Klient körperlich bewegt und ausdrückt, ist eine Erscheinungsform der unausgesprochenen Innenwelt des Menschen. Das bloße Ändern einer Körperhaltung beziehungsweise das bloße Achten auf den körperlichen Prozess kann unsere Einstellungen und Gefühle uns selbst und der Welt gegenüber grundlegend verändern" (Joyce & Sills, 2015, S. 207f). In der psychisch-funktionellen Ergotherapie dienen körperzentrierte Übungen also selten einem funktionellen Zweck, sondern als ausdruckszentriertes Medium. Der Klient interagiert mit seinem Körper und seiner Psyche, nimmt dabei Bewegungen, Handlungsimpulse, Gedanken und Gefühle bewusst wahr oder drückt bewusst gewordene szenische Inhalte aus (vgl. Scheepers-Assmus, 2016). Wir nutzen für den symbolischen Ausdruck gerne Gegenstände (Stühle, Steine, Bildkarten), sodass der Klient seine Spür- und Bewegungserfahrungen und die im Zusammenhang stehenden psychodynamischen Erkenntnisse aus der Distanz betrachten und beschreiben kann. Die Draufsicht und Versprachlichung im Hier und Jetzt stärken das Erwachsenen-Ich und ermöglichen die Integration von früheren Ich-Anteilen im neuen Schema (Pesso & Lowijs, 2008).

9.4 Herr Traubert bewältigt seine Krise

Zur **47. Behandlungseinheit** kommt Herr Traubert merklich entspannter. Nach der gewohnten Achtsamkeitsübung erzählt er von „einem schönen Traum" letzte Nacht. Er saß mit vielen Leuten an einer großen Tafel mit reichlich Essen und Trinken, es wurde viel gelacht. Er ist mit einem „zufriedenen Gefühl" aufgewacht. Frau Hofmann fragt ihn, ob er dieses Bild darstellen möchte, um es „festhalten" zu können.

Frau Hofmann weiß, dass sich ein virtuelles Bild verstärken lässt, wenn es gezeichnet oder als Collage dargestellt wird. Die Bedeutung für Herrn Traubert wird in der Auseinandersetzung beim Tun wachsen. Das haptische Erleben und der Dialog mit den Materialien und dem Inhalt fördern die nachhaltige Wirkung.

Herr Traubert bleibt beim vertrauten Medium Collage und schneidet Bilder von fröhlichen Menschen, Essen, Trinken aus. Anschließend ordnet er die Bilder auf dem Blatt an, schiebt sie hin und her und hat offensichtlich Freude am Arrangieren.

Frau Hofmann verstärkt die positive Erfahrung beim Tun mit den Worten: „Ich sehe, wie viel Freude es Ihnen macht, diese lebendige Szene zu gestalten!"

T: „Ja, ich bekomme richtig Lust mit meiner Familie und Freunden zu feiern!"

H: „Eine sehr gute Idee!"

Frau Hofmann will gleich weiter fragen: „Und, wann wollen Sie die Feier starten, wen wollen Sie einladen?", bremst sich jedoch noch rechtzeitig aus zwei Gründen. Erstens ist Herr Traubert sichtbar positiv und freudig auf den Gedanken an eine Feier eingestimmt, sodass er diese mit großer Wahrscheinlichkeit umsetzen wird.

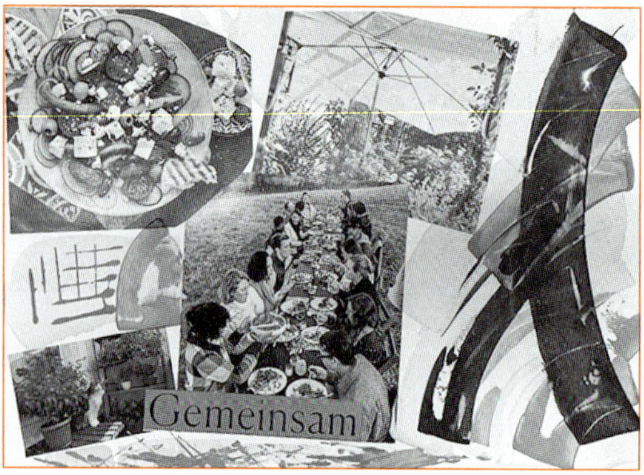

Abb. 45: Collage „Feiern mit Freunden“

Zweitens besteht bei zu viel Input immer die Gefahr, dass der Klient sich überanpasst oder rebelliert. Weil Herr Traubert sein Erwachsenen-Ich gut mit psychischer Energie besetzt hat, hält sie ihren Impuls zurück und sagt nichts weiter dazu.
Herr Traubert stellt die Collage „Feiern mit Freunden“ fertig. Frau Hofmann fragt, was er damit machen will. Er antwortet: „Das Bild hänge ich in die Küche, da seh‘ ich es immer.“

9.5 Herr Traubert entscheidet sein Leben neu

In der **48. Behandlungseinheit** erzählt Herr Traubert, dass er sich wieder besser fühlt und seit gestern wieder arbeitet. Auch Herr Ackermann ist wieder gesund, sodass er den Termin am letzten Freitag bei ihm wahrnehmen konnte. Herr Traubert hat ihm von seiner Krise erzählt und sie haben gleich daran gearbeitet. Herr Traubert hatte ein Schlüsselerlebnis im Alter von vier Jahren. Vermutlich gab es mehrere solcher Situationen, da er damals öfter krank war, jedoch war dieses prägnant. Er lag in seinem Bett, alleine im Zimmer und starrte an die Decke. Er hatte das Gefühl, verlassen und völlig alleine auf der Welt zu sein. Es muss Erntezeit gewesen sein, in der jede Hand gebraucht wurde. Deshalb kam die Mutter erst am Abend, um wieder nach ihm zu sehen. Herr Ackermann hat mit einer körperpsychotherapeutischen Methode regressiv die traumatische Erfahrung durch eine „ideale Szene“ ausbalanciert. Herr Traubert soll sich jeden Abend vor dem Schlafengehen die neu erlebte Szene mit einer „idealen Mutter“ vorstellen. Diese „ideale Mutter“ stellt sich Herr Traubert als „kraftvoll und gesund“ vor. Anders als seine leibliche Mutter hat die „ideale Mutter“ Zeit, weil sie sich Unterstützung organisiert, sie bleibt bei ihm und versorgt ihn.

Frau Hofmann erkennt, das regelmäßige Imaginieren vor dem Schlafengehen soll die korrigierende Erfahrung aus der Psychotherapie verankern. Hier ist kein ausdruckszentriertes Medium zur Verstärkung notwendig. Für Herrn Traubert ist es aber wichtig, seiner Ergotherapeutin von seinem Erlebnis zu erzählen. Sie versteht ihre Beziehung (Medium) nun als Katalysator. Beim Erzählen wird er sich der Bedeutung seiner Neuentscheidung für das heutige Leben bewusst.

Herr Traubert sagt: „Es war erst etwas komisch, mir eine ideale Mutter vorzustellen. Aber ich merke, gerade morgens, wie hoffnungsvoll ich nach vorne schaue.“ Frau Hofmann ist beeindruckt und sagt: „Ein neuer Herr Traubert sitzt vor mir!“ Er lächelt und sagt: „Ja, das fühle ich auch. ... Herr Ackermann hat mir gesagt, ich solle mir mein Leben neu vorstellen, wie es dann verlaufen wäre. Das möchte ich in der Ergotherapie machen.“

Frau Hofmann überlegt, welches ausdruckszentrierte Medium dafür geeignet wäre, auch im Hinblick auf den Ablösungsprozess. Idealerweise sollte er es alleine zu Hause machen können. Seine Lebensgeschichte neu zu schreiben, wäre eine Idee.

Sie fragt ihn: „Haben Sie schon eine Idee, wie Sie daran arbeiten wollen?"

T: „Mhm, mit den Bildern, das gefällt mir ja, ... aber ich weiß nicht, wie ich die vielen Situationen, die anders sind, mit Bildern darstellen soll. ... Ich müsste auf jeden Fall was dazuschreiben."
H: „Vielleicht ist Schreiben eine gute Idee!"
T: „Sie meinen nur schreiben?"
H: „Sie könnten überwiegend schreiben und mit Bildern oder Skizzen ergänzen. Was halten Sie davon?"
T: „Meine neue Geschichte schreiben, ja!"
H: „Ihre neue Lebensgeschichte!"
T: „Ja, das mach' ich. ... Das passt auch gut in mein Therapietagebuch, ... dann hab' ich alles an einem Platz."

Weil er seine neue Lebensgeschichte erst „im Unreinen" entwickeln will, gibt Frau Hofmann ihm ein paar linierte Blätter. Herr Traubert beginnt sofort zu schreiben, erzählt seine Fantasie, „wie es richtig gewesen wäre, damals". Frau Hofmann fragt nach, Herr Traubert wird sich über seine Bedürfnisse klar und schreibt weiter. Sein Vater hätte Zeit für ihn haben sollen. Er hätte ihm gezeigt, wie man mit dem Modellschiff umgeht und es mit ihm gemeinsam repariert, wenn mal etwas kaputtgegangen wäre.

Abschließend planen sie die Termine in den nächsten Wochen. Sein Psychotherapeut hat vom 14.12. bis 29.12. Urlaub und Frau Hofmann vom 24.12. bis 06. Januar. Herr Traubert beginnt zwei Tage früher mit seinem Urlaub und nimmt sich ebenfalls die erste Januarwoche frei. Aber er kommt trotzdem am 23.12. zur Ergotherapie und geht auch zur Psychotherapie am 03.01.: „Weil es mir wichtig ist und hilft."

9.6 Letzte Einheit im Jahr, es ist Weihnachten

Zur **49. Einheit,** einen Tag vor Heiligabend, bringt Herr Traubert Stollen mit, den er zusammen mit seiner Frau gebacken hat. Er sagt: „Es ist Weihnachten und ich möchte mich bei Ihnen bedanken." Er holt ein kleines Geschenk aus der Tasche und überreicht es Frau Hofmann lächelnd. Frau Hofmann packt es aus und hält eine mundgeblasene Katze aus Glas in der Hand. Er hat sich gemerkt, dass sie Katzen mag. Sie bedankt sich. Sie trinken Kaffee und genießen den Stollen. Anschließend will Herr Traubert seine neue Lebensgeschichte vorlesen. Frau Hofmann fragt ihn, welche Erwartungen er an sie hat, wenn er ihr seine neue Lebensgeschichte vorliest.

Ihr ist diese Vertragsfrage wichtig, damit sie sich entspannt zurücklehnen kann. Herr Traubert soll sich seiner Absicht bewusst werden, weshalb er ihr seine Lebensgeschichte vorlesen will. Sie möchte zudem wissen, was ihre Aufgabe beim Zuhören ist, insbesondere ob er eine Antwort, einen Ratschlag oder Ähnliches erwartet. Sie möchte mit ihm einen Zuhörvertrag schließen (→ *Kap. 13.2.2*).

Herr Traubert erklärt ihr, ihm sei wichtig, dass sie es höre, weil sie ihn in diesem Jahr stark unterstützt habe. Sie bräuchte nichts zu tun, nur zuzuhören. Frau Hofmann hört aufmerksam zu, während Herr Traubert vergnüglich seine neue Lebensgeschichte vorliest.

9.7 Das Therapieende planen

Herr Traubert kommt gut gelaunt zur **50. Therapieeinheit** und wünscht Frau Hofmann ein gesundes neues Jahr. Er berichtet von schönen Erlebnissen in der Weihnachtszeit und an Silvester. Es gab mehrere Feiern mit reichlich Essen: „Wie auf der Collage, die in unserer Küche hängt", sagt er. Am zweiten Weihnachtstag trafen sie sich bei Jakob, der zu seiner Überraschung Schwester Sarah eingeladen hatte. Mit Sarah, aber auch mit seinen Kindern Evelyn und Andreas habe er gute Gespräche gehabt. Dabei leuchten seine Augen und er schließt seinen Bericht mit den Worten ab: „Jetzt wird alles gut!"

Herr Traubert denkt mittlerweile entspannter an das Ende der Ergotherapie, das sie nun für Anfang Februar festlegen. Gemeinsam planen sie die letzten fünf Therapieeinheiten. Frau Hofmann möchte die Abschlussevaluation am Donnerstag, dem 23.01., machen, da es zeitlich gut passt. Herr Traubert ist mit dem zusätzlichen Termin in dieser Woche einverstanden.

Für die Arbeitsphase heute hat Herr Traubert schon eine klare Vorstellung. In der Psychotherapieeinheit drei Tage zuvor habe er an der Beziehung zu seinem „cholerischen" Vater gearbeitet. Freudig sagt er: „Da habe ich einen idealen Vater bekommen." Für das neue Vaterbild will er eine Collage gestalten. Herr Ackermann fand das auch eine gute Idee. Frau Hofmann holt Papier, Zeitschriften, Schere, Klebestift, Plakatfarben, Pinsel und Spachtel. Herr Traubert sucht ein Bild von einem idealen Vater. Er findet einen jungen, kräftigen Mann mit freundlichem Blick und sagt: „Das ist er!"

H: „Wie ist der so?"
T: „Freundlich und entspannt, der hält was aus, ... auch wenn sein Sohn mal was kaputt macht. ... Ja, er redet über Probleme und weiß eine Lösung. ... Genau, so ist er!"
H: „Anders, als Ihr Vater war!"
T: „Ja. ... und jetzt suche ich noch Bilder, wo etwas kaputtgegangen ist und vom gemeinsamen Wandern, Boot fahren, Eis essen ..." (blättert in den Zeitschriften und schneidet aus).

Schnell ist die Therapieeinheit zu Ende. Herr Traubert versucht Frau Hofmann zu überreden, länger bleiben zu dürfen, weil er gerne die Collage fertig machen will.

An dieser Stelle zeigt sich Herrn Trauberts freies Kind. Frau Hofmann findet es schön, dass er sich so lebendig mit der Collagenarbeit beschäftigt. Da jedoch die Therapiestunde beendet ist und Herr Traubert auch in der Therapiezeitstruktur bleiben soll, bietet sie ihm stattdessen an, ein paar Zeitschriften mitzunehmen. Sein Erwachsenen-Ich erhält somit eine weitere Möglichkeit, die Collage zu Hause fortzusetzen.

Herr Traubert lehnt diese Idee ab mit den Worten: „Ich komme zu Hause eh' nicht dazu, es sind zu viele Sachen zu erledigen ... und ich habe zwei Arzttermine (seine Körperhaltung ist aufgerichtet, seine Stimme klar und realitätsbezogen, seine Mimik freundlich).

Für Frau Hofmann ist damit klar, dass er seine Entscheidung aus dem Erwachsenen-Ich trifft, da er bewusst erkennt, dass für ihn das Gestalten der Collage zurzeit wohl besser in der Ergotherapie durchzuführen ist.

Abschließend teilt er ihr noch mit, die Verordnung sei schon ausgestellt: „Die hole ich übermorgen bei Frau Dr. Köhler ab."

9.8 Herr Traubert beendet seine dritte Collage

In der **51. Therapieeinheit** stellt Herr Traubert seine Collage fertig. Mit Farben hat er seinen „idealen Vater" und alles, was er mit ihm machen würde, hervorgehoben. Stolz nimmt er diese Collage mit und will sie Herrn Ackermann zeigen.

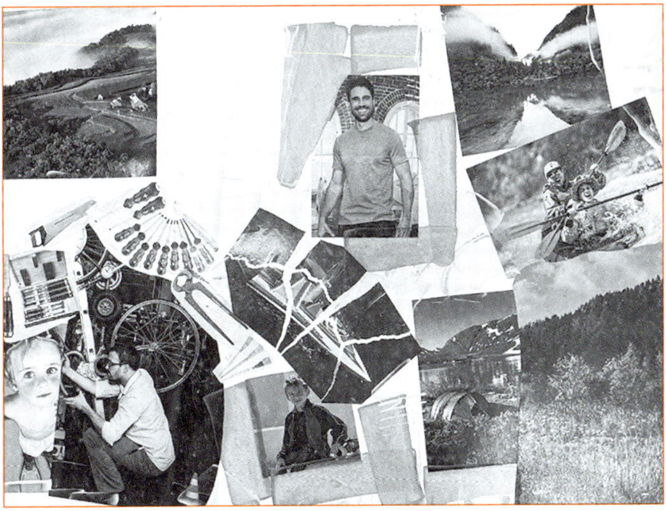

Abb. 46: Collage „Idealer Vater"

9.9 Vorbereitung, um den Therapieerfolg zu sichern

Frau Hofmann schlägt in der **52. Behandlungseinheit** vor, anhand von PEBI, PEZI und KAWA anzuschauen, was er erreicht hat und ob noch etwas offen ist.
Herr Traubert bewertet die Ausführung der Aktivitäten oder Betätigungen im PEBI zum zweiten Mal. Mit stolzer Mimik schaut er die Zahlenwerte, mit den Worten an: „Sieht gut aus, da ist richtig was passiert!"

Ausgewählte Aktivitäten oder Betätigungen (mit Problemen bei der Ausführung, Übertrag von Seite 2)		Ausführung		Zufriedenheit	
A	Mit Elisabeth reden, wie die Ehe zu retten ist.	2. Einschätzung	8	2. Einschätzung	7
		1. Einschätzung	2	1. Einschätzung	1
		Differenz:	6	Differenz:	6
B	Schießsport machen, mit Flori und Mütze.	2. Einschätzung	10	2. Einschätzung	10
		1. Einschätzung	1	1. Einschätzung	6
		Differenz:	9	Differenz:	4
C	Arbeiten als CTA im Labor.	2. Einschätzung	10	2. Einschätzung	9
		1. Einschätzung	1	1. Einschätzung	5
		Differenz:	9	Differenz:	4
D	Mit der Bank den Hauskredit klären.	2. Einschätzung	10	2. Einschätzung	10
		1. Einschätzung	1	1. Einschätzung	3
		Differenz:	9	Differenz:	7
E	Mache keinen Tagesplan, vertrödle die Zeit.	2. Einschätzung	8	2. Einschätzung	9
		1. Einschätzung	3	1. Einschätzung	2
		Differenz:	5	Differenz:	7

Abb. 47: Zweite Einschätzung im PEBI

Sein KAWA-Flussbett skizziert er jetzt sehr aufgeräumt, Steine sind geschrumpft oder gänzlich weggeräumt. Dafür stehen am Flussbett viele Namen von Personen und Dingen, wie beispielsweise: „Haus, Labor, Garten, Wald, Verein". Neues Treibholz ist dazugekommen: „Denken – was will ich wirklich?, Atemübung, Zeit lassen". Als er fertig gezeichnet hat, bemerkt er: „Jetzt fließt es wieder!"

Beide schlussfolgern am Ende, dass ergotherapeutisch nichts weiter zu bearbeiten ist. Die frühkindlichen Themen, die zu seinen Skriptentscheidungen und Skriptüberzeugungen geführt haben, will er in der Psychotherapie weiter „ausbalancieren, wie Herr Ackermann dazu sagt" (→ *Kap. 11.3.1.4*).

9.10 Herr Traubert erstellt seine Timeline

Anknüpfend an die vorherige Einheit und um den Therapieerfolg dauerhaft zu sichern, hat Frau Hofmann für die **53. Einheit** überlegt, das Medium Timeline zu nutzen.

9.10.1 Erklärfix: Timeline

Die Timeline-Methode stammt ursprünglich aus der Hypnotherapie. Sie wird häufig in Coaching-Prozessen eingesetzt, um Ereignisse der Vergangenheit in einen Erzählstrang zu bringen (Nicolaisen, 2019). Das Arbeiten mit Timelines eignet sich besonders, um Veränderungen räumlich darzustellen, erlebbar zu machen und aus einer problemorientierten in eine lösungsorientierte Sicht zu wechseln (Theuretzbacher & Nemetschek, 2013). Innerhalb der Timelinearbeit kommt transaktionsanalytisches und systemisches Denken zum Einsatz (Mohr, 2008). Aufgrund des ausdruckszentrierten Charakters und der Visualisierung des therapeutischen Fortschrittes handelt es sich um ein nützliches Medium für die Reflexion oder Standortbestimmung in der Ergotherapie.

Sie leitet Herrn Traubert an, sich wichtige Stationen auf seinem Therapieweg bewusst zu machen und jeweils ein Symbol dafür zu zeichnen. Dafür hat sie ein paar DIN-A4-Blätter und Pastellkreiden bereitgelegt (→ *Abb. 48, S. 157*).

H: „Was war am Anfang Ihrer Ergotherapie ein wichtiges Erlebnis oder eine hilfreiche Erkenntnis für Sie?"

T: (schaut ernst) „Mhm, ich war hoffnungslos und dachte nur, mir kann sowieso keiner helfen. … (lächelt) Sie haben mir irgendwie Hoffnung gemacht!"

H: „Was war es genau, das die Hoffnung in Ihnen geweckt hat?"

T: „Ich war Ihnen nicht egal, das spürte ich. … Ja, und dann hab' ich mich eingelassen, auf die Therapie und … auf Sie!" (schaut Frau Hofmann in die Augen).

H: (schmunzelt) „Sich auf die Beziehung einzulassen, hat Ihnen zu neuer Hoffnung verholfen!"

T: „Genau, das wars."

H: „Welches Symbol wählen Sie dafür? Sich Einlassen auf Beziehung gibt Hoffnung."

T: „Ganz klar!" (zeichnet zwei Strichmännchen, die sich angucken).

H: „Ja, das drückt das Sich-Einlassen auf eine Beziehung gut aus! … Welches bedeutsame Erlebnis fällt Ihnen noch ein?" (legt ihm ein neues Blatt hin).

T: „Das Gespräch mit Elisabeth und wie Sie uns geholfen haben, miteinander zu reden."

H: „Was haben Sie dabei gelernt?"

T: „Wie ich mich verkrieche, (mit traurigem Blick) … keine Hilfe zulasse, blöd daherrede und … Elisabeth auflaufen lasse."

Ihr fällt die negative Sicht auf das Erlebte auf und sie überlegt, mit welcher Formulierung sie Herrn Traubert besser einladen kann, die positiven Erkenntnisse zu erinnern. Sie weiß, für die Wirksamkeit des Mediums Timeline ist besonders wichtig, nicht die alten Schwierigkeiten, sondern die Lösungen, die zum neuen Betätigungsverhalten geführt haben, in den Blick zu nehmen.

H: „Und, zu welcher Erkenntnis gelangten Sie dann?“

T: „Wenn ich Hilfe zulasse, gibt es eine Lösung. ... Die Übungen mit den Ich-Rollen haben mir sehr geholfen ... und die Paartherapie. Für den Tipp bin ich Ihnen sehr dankbar. Elisabeth und ich verstehen uns jetzt richtig gut!“ (lächelt und hat einen offenen Blick).

H: „Gerne, das freut mich sehr für Sie beide! ... Welches Symbol wollen Sie dafür zeichnen?“

T: (überlegt, beginnt zu zeichnen) „Das soll ein Schneckenhaus sein. (zeichnet daneben zwei Strichmännchen und Pfeile, die zwischen beiden hin und her gehen) Miteinander reden hilft.“

H: „Was fällt Ihnen noch Bedeutsames ein? ... (zeigt auf den Papierstapel) Nehmen Sie sich dafür ein neues Blatt.“

T: „Arbeiten im Labor. ... Mhm, was hab‘ ich da gelernt?“

H: „Da gab es viele verschiedene Aspekte, ... die Schwerbehinderung zu beantragen, die EU-Rente ebenfalls, das Gespräch mit Herrn Dr. Manuscheck, ...“

T: „Ja, richtig. ... Das mit der Schwerbehinderung und der Rente ist mir schwergefallen.“

H: „Aber was haben Sie in diesem Prozess der Auseinandersetzung mit Ihrer derzeit eingeschränkten Leistungsfähigkeit für sich verstanden?“

T: (überlegt) „Dass ich Hilfe in Anspruch nehmen darf, ... ja, genau, und dass ich deshalb kein Versager bin! ... (überlegt, streicht mit der Hand über sein Kinn) Wie kann ich das zeichnen? ... (schaut Frau Hofmann hilfesuchend an) Darf ich auch Worte schreiben?“

Frau Hofmann bemerkt den Ich-Zustandswechsel hin zum Kind-Ich und überlegt, wie sie das Erwachsenen-Ich aktivierend antwortet, ohne jetzt in das alte Thema einzusteigen.

H: „Entscheiden Sie selbst, ob Sie es mit einem skizzierten Symbol oder einem Wort darstellen wollen.“

T: „Ich schreibe ... Schwerbehindert, EU-Rentner, Versager (macht Haken dahinter, außer beim Versager, den streicht er durch). Bin kein Versager!“

H: „Stimmt, Sie sind ein erwachsener Mann, der realistisch einschätzt, was er derzeit leisten kann und was nicht. ... Das ist gesund!“

T: „In dem Zusammenhang fällt mir ein, dass mir auch klar geworden ist, dass ich nicht stark sein muss und mich nicht zu quälen brauche. Auch in der zweiten Reihe bin ich wichtig und werde gebraucht!“

H: „Bedeutet das, dass Sie nicht mehr automatisch den Antreibern ‚Sei stark!‘ und ‚Streng dich an!‘ folgen?“

T: „Das ist mir in der Psychotherapie noch mal klarer geworden, dass ich mich als Kind den Erwartungen meiner Eltern angepasst habe und immer Angst hatte, verlassen zu werden. ... Deshalb habe ich durchgehalten und habe versucht, keine Probleme zu machen, indem ich alles alleine schaffe.“

H: (schaut angestrengt und macht die Geste, als müsste sie sich Schweiß von der Stirn wischen) „Klingt ziemlich anstrengend und erschöpfend!“

T: „Genau, (mit ironischem Tonfall) da kann man ja nur depressiv werden!“

H: „Welche Erkenntnis wollen Sie nun festhalten und symbolisch darstellen?"

T: „Na, ich muss es niemandem mehr recht machen und alles ertragen. Ich bin erwachsen und entscheide selbst, was ich tue!" (zeichnet ein Strichmännchen) „Das bin ich. ... Das soll ein alter Rucksack sein, da sind meine Überzeugungen aus meiner Kindheit drin. Den streiche ich durch. Das hat sich erledigt, brauche ich nicht mehr! ... (überlegt) Ach, ich male das Ich-Zustands-Modell. Ich nutze nämlich heute mein Erwachsenen-Ich!"

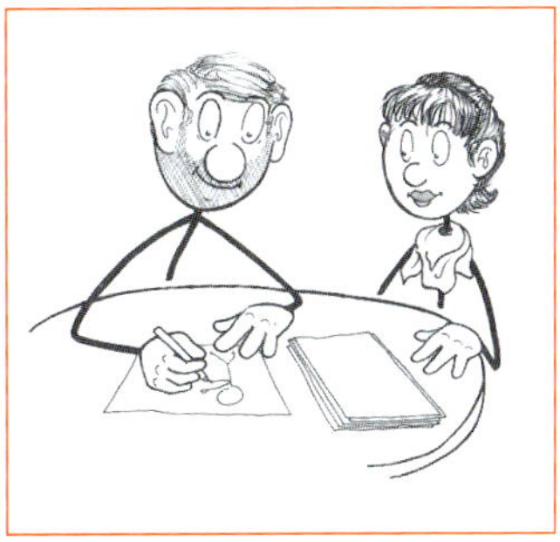

Abb. 48: Timeline zeichnen

H: „Ein sehr schönes Bild, welches Ihre selbstbewusste Haltung heute gut auf den Punkt bringt!"

T: „Ja, selbstbewusst, das bin ich jetzt!"

H: „Das freut mich für Sie! ... Gibt es noch eine wichtige Station in Ihrer Ergotherapie oder Erkenntnis, die Sie festhalten wollen?"

T: „Die Arbeit mit den Bildern und meine neue Lebensgeschichte, ... und wie mein Leben anders verlaufen wäre, das hat mir Spaß gemacht und sehr geholfen! ... Dabei ist mir deutlich geworden, wie wichtig mir Elisabeth, mein Bruder und meine Freunde sind."

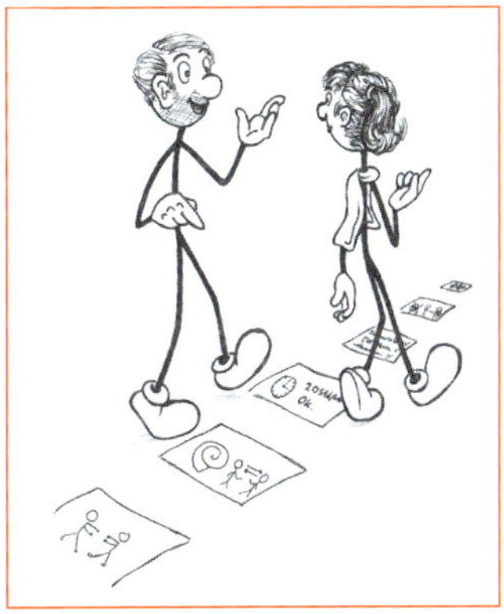

Abb. 49: Timeline ablaufen

H: „Ja, ich erinnere mich noch gut an die Collage mit dem reich gedeckten Tisch mit den vielen fröhlichen Menschen drumherum."

T: „Genau, (mit stolzer Stimme) ... die hab' ich noch immer in der Küche hängen! ... (lächelt) Bin heute nicht allein, kann mit Elisabeth, Jakob, Flori und Mütze und anderen einfach Spaß haben und feiern ... oder mir Unterstützung holen!" (skizziert einen Tisch mit Strichmännchen daran).

H: „Das hört sich gut an! ... Gibt es noch etwas?"

T: (überlegt) „Nein, ich denk' das war das Wichtigste!"

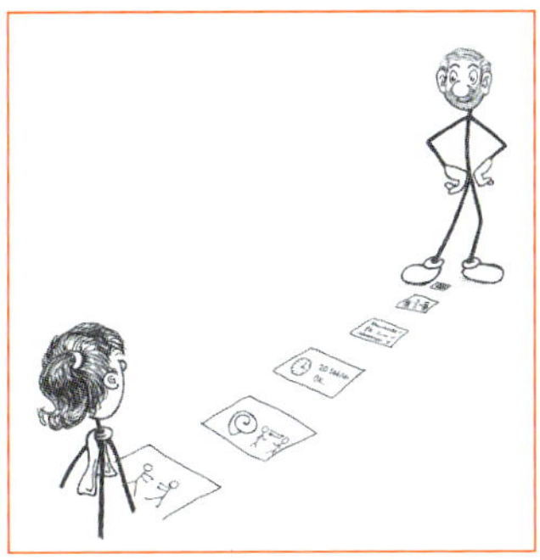

Abb. 50: Timeline anschauen

Frau Hofmann nimmt die Blätter und legt sie der Reihe nach auf den Boden. Dann gehen Sie gemeinsam Blatt für Blatt die Timeline ab. Frau Hofmann fragt ihn bei jedem Blatt: „Wie wollen Sie die in der Ergotherapie erlangte Erkenntnis oder Lernerfahrung im Alltag weiter nutzen?" Beim ersten sagt er: „Selbst, wenn es mir nicht gut geht, will ich aktiv das Gespräch suchen, mit Elisabeth, Jakob oder jemand anderem." Beim zweiten Symbol betont er, bei einem Konflikt, egal mit wem, miteinander das Problem klären zu wollen. Am dritten Blatt sagt er stolz: „Ich akzeptiere meine Einschränkungen und sage mir immer wieder, dass ich o.k. bin, wie ich bin." Beim vierten hebt er hervor, er wisse, was für ihn das Richtige sei, auch wenn jemand anderer Meinung sei. Er stehe jetzt zu seinen Entscheidungen. Zum fünften Blatt erklärt er: „Die Achtsamkeitsübung mache ich weiter. Die hilft mir, bewusst und aufmerksam Situationen anzuschauen und für mich richtige Entscheidungen zu treffen." Und beim sechsten Symbol bekräftigt er seine Lebenszusage: „Ich will leben ... und das Leben mit meinen Freunden, meiner Familie und Elisabeth genießen!"

Frau Hofmann lässt Herrn Traubert einen Schritt weitergehen und von dort den ganzen Weg zurückschauen. Sie selbst läuft rückwärts bis zum ersten Blatt und schaut ihn lächelnd an. Sie bittet ihn den ganzen Weg zurückzublicken und sagt: „Das haben Sie selbst erreicht!" (→ *Abb. 50, S. 157*).

Herrn Trauberts Gesichtsausdruck wechselt zwischen freudig strahlend, stolzer Entschiedenheit, aber auch trauriger Ängstlichkeit. Er sagt: „Das fühlt sich gut an, hab' echt viel geschafft! ... Natürlich mit Ihrer Hilfe, ... ähm, wie soll ich das nur ohne Sie hinbekommen? ... Ist schon traurig, dass jetzt Ende sein soll!"

Frau Hofmann hat mit seinen wechselnden Gefühlen gerechnet. Ihre Intervention, räumlich Abstand zwischen sich und Herrn Traubert herzustellen und ihn alleine den Weg zurückschauen zu lassen, soll ihm die Tatsache des kommenden Abschieds verdeutlichen. Ihre Position zu Beginn der Timeline am Blatt eins soll auch verdeutlichen, dass sie hier in der Praxis verbleibt.

Mit einem Lächeln und Stolz in ihrer Stimme sagt sie: „Herr Traubert, Sie sind gewachsen, ... haben viel gelernt und wenden das Gelernte erfolgreich an. ... Deshalb kann ich Sie guten Gewissens Ihren Weg allein weitergehen lassen."

9.11 Herr Traubert plant seine letzte Therapieeinheit

In der vorletzten Einheit schlägt Herr Traubert im Anschluss an seine Achtsamkeitsübung sein Therapietagebuch auf und sagt: „Ein paar Fragen habe ich noch, die ich gerne mit Ihnen geklärt hätte, bevor wir uns nicht mehr sehen."

Unter anderem beschäftigt ihn, ob er wieder kommen kann, falls es ihm schlechter ginge. Frau Hofmann kennt diese Besorgnis von anderen Klienten und weiß darauf zu antworten, ohne in einen tieferen therapeutischen Prozess einzusteigen. An seine Kindrolle gerichtet sagt sie: „Es besteht jeder Zeit die Möglichkeit, von Ihrer Ärztin oder Ihrem Psychotherapeuten eine Ergotherapieverordnung zu bekommen." An seine Erwachsenenrolle gerichtet fährt sie fort: „Sie haben die Fähigkeiten und sehr gute Strategien, um gesund zu leben und zu arbeiten." Und an seine Elternrolle gewendet: „Behalten Sie die regelmäßige Struktur in Ihren Übungen und erholsamen Aktivitäten bei, haben Sie Spaß im Kontakt mit Ihren Freunden, Kindern, Geschwistern und mit Elisabeth, das hilft, gesund zu bleiben!" Herr Traubert wirkt nun gelassen und sagt: „Ich gebe auf mich acht!"

Nachdem Sie noch einige formale Fragen geklärt haben, besprechen die beiden die letzte Ergotherapieeinheit. Zum Abschied möchte Herr Traubert mit ihr und Herrn Estaren zusammen Kaffee trinken und Kuchen essen. Frau Hofmann informiert ihn, Herr Estaren habe nächste Woche Ferien und könne nicht teilnehmen.

9.12 Herr Traubert verabschiedet sich

Wie vereinbart kocht Frau Hofmann in der letzten Therapieeinheit den Kaffee. Dabei bemerkt sie Traurigkeit und denkt: „Über die lange Zeit ist er mir ans Herz gewachsen. Es fällt mir schwerer als gedacht, ihn loszulassen."

Herr Traubert bringt einen Kuchen mit, den er zusammen mit seiner Frau gebacken hat. Gemeinsam decken sie den Tisch, Frau Hofmann schenkt den Kaffee ein und sie setzen sich hin. Nach einem Moment des Schweigens sagt Herr Traubert: „Es ist komisch, ... (überlegt) nein, besser gesagt, ich bin traurig und ... es fällt mir schwer, zu gehen." Herr Traubert bemerkt dann auch Gefühle des Stolzes und der Hoffnung, was ihn sehr freut. Sie trinken Kaffee und essen Kuchen, plaudern über dies und das.

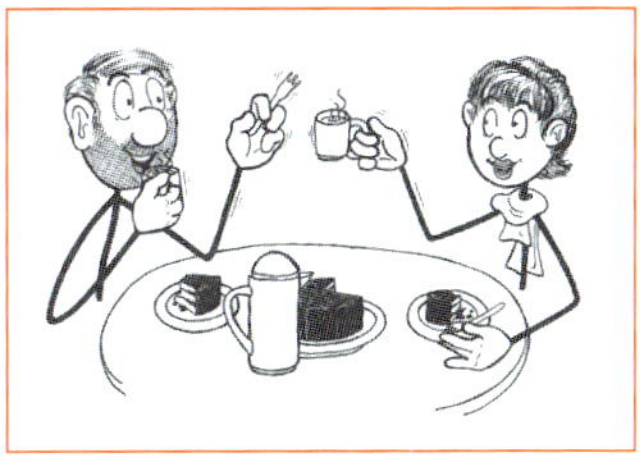

Abb. 51: Abschiedsritual

Dabei kommen sie auf das Thema des Umganges miteinander, falls sie sich in der Öffentlichkeit mal treffen würden. Frau Hofmann erklärt, dass sie ihn dann aufgrund des Datenschutzes und ihrer Schweigepflicht nur grüßen und kein Gespräch anfangen werde. Für Herrn Traubert ist das in Ordnung, allerdings würde er ihr bestimmt gerne erzählen, wie es ihm gehe. Frau Hofmann teilt mit, wie sie es mit allen ihren Klienten handhabe. Gerne könne er ihr eine E-Mail oder einen Brief schreiben. Grundsätzlich lese sie die Nachricht, könne jedoch aus zeitlichen Gründen nicht darauf antworten. Sie freue sich aber, von ihren Klienten zu hören, wie es ihnen gehe.

Beim Verabschieden überreicht Herr Traubert ihr ein Geschenk: „als Dankeschön für ihre Begleitung" und ein weiteres für Herrn Estaren. Frau Hofmann packt ihr Geschenk aus und hält eine meditierende Katze in ihren Händen. Beide lachen herzlich über diese Figur. Er fand sie passend, weil Frau Hofmann Katzen möge und auch weil achtsam im Leben zu sein für ihn so wichtig geworden sei.

Nachdem Herr Traubert gegangen ist, schreibt Frau Hofmann der verordnenden Psychiaterin Frau Dr. Köhler eine kurze Arztmitteilung mit dem Hinweis: „Die Verordnung wurde nach 5 Terminen abgebrochen, da alle Ziele erreicht wurden und vorerst keine Ergotherapie mehr nötig ist."

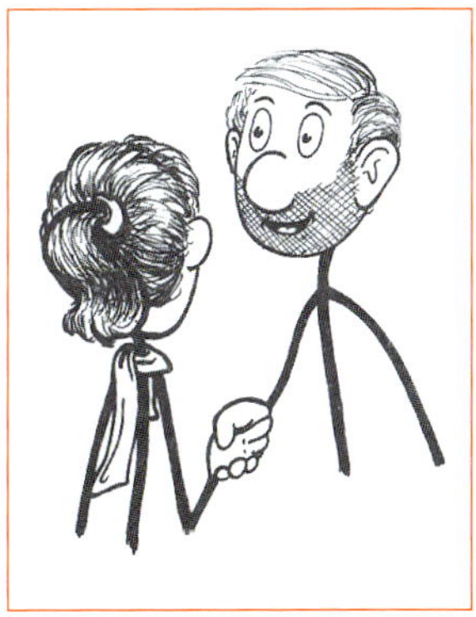

Abb. 52: Verabschiedung

9.13 Zusammenfassung: Die Ergotherapie geht zu Ende

In der Ergotherapie von Menschen mit psychischen Erkrankungen spielt die Gestaltung der Beziehung eine bedeutsame Rolle. Plötzlicher Behandlungsabbruch birgt für den Klienten die Gefahr einer Retraumatisierung, dessen müssen wir uns von Therapiebeginn an immer bewusst sein. Ebenso müssen wir Zeiten der Krise

„einplanen", um unseren Klienten zu ermöglichen, diese zu durchschreiten, daran zu wachsen und sich (weiter) zu entwickeln.

Wenig beachtet wird die Wichtigkeit und Wirkung des Abschieds. Fragen Sie sich selbst, wie denken, fühlen und handeln Sie bei Abschieden? Versuchen Sie, Situationen des Abschieds in Ihrem Alltag lieber kurz zu halten? Fürchten Sie, andere sehen die Tränen in Ihren Augen? Es lohnt sich, die eigenen Empfindungen und Gedanken dazu einmal im professionellen Reasoning zu beleuchten. Abschied nehmen, gerade von Menschen, die man lieb gewonnen oder mit denen man eine intensive Zeit durchlebt hat, löst immer auch Trauergefühle aus. Trauern braucht ein Ritual! Verdrängen wir die Trauer, kommt es zu verstockter Trauer oder gar Depressivität.

Herr Traubert brauchte ein behutsames Loslösen durch Hervorheben seiner Lernerfolge und Bewusstmachen seiner neu hinzugewonnenen oder ausgeformten Fähigkeiten und Fertigkeiten. Die zur Reflexion genutzten Medien (PEBI, KAWA, PEZI, Timeline) unterstützen ihn, durch räumliches, haptisches Erleben sein Können zu integrieren und sich gleichzeitig von seinen kindlichen Abhängigkeitsbestrebungen zu verabschieden. Mit Kaffee und Kuchen kann der erwachsene Mann jetzt den Abschied aus der Ergotherapie mit Frau Hofmann feiern.

Teil III

Theorie des PsychErgo-Konzeptes

10 Einleitung zur Theorie des PsychErgo-Konzeptes

Teil III ist den Theorien, Modellen, Methoden und Konzepten gewidmet, die in das PsychErgo-Konzept eingeflossen sind oder in der Ergotherapie benutzt werden. Die bekannten ergotherapeutischen Theorien, Modelle und Methoden führen wir hier nur kurz auf und verweisen auf die entsprechende Literatur. Besonderheiten bei der Anwendung unter PsychErgo-Gesichtspunkten beschreiben wir anhand von Beispielen. Die in der Ergotherapeutenwelt weniger bekannten Theorien, Modelle, Methoden und Konzepte werden in den Kapiteln 11, 12 und 13 ausführlicher dargestellt.

10.1 Theorie der menschlichen Betätigung

Wir Menschen sind von Natur aus sich betätigende Wesen und haben ein angeborenes Bedürfnis, die Umwelt zu erforschen und zu beeinflussen. In unserem Leben gibt es viele Aktivitäten und Aufgaben, die wir tun müssen oder tun wollen, sei es, um uns selbst zu versorgen, von einem Ort zum anderen zu gelangen, mit anderen zu interagieren, etwas herzustellen oder uns die Zeit zu vertreiben.

Mittlerweile gibt es viele Theorien und Modelle, die versuchen das komplexe Phänomen des Sich-Betätigens zu erklären. Eine einfache Antwort gibt es nicht. Vielmehr wird deutlich, dass Betätigung stark individualisiert ist und von sich gegenseitig bedingenden Wirkfaktoren abhängt (Parkinson, 2018). Wie am Anfang dieses Buches beschrieben, fokussiert jede Theorie, jedes Modell oder Konzept einen bestimmten Bereich der komplexen Wirklichkeit, weshalb alle Blickwinkel wichtig und hilfreich sind (→ *Abb. 2, S. 15*). Im Folgenden nehmen wir einige dieser Aspekte genauer in den Blick.

10.2 Aspekte von Betätigung

Wir sprechen von Betätigung, wenn jemand bestimmte Aktionen ausführt – umgangssprachlich: „etwas tut" – sowie in dieses Tun eingebunden ist. Beim Schreiben eines Briefes, beim Anziehen der Jacke oder beim Bedienen eines Baggers geschieht auch ein Belegen von Raum und Zeit, was der englische Begriff „occupation" deutlicher erfasst, als es im Deutschen der Fall ist. Eine Person betätigt sich in einer Situation für eine bestimmte Zeit und in einer spezifischen Rolle, zum Beispiel als Baggerfahrer. Das Eingebundensein (engagement) geschieht auch deshalb, weil das, was die Person tut, für sie Bedeutung und Zweck hat, zum Beispiel durch die Arbeit als Baggerfahrer den eigenen Lebensunterhalt zu verdienen.

Wenn eine Person sich betätigt, ist sie in einen Prozess zielgerichteter Aktionen eingebunden, was in der konkreten Situation als Handlungsausführung (Betätigungsperformanz) sichtbar wird (Fisher, 2009/2022). Das dabei gezeigte Verhalten und die Leistung sind als eine Komposition aus früher gelernten fachlichen, psychomotorischen und psychosozialen Kompetenzen sowie dem Wechselspiel zwischen der Person, der Aktivität oder Betätigung und dem Kontext zu verstehen.

Möglicherweise kommt Ihnen die Frage in den Sinn, woran es liegt, dass viele der psychisch erkrankten Menschen ihre häufig vorhandenen Fähigkeiten und Fertigkeiten nicht durch aktives Handeln zeigen? Oft begegnen uns Personen, die viel reden, offenbar gut über sich Bescheid wissen, aber dennoch nicht handeln. Andere Personen sind extrem belastet durch Traumafolgen oder identifizieren sich völlig mit der Rolle des psychisch Kranken, sodass Betätigungen weitestgehend vermieden werden. Wir sehen auch Personen, die überzeugt sind, kein Problem zu haben, sondern behaupten, ihre Umwelt sei das Problem.

Sie ahnen es schon, eine einfache Antwort gibt es darauf nicht. Ob Kompetenzen in Betätigungsperformanz gezeigt werden, hängt von motivationalen, volitionalen und sozialen Bereitschaften und Fähigkeiten ab sowie von der Beeinflussung durch andere Personen und der Notwendigkeit, auf die Umwelt reagieren zu müssen. Interessiert der Klient sich für seine Lebensgeschichte, kann er verstehen, welche Anpassungen zu seiner heutigen Betätigungsidentität geführt haben. Erzählt er sein persönliches Narrativ, können wir gemeinsam erkennen, welche Interaktionserfahrungen bei Betätigungen, in der Umwelt und mit anderen Menschen er in der Vergangenheit gemacht hat (Houten & Hartingsveldt, 2019).

Hat eine Person in ihrer Kindheit unangenehme Erfahrungen beim Ausführen einer Betätigung gemacht, beeinflusst das unbewusst ihre Betätigungsperformanz als Erwachsener. Ähnlich verhält es sich, wenn eine Person ihr Betätigungsverhalten basierend auf dem elterlichen Wertesystem ausrichtet: „Erst die Arbeit, dann das Vergnügen“ oder „Wer nichts tut, macht auch keinen Schaden“. Entsprechend der Skriptentscheidung kann sich passives Verhalten entwickeln. Dazu später mehr in → *Kap. 11* zur Theorie der menschlichen Persönlichkeit.

Zuerst betrachten wir vier betätigungszentrierte Modelle und beschäftigen uns mit den Fragen:

- Wie wird das Betätigen motiviert, in Mustern organisiert und in einer Umwelt ausgeführt?
- Wie beeinflussen Beeinträchtigungen, Krankheiten, umwelt- und personenbezogene Faktoren die Betätigungsperformanz und Partizipation?
- Wie kann die Ergotherapie Menschen in die Lage versetzen, an bedeutungsvollen Betätigungen teilzunehmen, die befriedigend sind und ihr körperliches und emotionales Wohlbefinden steigern?

10.3 Model of Human Occupation (MOHO)

Das von Gary Kielhofner entwickelte Modell der menschlichen Betätigung (MOHO) fokussiert das Betätigen hinsichtlich der Motivation und bewussten Entscheidung für Betätigung, der Organisation von Betätigungsverhalten in Form von Routine und Lebensstil, der Beschaffenheit einer geschickten Betätigungsausführung (Performanz) sowie der Wechselwirkung zwischen dem Betätigen, der Person und der Umwelt (Kielhofner et al., 2005).

Uns gefällt gut, dass Kielhofner die bewusste Entscheidung bei der Aktivitäts- oder Betätigungswahl hervorhebt. Einer Entscheidung geht ein bewusster Denkprozess voraus, durch den wir uns der Motivation für Betätigung klar werden. Diese Bewusstheit ist für gesundes Betätigungsverhalten sehr wichtig.

Das MOHO versteht den Menschen als Gesamtsystem aus drei miteinander verbundenen Komponenten: Volition (Wille beziehungsweise bewusste Entscheidung), Habituation (Gewohnheit) und Performanzvermögen (performance capacity).

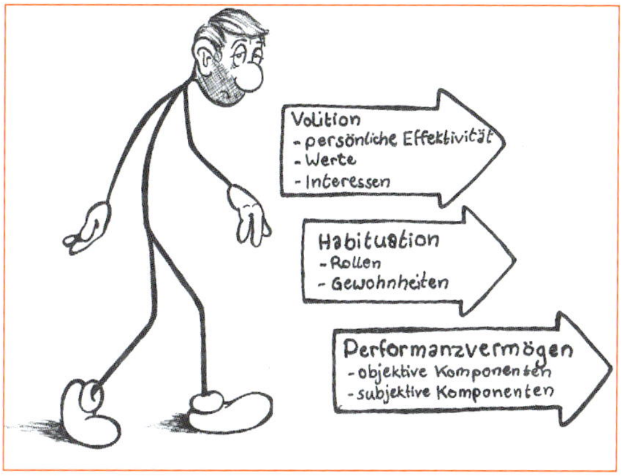

Abb. 53: MOHO – Menschliche Komponenten

Die Motivation zum Betätigen, die **Volition,** ist geprägt von unserem Denken und Fühlen bezogen auf die eigenen Fähigkeiten und Selbstwirksamkeit (Selbstbild oder persönliche Effektivität), von unseren Überzeugungen und Werten sowie unseren Interessen. Diese Volitionsstruktur entwickelt sich bei jeder Betätigungsausführung weiter und ermöglicht es uns, Betätigungsverhalten zu antizipieren, auszuwählen, zu erleben und zu deuten.

Die **Habituation** ist das halbautomatisierte Verhaltensmuster, das auf die uns vertrauten räumlichen, sozialen und zeitabhängigen Aspekte unserer Gewohnheiten abgestimmt ist. Gewohnheiten und verinnerlichte Rollen bilden gemeinsam die Muster, die es uns ermöglichen, innerhalb der verschiedenen Lebensräume (habitats), automatisch zu funktionieren. Gewohnheiten sind latente, durch vorangegangene Wiederholung von Betätigungsperformanz erworbene Tendenzen, die auf einer vorbewussten Ebene arbeiten und eine große Bandbreite an Verhaltensmustern beeinflussen, die bekannten Lebensbereichen entsprechen (Verhoef & Zalmstra, 2019; Kielhofner et al., 2005).

Das **Performanzvermögen** beschreibt die dynamischen Organisationsprozesse, die Informationen effizient verarbeiten, um anschließend spontan die erforderlichen Handlungen für die Betätigung zusammenzustellen. Die Handlungsausführung entsteht aus dem Zusammenspiel unserer skelettomuskulären, kardiopulmonalen und neurologischen Bestandteile gepaart mit unseren früheren Erfahrungen, aber auch symbolischen Handlungsvorstellungen. Das Performanzvermögen wird von den Komponenten Volition und Habituation beeinflusst.

Das Betätigungsverhalten wird von der **Umwelt** beeinflusst, zum einen weil die Umwelt die Ausführung von Betätigungen **ermöglicht,** zum anderen weil die jeweilige Umwelt eine bestimmte Verhaltensweise **erfordert.** KIELHOFNER unterscheidet räumliche und soziale Umwelten sowie Settings für Betätigungsverhalten.

Im MOHO werden drei Ebenen des Tuns beschrieben: **Betätigungspartizipation, Betätigungsperformanz** (Betätigungsausführung) und **Performanzfertigkeiten.** Schließlich wird **Betätigungsanpassung** definiert als Aufbau einer positiven Identität in Zusammenhang mit dem Kompetenzgewinn über einen Zeitraum und innerhalb der eigenen Umwelt. Diese verfügt über die zwei Elemente **Betätigungsidentität** und **Betätigungskompetenz** (Kielhofner et al., 2005; Verhoef & Zalmstra, 2019).

10.4 Canadian Model of Occupational Performance and Engagement (CMOP-E)

Das vom KANADISCHEN BERUFSVERBAND DER ERGOTHERAPEUTEN (CAOT) entwickelte Canadian Model of Occupational Performance and Engagement (CMOP-E) beschreibt den Zusammenhang zwischen einer Person und ihrer Individualität, den Betätigungen, die sie ausführt, sowie der Umwelt, in denen die Betätigungen stattfinden. Das CMOP-E betont den klientenzentrierten Ansatz und die Betätigungsperformanz als Ergebnis der Interaktionen zwischen der Person, der Umwelt und der Betätigung.

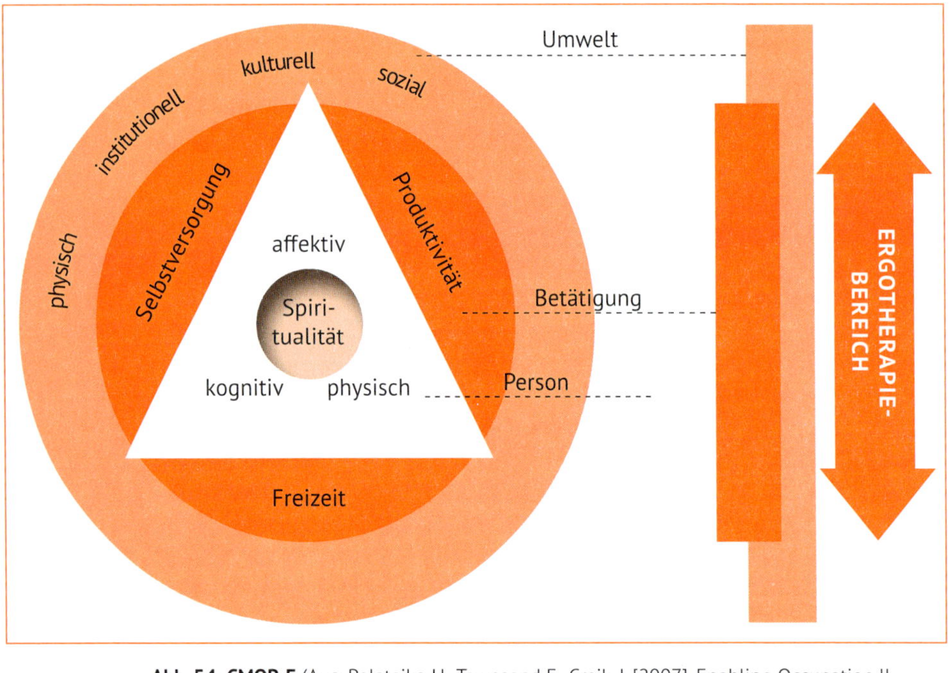

Abb. 54: CMOP-E (Aus: Polatajko H., Townsend E., Craik, J. [2007]. Enabling Occupation II. Advancing an Occupational Therapy Vision for Health, Well-Being, & Justice through Occupation [S. 23]. Ottawa, ON, CAOT Publications ACE.)

Im Zentrum des Inhaltsmodells steht der spirituelle Kern der Person, der von den Autoren als „angeborene Essenz des Seins, Ausdruck von Willen, Antrieb und Motivation, [...] die Quelle von Selbstbestimmung und persönlicher Kontrolle" beschrieben wird (Sura & Schäfer, 2020). Diese Essenz sei tief in uns verankert und zeige sich bei der Ausführung von Betätigungen.

Wir verstehen die so beschriebene „Spiritualität" als den „Hauch" oder „Geist" im Menschen, aus welchem die Lebenskraft kommt. Phänomenologisch zeigt sich des Menschen einzigartiger „Geist" in bedingungsloser Liebe, Altruismus, natürlicher Verbundenheit und Dankbarkeit dem Leben gegenüber, intrinsischer Motivation, tiefem Glauben und unerschütterlicher Hoffnung.

Ausgehend vom spirituellen Kern der Person verdeutlicht das Modell, wie deren physische, kognitive und affektive Komponenten dialektisch mit diversen Umwelten interagieren und das Betätigen dabei als Brücke fungiert. Dabei wird die Partizipation an der Gemeinschaft inklusiv betrachtet, damit alle Menschen ihrem Leistungsvermögen entsprechend in der Gemeinschaft mitwirken können. Es entspricht unserer Überzeugung, dass jeder gebraucht wird, trotz Einschränkung. Ein optimales Niveau beim Betätigen in den verschiedenen Lebensphasen sichert dem Individuum eine Stellung in der Gemeinschaft (Law et al., 2023; Hartingsveldt & Piskur, 2019).

10.5 Person-Environment-Occupation-Performance-Modell (PEOP)

Ergotherapeutinnen ein brauchbares, logisches, systematisches und umfassendes Instrument an die Hand zu geben, mit dem sie gemeinsam mit den Klienten den ergotherapeutischen Interventionen eine Form verleihen können, ist Carolyn M. Baum und Kolleginnen unserer Ansicht nach gut gelungen. Das PEOP-Inhaltsmodell setzt seinen Schwerpunkt auf die Notwendigkeit der Kompetenz im Betätigen, um die Partizipation im alltäglichen und gemeinschaftlichen Leben mit dem Ziel der Erfahrung von Wohlbefinden zu ermöglichen. Es verdeutlicht, dass das Betätigen Partizipation ermöglicht (Hartingsveldt & Pellegrom, 2019).

Es veranschaulicht eine dynamische und wechselseitige Interaktion zwischen den Komponenten Person, Umwelt und Betätigung. In der Praxis kann das PEOP-Modell sowohl beim einzelnen Klienten und seinem System als auch bei Organisationen, Gruppen und Populationen angewendet werden.

Entsprechend unserer Erfahrung aus der Ergotherapie mit psychisch erkrankten Menschen halten wir es für sehr realistisch und praktikabel, zuerst einmal dem Klienten aufmerksam zuzuhören. Das PEOP-Modell räumt ihm und seiner persönlichen Lebensgeschichte (Narrativ) einen zentralen Platz ein. Es schafft somit einen Raum für Verständnis der aktuellen Lebenssituation und für die Ermittlung der verfügbaren Ressourcen. Es hebt die Wichtigkeit hervor, zu erkennen, welche Bedeutung die jeweilige Betätigung für die Person hat, was letztendlich die Zieldefinition und Auswahl ergotherapeutischer Interventionen mitbestimmt.

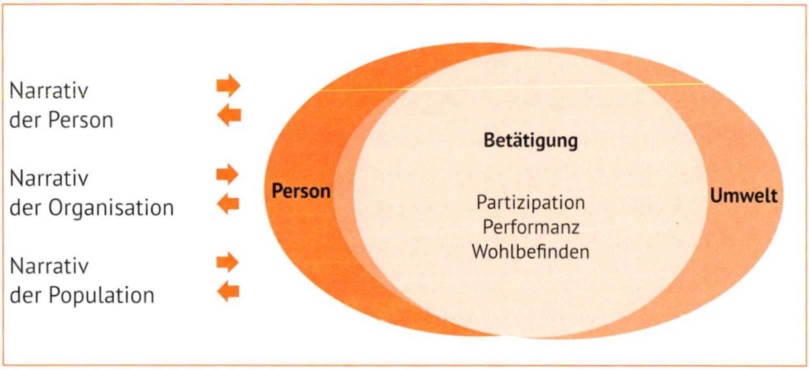

Abb. 55: PEOP-Inhaltsmodell (vereinfachte Darstellung)

Das PEOP-Occupational-Therapy-Prozessmodell beschreibt den Ergotherapieprozess mit vier primären Komponenten: Narrativ, Assessment und Evaluation, Intervention und Ergebnis.

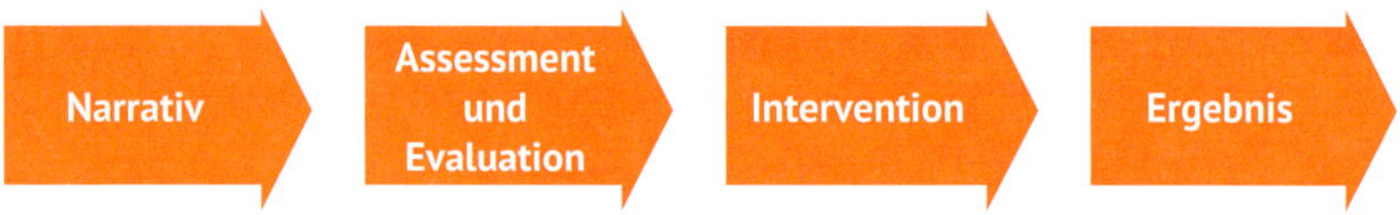

Abb. 56: PEOP-OT-Prozessmodell

Durch den Einsatz des PEOP-Occupational-Therapy-Prozessmodells wird deutlich, wie die Kapazitäten der Person und die stützenden Faktoren der Umwelt das Betätigen fördern und wie die Beeinträchtigungen der Person und die Barrieren der Umwelt es behindern.

Das PEOP kann somit als Leitfaden für die Erstellung eines kompletten Betätigungsprofils der Person (und ihres Systems), der Organisation (Gruppe) oder Population dienen. Es stützt sich bei der Intervention auf die drei Komponenten der evidenzbasierten Praxis (EBP): die einzigartigen Wertvorstellungen, Expertisen und Umstände des Klienten, die Expertise des Professionals sowie die besten Evidenzen aus der ergotherapeutischen Forschung (Hartingsveldt & Pellegrom, 2019).

10.6 KAWA-Modell

Das KAWA-Flussmodell wurde von japanischen Ergotherapeuten um Michael Iwama als eine ihrer Kultur angemessene Alternative zu den westlichen konzeptionellen Modellen entwickelt (Iwama, 2008). KAWA bedeutet Fluss und steht als Metapher für den Lebensfluss. Das Leben ist eine komplexe und tiefgreifende Reise durch Raum und Zeit, ähnlich einem Fluss.

Im Mittelpunkt der östlichen Sicht auf den Menschen stehen das Kollektiv, die soziale Hierarchie und die gegenseitige Abhängigkeit, anders als in der westlichen Kultur, in der Individualismus, Autonomie und Unabhängigkeit als erstrebenswert gelten.

Das Selbst ist keine separate Einheit und wird als untrennbarer Teil eines größeren Ganzen wie der Familie oder der Gesellschaft betrachtet, aber gleichermaßen auch als untrennbar mit der Natur und dem Kosmos verbunden. Die selbstverständliche wechselseitige Abhängigkeit und die Ausrichtung auf die Gegenwart beeinflussen grundlegend die Beziehungen und Betätigungen des Alltags sowie die Akzeptanz der zugeschriebenen Rolle in einer Situation. Die Person ordnet sich in die hierarchische Rangordnung ein und übernimmt die Verantwortung dafür, diese Rolle gut auszufüllen (Iwama, 2009).

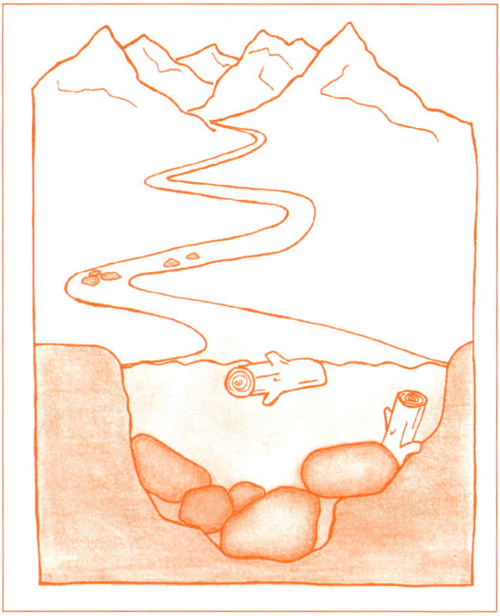

Abb. 57: KAWA-Modell

Der offene, intuitive, narrative und interaktive Charakter des KAWA-Modells ermöglicht es Klienten, sich über Einflüsse und Zusammenhänge bewusst zu werden und dabei eine vollständige Übersicht über ihr Leben zu einem bestimmten Zeitpunkt zu visualisieren. Uns gefällt sehr die praktische Einsatzmöglichkeit in der Ergotherapie für Diagnostik und Intervention, insbesondere bei Klienten, denen Verbildlichung hilft, um Lösungen für Gesundheit und Wohlbefinden in ihrem Leben zu entwickeln.

Im KAWA-Modell wirkt Ergotherapie auf die Beziehungen zwischen den verschiedenen Elementen ein, um eine „freie Strömung des Wassers" zu ermöglichen. Der Begriff des Betätigens wird hier durch das Wasser symbolisiert. Die anderen Strukturelemente (das Flussbett, die Steine oder Felsen, das Treibholz) bestimmen den Platz, den das Wasser zum Fließen hat. Die vorhandenen Möglichkeiten des Klienten, seiner Beziehungen und seiner Umwelten leiten die Ergotherapeutin bei der ressourcenorientierten Wahl ihrer Interventionen (Zeides, 2021).

Das KAWA-Modell regt zum Perspektivwechsel an und fördert das Verständnis des „Wir". Die Bewusstheit, Teil eines untrennbaren größeren Ganzen zu sein, bewirkte bei mehreren unserer Klienten das Einnehmen einer positiven Sicht auf ihr Leistungsvermögen. Die leistbare Betätigung gewann Bedeutung und führte zu psychischer Stabilität, Zufriedenheit und Wohlbefinden.

11 Theorie der menschlichen Persönlichkeit

Die Transaktionsanalyse hat hervorragende Modelle und Konzepte, die einfach und strukturiert intrapsychische Prozesse und ihre äußerlich sichtbaren Phänomene erklären und beschreiben. Sie passen sich gut in den ergotherapeutischen Bezugsrahmen ein, weshalb wir sie in das PsychErgo-Konzept integriert haben (Sorge, 2019).

Was Menschen zur Ausübung von Aktivitäten und Betätigungen motiviert, ist vielschichtig, jedoch sind immer auch intrapsychische Vorgänge beteiligt. Unserer Erfahrung nach ist Bewusstheit darüber, welche Ich-Anteile in welcher Form Einfluss auf Entscheidungen nehmen, enorm wichtig, um das eigene Betätigungsverhalten zu verstehen und verändern zu können.

Das wirft die Frage auf, wie können unsere Ergotherapie-Klienten Bewusstheit über ihre Handlungsmotive, ihre skriptgebundenen Betätigungsmuster sowie hinderliche, nicht mehr zeitgemäße (Skript-)Entscheidungen erlangen? Und wie können sie lernen, sich neu zu entscheiden, um zeitgemäß zu denken, zu fühlen und zu handeln?

Eine andere Frage schließt sich dort an: Wo sind eigentlich die personenbezogenen Faktoren verortet und wie lassen sich psychische Phänomene erklären? Was ist eigentlich die Psyche?

11.1 Die Psyche des Menschen

Der aus dem Griechischen stammende Begriff Psyche für Seele beschreibt „die Gesamtheit bewusster und unbewusster seelischer Vorgänge und geistiger Funktionen“ (Weiß, 1996, S. 2738). Die Philosophie verstand die Seele ursprünglich als ein „Lebensprinzip, das Pflanzen, Tieren und Menschen“ als „Hauch“ innewohnt. Beim Menschen bedeutet der Begriff die „spezifisch menschliche Identität, aber auch seine Zustände und verschiedenen Möglichkeiten, die sich in den unterschiedlichen Seelenfunktionen ausdrücken: dem Empfinden, dem Gefühl oder der Befindlichkeit, dem Willen mit den entsprechenden Handlungen sowie dem Wahrnehmen und Denken, dem Verstand" (Gudemann, 1993, S. 167). Für diese Seelenfunktionen hat man allgemein „einen gemeinsamen Träger angenommen und die Seele zur Substanz gemacht, die vor allem in ihrem obersten Teil, dem Verstand, unsterblich sein soll“. Die daraus resultierende Trennung von Seele und Körper führte zur „Vermischung von philosophischen und religiös-christlichen Vorstellungen“. Die christlich theologische Sichtweise versteht die Seele „als von Gott geschaffene geistige und unsterbliche Wesensform des Menschen, die seine unverwechselbare Individualität bestimmt“ (Weiß, 1996, S. 3127).

Nach den Erkenntnissen der modernen Psychologie und Hirnforschung (Zimbardo & Gerring, 2008) lassen sich heute eine Beschränkung der Seele auf das Bewusstsein, eine Trennung von Körper und Seele und damit eine philosophisch hergeleitete (nicht auf religiösem Glauben beruhende) Unsterblichkeit der Seele nicht mehr vernünftig begründen. „Allerdings sind die Versuche, die Seelentätigkeit auf bloße physiologische Abläufe des Gehirns zu reduzieren, ebenso nicht begründbar." (Gudemann, 1993, S. 168).

Was die Psyche ist, bleibt unklar, jedoch ihre Funktionsentfaltungen können wir beobachten, beschreiben, in einem Modell darstellen und damit Voraussagen treffen. Sehen wir die Vielschichtigkeit des Menschen im Hinblick auf seine Person, das Angewiesensein auf den Austausch mit der Umwelt, seinen Drang sich zu betätigen und die Welt zu begreifen, die Freiheit sich zu entscheiden sowie Verantwortung für sein Leben und die eigene Entwicklung zu übernehmen, betrachten wir die Psyche des Menschen verständlicherweise als lebendes, sich selbst-organisierendes System.

Ingo Rath definiert die Psyche des Menschen als „ein sich selbst-organisierendes System, das sich entfaltet, wenn eine Person durch eine mehr oder weniger intensive energetische oder materielle Transaktion mit der Umwelt in Beziehung steht" und selbst wiederum Teil eines Systems komplexer Ordnung ist (Rath, 1992, S. 98).

Das theoretische Konstrukt eines komplexen Ich-Systems ermöglicht uns eine Analyse der nicht sichtbaren, hypothetischen Struktur der Psyche. Eine differenzierte Betrachtung der beobachtbaren Entfaltung der Psyche hinsichtlich der Organisation der Persönlichkeit wird durch die Unterteilung in die Subsysteme Exteropsyche, Neopsyche und Archeopsyche ermöglicht (Rath, 1992; Schlegel, 1993). Die psychischen Phänomene beschreiben und klassifizieren wir im Strukturmodell der Ich-Zustände (→ *Abb. 58*) als Eltern-, Erwachsenen- und Kind-Ich (Sorge, 2011).

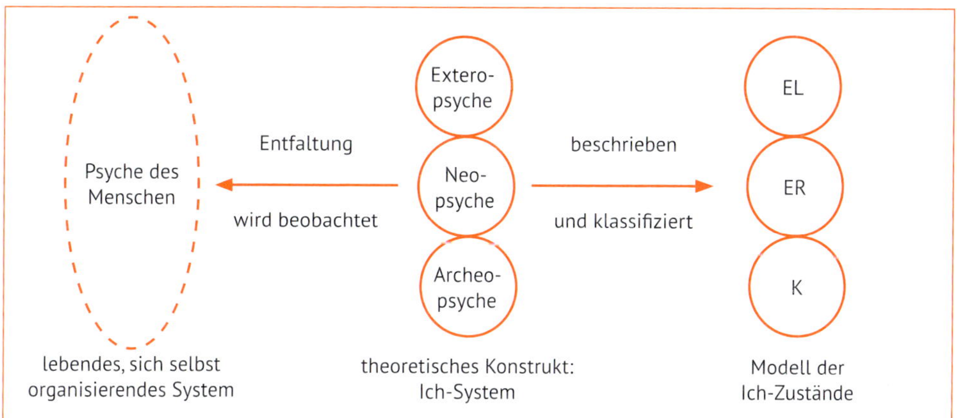

Abb. 58: Psyche – Ich-System – Ich-Zustands-Modell (Strukturmodell)

Wie es für lebende Systeme typisch ist, organisiert sich das Ich-System selbst und entwickelt sich stetig durch Interaktion mit der Umwelt weiter. Die Verfahrensregeln, wie es sich organisiert und entwickelt, schafft das Ich-System ebenfalls selbst. Diese

Selbstorganisationsprozesse sind vergleichbar mit denen der kognitiven Entwicklung, wie sie Jean Piaget (Zimbardo & Gerring, 2008; Hirschberg, 2008) in seinem Modell der Reflektierenden Abstraktion (Piaget, 1959) beschreibt. Dabei werden die alten Strukturen in den neuen Strukturen in einem doppelten Sinne aufgehoben. Übersetzt in Betätigungserfahrungen bedeutet dies, dass eine neue Struktur des sich Betätigens erreicht ist und die alte Struktur, aus der sie gewachsen ist, als überholt hinter sich gelassen wird. Gleichzeitig ist die alte Betätigungsstruktur in der neuen auch aufgehoben und steht im Bedarfsfall im System zu Verfügung.

Beispiel: Heute als Erwachsener finde ich es nützlich, dass ich früher auf allen vieren gekrabbelt bin. Normalerweise laufe ich auf zwei Beinen durch die Welt. Es gibt aber Situationen, in denen ich auf das alte Schema „Krabbeln" zurückgreifen muss, zum Beispiel wenn der Abfluss vom Waschbecken verstopft ist, dann kann ich den Siphon nur reinigen, wenn ich in den Unterschrank krabble.

11.2 Ich-Zustände und die Struktur der Persönlichkeit

Das Modell des sich selbst-organisierenden Systems bildet die Psyche des Menschen ab und führt zum theoretischen Konstrukt des Ich-Systems, das die Persönlichkeit des Menschen repräsentiert. Die Phänomene der wahrnehmbaren und erlebbaren Aspekte der Persönlichkeit werden als Zustände des Ichs beschrieben und klassifiziert.

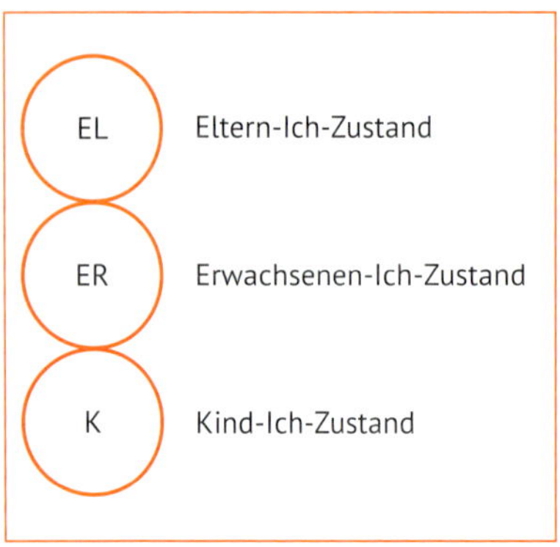

Abb. 59: Ich-Zustands-Modell

Das Grundelement „Ich-Zustand" definierte Eric Berne als ein in sich schlüssiges Muster des Fühlens und Erlebens, das direkt mit einem entsprechenden, in sich schlüssigen Muster von Verhaltensweisen verbunden ist (Berne, 1966/2005). Diese Erlebniseinheiten von Fühlen, Denken und Verhalten beziehungsweise Handeln werden in neuronalen Netzwerken mit einem Bezug zu Zeit, Realität, Quelle und Integration gespeichert. Die einzelnen Ich-Zustände werden nach bestimmten Kriterien (phänomenologisch) in den Subsystemen Exteropsyche, Neopsyche und Archeopsyche klassifiziert. Im Strukturmodell der Ich-Zustände, auch Ich-Zustands-Modell genannt, werden diese Subsysteme aus praktischen Gründen als Eltern-, Erwachsenen- und Kind-Ich-Zustand bezeichnet (→ *Abb. 59*).

Der **Eltern-Ich-Zustand** (EL) ist definiert durch die Klasse der *nicht* realitätsangemessenen Zustände des Ichs im Denken, Fühlen und Verhalten, die sich bei der Entfaltung der in der Exteropsyche gespeicherten Elemente im Hier und Jetzt manifestieren und sich phänomenologisch als die von anderen Personen übernommenen Zustände des Ichs im Denken, Fühlen und Verhalten zeigen.

Einfacher ausgedrückt: Die Elternfiguren sind als ganze Personen abgespeichert und als solche aus dem Eltern-Ich heraus auch wirksam.

Der **Erwachsenen-Ich-Zustand** (ER) ist definiert durch die Klasse der realitätsangemessenen Zustände des Ichs im Denken, Fühlen und Verhalten, die sich bei der Entfaltung des gesamten Ich-Systems im Hier und Jetzt manifestieren. Orientiert an der aktuellen Realität integriert das Erwachsenen-Ich ethische und gefühlsmäßige Anteile der reflektierten Gesamtpersönlichkeit.

Der **Kind-Ich-Zustand** (K) ist definiert durch die Klasse der *nicht* realitätsangemessenen Zustände des Ichs im Denken, Fühlen und Verhalten, die sich bei der Entfaltung der in der Archeopsyche gespeicherten Elemente im Hier und Jetzt manifestieren und sich phänomenologisch als regressive Elemente und psychische Reaktionen aus früheren (Entwicklungs-)Phasen zeigen. Es ist das Kind in mir, meine eigene unverarbeitete Geschichte, auch offene Entwicklungsaufgaben oder traumatische Erfahrungen (Rath, 1992; Jecht & Pelz, 2022).

Somit bilden die drei Teilsysteme des Ich-Systems miteinander eine funktionsteilige Einheit, die sich im neopsychischen Verarbeitungsprozess der reflektierenden Abstraktion selbst organisiert und entfaltet. Vereinfacht ausgedrückt greifen bei der Entwicklung der Persönlichkeit Prozesse gelingender Integration und Prozesse abwehrenden Aufschubs ineinander. Gelingt die Integration, entwickeln sich alle Anteile zur nächsten Stufe weiter. Gelingt sie nicht, wird die Lernaufgabe auf „später“ verschoben und es bildet sich ein archaisches Relikt (Kouwenhoven, 2002).

11.2.1 Das Ich-Zustands-Modell in der Ergotherapie

Das Ich-Zustands-Modell ist ein Beschreibungsmodell für die Praxis. Es kann Ihnen dabei helfen, die Komplexität und Widersprüchlichkeit von Menschen zu verstehen und zu verbildlichen, wie äußere Einflüsse sich intrapsychisch niederschlagen und dort ihre Wechselwirkung entfalten. Bestimmte Aspekte der Entfaltung der Psyche des Klienten können eingeordnet werden, beispielsweise welchen Kind-Ich-Zustand der Klient in einer bestimmten Betätigungssituation aktiviert oder wie seine Hier-und-Jetzt-Wahrnehmung durch frühere Erfahrungen getrübt ist.

Sicherlich kennen auch Sie Situationen, in denen Ihr Klient mehrfach an einer Betätigungsaufgabe scheitert, obwohl die Zielsetzung und der Handlungsplan klar sind. Ein anderer Klient berichtet vom „Blackout“, jedes Mal, wenn er ein neues Betätigungsverhalten umsetzen will. Noch mehr vom Selben hilft dann bekanntlich nicht, sodass weiteres Üben nur zu noch mehr Frustration führen würde. Ein Blick in die Psyche könnte helfen.

Vorausgesetzt der Klient will herausfinden, weshalb er blockiert ist, dann kann die Auseinandersetzung mit seinen Ich-Zuständen für ihn hilfreich sein. Er beschreibt die verschiedenen Ich-Anteile mit seinen Worten und ordnet sie ein. Vielleicht sagt er, da sind ein „innerer Kritiker“ und eine „Panikministerin“, die aus seinem Eltern-Ich

Druck und Angst verbreiten. Später wird ihm bewusst, dass sein Vater sehr kritisch ihm gegenüber war und seine Mutter immer Angst hatte, dass er „etwas Dummes“ tut. Es sind die Introjekte seiner Eltern, die auf sein Kind-Ich einwirken. Er fühlt sich hilflos und bemüht sich so sehr, es „richtig zu machen“. Irgendwie ist er davon überzeugt „ich schaffe es nicht“. Der zuvor unbewusste innere Dialog zwischen Eltern-Ich und Kind-Ich ist ihm nun bewusst.

11.2.1.1 Erklärfix: Introjekt

Introjekt ist ein aus dem Lateinischen abstammendes Kunstwort, gebildet aus „intro“ (hinein) und „iactare“ (werfen). Beim Vorgang der Introjektion (Verinnerlichung) werden Werte, Ansichten, Glaubensvorstellungen, Verhaltensweisen und Gefühlsausdrücke einer anderen Person ungeprüft in das eigene Eltern-Ich aufgenommen. Bildlich gesprochen wird etwas geschluckt, ohne das Geschluckte zu zerkleinern, zu verdauen und zu verändern (Boeckh, 2006). Dieses Abbild einer anderen Person wird unbewusst imitiert, und zwar im Fühlen, Denken und Verhalten. Ist ein Introjekt mit psychischer Energie besetzt, dann wird die Mimik, die Gestik, der Wortlaut und die Stimmlage reproduziert, in der Form, wie das ursprüngliche „Vorbild“ es gezeigt hat. Beispielsweise schimpft ein Vater mit seinem Kind in derselben Weise, wie dessen Vater es mit ihm getan hat. Oder das „geschluckte“ Wertesystem stört den Zugang zu den eigenen Bedürfnissen und erzeugt Frustration und ein Gefühl der Fremdbestimmtheit. Glaubenssätze, wie zum Beispiel „erst die Arbeit, dann das Vergnügen“, werden unreflektiert als der eigenen Person zugehörig angenommen, obwohl sie zum Introjekt gehören (Gremmler-Fuhr, 1999).

Weil für die Ergotherapie das Einsortieren der Ich-Anteile und das Erkennen des inneren Dialogs beim Betätigen im Vordergrund stehen, erklären wir das Ich-Zustands-Modell unseren Klienten in abgewandelter Form (→ *Abb. 60, S. 175*), anders als es weiter oben wissenschaftstheoretisch stimmig erläutert wurde (→ *Kap. 11.2, S. 172–173*).

Der obere Kreis symbolisiert das **Eltern-Ich,** stellen Sie sich ihn vor wie einen „Container“, in dem alle übernommenen wichtigen Bezugspersonen einen Platz haben. Hier sind Mama, Papa, Oma Inge, Onkel Kurt, die große Schwester Ida abgespeichert. Sie wurden von außen nach innen genommen, also introjiziert, deshalb spricht man von Introjekten. Diese Abbilder echter Personen entstehen mithilfe der Spiegelneuronen, wobei Fühlen, Denken und Verhalten der jeweiligen Person mitübernommen werden. Wenn Sie selbst Kinder haben, kennen Sie bestimmt Situationen, in denen Sie mit ihnen geschimpft haben und hinterher dachten, „jetzt habe ich reagiert, genauso wie mein Vater es immer getan hat“. Die schamvolle Reaktion im Nachhinein: „Ich wollte nie werden wie mein Vater“ gehört vermutlich in den unteren Kreis des Modells, aber wir wollen erst mal das Verständnis für die Introjekte wecken. Interessant ist nämlich, dass Sie beim Schimpfen denselben Tonfall und dieselbe Mimik sowie Gestik gezeigt haben. Sie haben also das „Vorbild“ Ihres Vaters abgerufen. Vermutlich waren Sie zuvor schon gestresst, sodass ein angemessenes Reagieren in der Situation mit Ihrem Kind nicht möglich war. In Stresssituationen passiert es häufig automatisch, dass wir auf ein verinnerlichtes Vorbild zurückgreifen. Sie ahnen den

Nutzen für das psychische System, es hat dadurch immer eine Lösung parat. Werte, Regeln und Verallgemeinerungen helfen uns Menschen im Alltag, um unsere Betätigungsrollen auszufüllen oder vorgelebte Handlungspläne abzurufen.

Der untere Kreis, das **Kind-Ich** oder Kindheits-Ich, müsste eigentlich Erfahrungs-Ich heißen, weil in diesem „Container" alle Ihre selbst gemachten Erfahrungen als Ich-Zustände abgespeichert sind. Ein Ich-Zustand ist eine Erlebniseinheit aus Fühlen, Denken und Verhalten. Die ältesten Ich-Zustände liegen tief unten und die jüngeren obenauf, wie wir es von Erd- oder Gesteinsschichten kennen (→ *Abb. 60*). Beginnend bei Erfahrungen im Mutterleib, bei der Geburt, beim Krabbelnd-die-Welt-Erkunden, beim Bauklötze-Stapeln und später beim Fahrradfahren, bei Prüfungen und vielen weiteren Aktivitäten, alle sind hier abgespeichert. Also auch neue Erfahrungen als Erwachsener werden hier abgelegt.

Natürlich haben Erfahrungen der frühen Kindheit oftmals mehr Gewicht, insbesondere wenn es unerledigte Dinge sind oder traumatische Erlebnisse. Da Ihr Gehirn Informationen kontextbezogen abspeichert, beinhaltet der jeweilige Ich-Zustand zeitliche, örtliche und situative Erfahrungen. Ein passender Triggerreiz kann deshalb Ich-Zustände aus früheren Zeiten reaktivieren. Wir gehen davon aus, dass psychische Energie frei verschiebbar ist und dadurch ein Ich-Zustand mehr oder weniger stark wieder mit Energie besetzt werden kann (→ *Kap. 15, S. 242: Energie, psychische*).

Ein schönes Beispiel ist der Weihnachtsmarkt. Mandelduft liegt in der Luft, Sie fahren Kettenkarussell und fühlen sich in Ihre Kindheit zurückversetzt. Sie lachen ausgelassen, weil es im Bauch kribbelt, breiten die Arme aus und empfinden genauso wie mit acht Jahren, als Sie mit Ihrem Vater Karussell gefahren sind.

Das **Erwachsenen-Ich** in der Mitte des Modells stellen Sie sich als einen „Controller" oder einen „Dirigenten" vor, der ordnet, überwacht, vermittelt und integriert. Es ist Ihr Hier-und-Jetzt-Bewusstsein, das aktuelle Informationen über andere Menschen, die Umwelt, die Betätigungen sowie intrapsychische Prozesse verarbeitet. Neue Erfahrungen werden mit den im Eltern- und Kind-Ich vorhandenen Vorbildern, Informationen und Erlebnissen abgeglichen. Dabei trifft das Erwachsenen-Ich realitätsangemessene Entscheidungen, integriert das Neue und steuert bewusst die Handlungen und das Verhalten. Sie ahnen, welch große Bedeutung es für die Ergotherapie hat. Damit Lernen stattfindet, muss das Erwachsenen-Ich mit psychischer Energie besetzt sein.

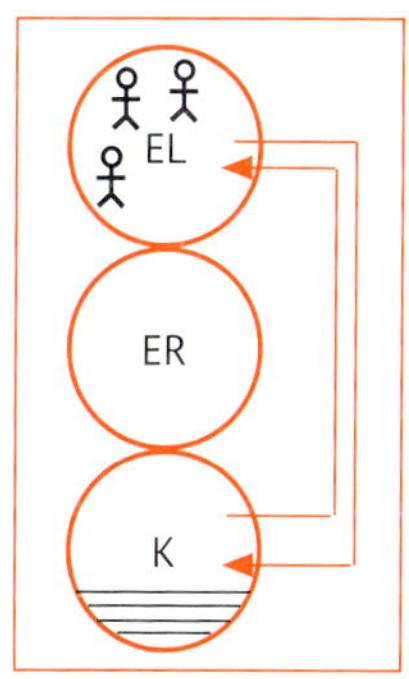

Abb. 60: Ich-Zustands-Modell mit innerem Dialog

Die beiden Pfeile symbolisieren den inneren Dialog zwischen Eltern- und Kind-Ich und zeigen sehr schön auf, dass dieser am Erwachsenen-Ich vorbeigeht (→ *Abb. 60*).

11.2.2 Einfluss der Ich-Zustände auf das Betätigungsverhalten

Das oben gezeichnete Bild des inneren Dialogs, der am Erwachsenen-Ich vorbeigeht, verdeutlicht die Schwierigkeit vieler psychisch erkrankter Menschen. Sie handeln automatisiert entsprechend ihren Erfahrungen aus früheren Situationen, also aus dem Kind-Ich. Das Eltern-Ich kommentiert die Motive zum Handeln oder schreibt vor, wie etwas getan werden muss. Das führt zu innerer Spannung, zu Misserfolgserleben oder auch zu Blockade und totaler Betätigungsvermeidung.

Das folgende Beispiel aus einer therapeutischen Wohngemeinschaft zeigt, wie die Person „aus dem Bauch" heraus handelt, ohne sich bewusst zu sein, ob die Performanz angemessen für diese Situation ist.

Beispiel: Klaus kocht, aber sein „trotziges Kind-Ich" hat die Führung. Er hat wieder mal keinen „Bock" auf den Küchendienst. Die Türen lässt er offen und hantiert geräuschvoll mit den Töpfen. Dabei missachtet er die von allen Bewohnern gemeinsam getroffene Vereinbarung, die Türen beim Kochen zu schließen, damit der fettige Kochdunst nicht in das Wohnzimmer und die Schlafräume zieht. Evelyn schließt ohne Worte beide Türen. Nun fühlt Klaus sich „gegängelt" und schmollt. Sein Erwachsenen-Ich ist weiter außer Betrieb und das Essen brennt an. Alle sind frustriert.

In der Ergotherapiegruppe reflektiert er sein „Missgeschick" und versteht, wie er „sich hineinsteigert": Er aktiviert einen frühen Ich-Zustand und verliert dabei den Realitätsbezug. Auch ist ihm jetzt klar, wie er diesen Ich-Zustandswechsel bemerkt, nämlich, wenn er den Widerstand gegenüber dem Küchendienst spürt. Ohne weiter zu ergründen, aus welcher Zeit und Situation dieser Ich-Zustand stammt, ermutigt die Ergotherapeutin Klaus, das Signal zukünftig zu nutzen. Er entschließt sich dazu, „Strategien zu entwickeln, aufmerksam und mit positiver Einstellung zu kochen."

11.3 Die Persönlichkeitsentwicklung und deren Störung

Sie möchten gerne wissen, wie die Persönlichkeit sich entwickelt, welche Einflussfaktoren es aus psychologischer Sicht gibt und weshalb psychische Störungen überhaupt entstehen? Wie Sie wissen, geht die Wissenschaft bei psychischen Störungen von einer multifaktoriellen Verursachung aus. Biologische, psychische und soziale Faktoren beeinflussen sich fortlaufend wechselseitig. Wir möchten im Folgenden einige Aspekte psychischer Faktoren hervorheben, die uns für die praktische Umsetzung in der Ergotherapie als nützlich erscheinen. Selbstverständlich werden Fragen offenbleiben. Wir bitten Sie deshalb, die Literaturverweise zum Stillen Ihres Wissensdurstes zu nutzen.

Ein Aspekt ist, dass wir bei psychischen Störungen die sogenannte Pathologie als sinnvollen Selbstkorrekturprozess der Persönlichkeitskonstruktion verstehen. Durch diese positive Sicht erkennen wir die Selbstkonstruktionsleistung unter erschwerten Bedingungen an, die beispielsweise eine Person mit Schizophrenie gemacht hat. Andererseits öffnet es unseren Blick auf die Entwicklungskompetenzen und Entwicklungsressourcen der Person (Kouwenhoven, 2002). Hierzu ein *Beispiel:* Frau Klump hat als Kind unreflektiert das Wertesystem ihrer als Managerin tätigen Mutter übernommen und strengte sich wahnsinnig an, ihr nachzueifern. Verlangsamung und Reduktion auf praktische Tätigkeiten waren in psychotischen Phasen symptomatisch, aber für sie gleichzeitig entlastend. Außerdem zeichnete sie dann ausdrucksstarke Bilder mit geometrischen Formen, dicken Begrenzungslinien, aber mit buntem, lebendigem Innenleben. Wir griffen das Zeichnen und die alltagspraktischen Tätigkeiten in der Ergotherapie auf und erarbeiteten entlastende Strategien. Ermutigt durch positive Erfahrungen gelang es ihr, sich von der Überzeugung „ich schaffe alles und ich muss das auch" zu distanzieren, und sie konnte ihr eigenes Wertesystem, das Akzeptanz für Leistungsgrenzen beinhaltet, entwickeln. Heute arbeitet Frau Klump als Sachbearbeiterin in einer psychosozialen Einrichtung und ist mit sich und ihrer Arbeit sehr zufrieden.

Sicherlich sind Ihnen schon Klienten begegnet, deren Denk-, Fühl- und Verhaltensweisen nicht zu ihrem physischen Alter passten. Obwohl der Klient erwachsen ist, haben Sie das Gefühl, einen sechsjährigen Jungen vor sich zu haben. Unsicher und ängstlich fragt er nach, bevor er den nächsten Handlungsschritt ausführt. Wenn ein Ich-Zustand aus früheren Zeiten die Führung übernommen hat, sprechen wir von Regression (→ *Abb. 61*) (Kouwenhoven, 2002).

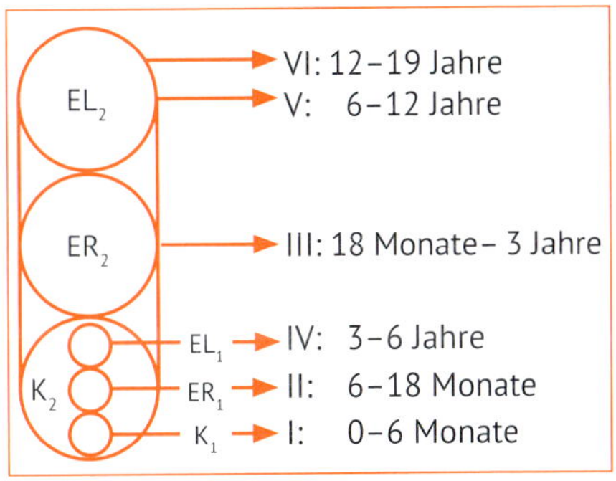

Abb. 61: Regressiv wiederbelebte Ich-Zustände

Jedoch ist Regression nicht als Zeitreise zu verstehen, sondern als ein Phänomen im Hier und Jetzt. Die Wiederbelebung alter Konflikte ist in diesem Zusammenhang eine Neukonstruktion der alten Konflikte im Hier und Jetzt, geschaffen mit allen aktuellen Kompetenzen des neopsychischen Ich-Systems. Das zur aktuellen Situation passende Schema stammt zwar aus der Vergangenheit, jedoch ist es eine Neukonstruktion der alten Entwicklungsaufgaben (Kouwenhoven, 2002). Erkennen wir das Regressionsniveau und geben dem „Sechsjährigen" in unserem Beispiel „altersentsprechende" Ermutigung und Unterstützung, dann erfährt er beim Tun, wie er aus Fehlern lernt. Unsere wohlwollende Haltung aus der fürsorglichen Elternrolle begünstigt in diesem Moment eine Integration in das neue Schema.

Ein weiterer Aspekt sind die Bindungserfahrungen, die der kleine Mensch macht. Die moderne Entwicklungspsychologie geht von sensiblen Perioden des Kontaktes zwischen „primärem Versorger" (zumeist Mutter) und Kind aus. Hierbei sind die Bindungserfahrungen unmittelbar nach der Geburt, aber auch im ersten Lebensjahr entscheidend (Bowlby, 2021). Die Forscher beschreiben immer differenzierter, welche Entwicklungsleistungen Kleinkinder erbringen und in welchen Zeiträumen bestimmte Entwicklungsaufgaben erbracht sein müssten. Nicht zum natürlichen Zeitpunkt vollzogene Integrationsschritte oder nicht gelöste Entwicklungsaufgaben ziehen Folgeprobleme nach sich.

B Beispiel

Beispiel: Von der Sensorischen Integrationstherapie wissen wir, wie wichtig die Phase ist, in der das Kind lernt, Abstände und Größenverhältnisse richtig einzuschätzen. Angenommen das Kind kann nicht zu einem großen, aber weit entfernten und deshalb klein erscheinenden Gegenstand krabbeln, dann kann es seine Wahrnehmung nicht überprüfen. Der kleinere Gegenstand in seiner Nähe erscheint dem Kind größer. Kann das Kind weiterhin die spezifischen Integrationsschritte nicht machen, entstehen später Wahrnehmungs- und Interpretationsstörungen sowie eine Abweichung der Persönlichkeitsstruktur. Die psychische Energie, die für die nächsten Entwicklungsaufgaben gebraucht wird, ist somit gebunden (Kouwenhoven, 2002; Mahler, 1975/1985).

11.3.1 Entwicklungspsychologische Faktoren

Für die entwicklungspsychologische Perspektive nutzen wir das Phasenmodell von Maarten Kouwenhoven und Kollegen, eine Weiterentwicklung von Pamela Levins „Cycles of Power" (Levin, 1988). Es beschreibt sechs Entwicklungsphasen mit spezifischen Entwicklungsthemen und Entwicklungsaufgaben. In der → *Abb. 62* erhalten Sie einen Überblick (Kouwenhoven, 2002).

Entwicklungsphase	Entwicklungsthemen	Alter
Erste	Motivation zur Existenz, Bedürfnisse, Gefühle	von 0 bis 6 Monaten
Zweite	Untersuchen und Tun, die Welt „begreifen"	von 6 bis 18 Monaten
Dritte	Logisches Denken, Kooperieren	von 18 Mon. bis 3 Jahren
Vierte	Identität aufbauen und herausfinden: „Wer bin ich?"	von 3 bis 6 Jahren
Fünfte	Eltern-Ich-System mit Normen und Werten entwickeln	von 6 bis 12 Jahren
Sechste	Bilden des Bezugsrahmens mit Integration EL, ER, K	von 12 bis 19 Jahren

Abb. 62: Entwicklungsphasen

Für die Entwicklung einer gesunden oder abweichenden Persönlichkeitsstruktur spielen mehrere entwicklungspsychologische Faktoren eine Rolle: (1) die Schlüsselkonstellation, (2) die Dauer und Intensität der Schlüsselkonstellation, (3) die (vorläufigen) Skriptbeschlüsse, (4) die Skriptbotschaften und Skriptentscheidungen (Kouwenhoven, 2002).

11.3.1.1 Die Schlüsselkonstellation

Spezifische traumatische Erlebnisse in einer sensiblen Phase der Entwicklung werden von Klienten als Schlüsselkonstellation erinnert. Dieses subjektive Erleben einer Situation kann von der Art und Weise, wie das Ereignis tatsächlich stattgefunden hat, abweichen. Geschwister können das gleiche Ereignis jeweils anders erlebt haben. Häufig sind es wiederholte Erfahrungen über längere Zeiträume, die dann stellvertretend symbolhaft verdichtet und anschließend subjektiv als *das* eine Schlüsselereignis empfunden werden.

11.3.1.2 Die Dauer und Intensität der Schlüsselkonstellationen

Ob Schlüsselkonstellationen zu einer abweichenden Persönlichkeitsstruktur führen, hängt neben der Entwicklungsphase, in welcher sie stattgefunden haben, auch von der Häufigkeit und der Intensität dieser Konstellationen ab. Eine Schlüsselkonstellation kann nur einmal vorgekommen sein. Während einer bestimmten Entwicklungsphase können sich Schlüsselkonstellationen systematisch wiederholt haben. Schlüsselkonstellationen können sich systematisch in allen Entwicklungsphasen ergeben, jedes Mal auf eine andere Art und Weise. Natürlich ist der Einfluss von besonders starken Erlebnissen viel größer als der von Erlebnissen geringer oder mäßiger Intensität.

11.3.1.3 Vorläufige Skriptbeschlüsse

Aufgrund der Schlüsselkonstellationen kann ein Kind vorläufige Beschlüsse über sich selbst, über andere und über die Welt ziehen. Diese vorläufigen Beschlüsse können, wenn sie immer wieder bestätigt werden, später zu einer bestimmten Skriptentscheidung führen. Schlussendlich können diese Skriptentscheidungen zu einer Skriptüberzeugung heranwachsen.

11.3.1.4 Skriptbotschaften und Skriptentscheidungen

Die nonverbal und häufig unbewusst gegebenen Skriptbotschaften der Eltern oder anderer wichtiger Bezugspersonen an das Kind brennen sich tief in seine Persönlichkeit ein (→ *Abb. 63*) (Schiff, 1975). Der von Mary und Robert Goulding benutzte Begriff „Einschärfungen" verdeutlicht das eindrücklich (Goulding & Goulding, 1986/2005). **Einschärfungen**, wie „Besser es gäbe dich nicht (Sei nicht)" oder „Fühle nicht", verbunden mit entsprechenden Schlüsselerlebnissen führen ein Kind zwangsläufig zu bestimmten Schlussfolgerungen. Es schlussfolgert mit seinem kindlichen Denken: „Ich darf keine Bedürfnisse haben" oder „Besser ich fühle nichts", um zu überleben.

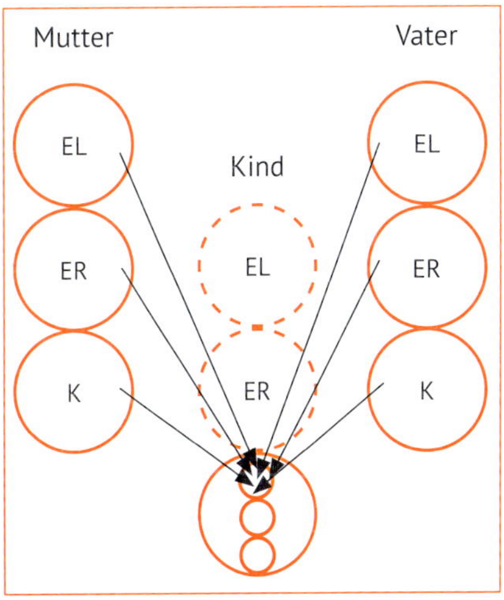

Abb. 63: Skriptmatrix nach Schiff

Von ihren Bezugspersonen bekommen Kinder auch viele erzieherische Ratschläge. Die Antreiber sind gut gemeinte elterliche Botschaften, die dem Kind raten, wie es sich verhalten muss, um den elterlichen Ansprüchen und Vorstellungen zu entsprechen. Wenn das Kind diesen Anweisungen folgt, kann es sich der Anerkennung der Eltern sicher sein und es fühlt sich akzeptiert. Die Antreiber sind für das Kind wie ein „Kompass", der ihm in neuen Situationen sagt, wonach es sich richten kann, um die Zustimmung der anderen Menschen zu erhalten (Frohme & Schmale-Riedel, 2014).

Erklärfix

11.3.1.5 Erklärfix: Das Antreiber-Konzept

Das Antreiber-Konzept wurde maßgeblich von den Transaktionsanalytikern TAIBI KAHLER und HEDGES CAPERS entwickelt (Kahler & Capers, 1974). Durch klinische Beobachtungen und in einer weltweiten Studie des Antreiber-Analyse-Tests konnten sie fünf typische Antreiber-Muster nachweisen:

- Sei perfekt! (Be perfect!)
- Beeil dich! (Hurry up!)
- Mach's (anderen) recht! (Please me (others)!)
- Sei stark! (Be strong!)
- Streng dich an! (Try hard!)

Die Gestalttherapeutin und Transaktionsanalytikerin MARY GOULDING hat die Liste ergänzt mit:

- Sei vorsichtig! (Be careful!) (Schmale-Riedel, 2016).

Bildet ein Kind durch die elterlichen Botschaften beispielsweise die Antreiber „Sei stark!" und „Streng dich an!" aus, so trifft es vielleicht die Skriptentscheidung: „Wenn ich alles ertrage und hart arbeite, dann darf ich leben." Der Antreiber hilft ihm die Einschärfung: „Besser, es gäbe dich nicht." abzuwehren und dadurch am Leben zu bleiben. Bei Herrn Traubert war es ähnlich.

Ein anderes Kind nimmt den Antreiber: „Mach's (anderen) recht!" auf und entscheidet sich: „Ich brauche nichts, aber die anderen, deshalb kümmere ich mich um sie." Frau Stein entwickelte daraus eine Anorexia nervosa und eine zwanghafte Hilfsbereitschaft.

B Beispiel

In der Ergotherapie konnte Frau Stein keine Betätigungsprobleme oder Bedürfnisse benennen, weil es ihr sehr schwerfällt, bestimmte Gefühle zuzulassen und auch Gefühle zu verbalisieren. Eines Tages berichtete sie davon, dass ihre Mutter sich das Leben genommen habe und sie als kleines Kind damit völlig überfordert war. Es habe niemand mit den Kindern über den Tod der Mutter gesprochen. Gefühlsäußerungen wurden in der Familie sowieso eher unterbunden.

Frau Stein erinnerte sich auch, dass ihre Mutter schon zu Lebzeiten unnahbar und depressiv gewesen sei. Damals sei über deren Erkrankung nicht gesprochen worden. Frau Stein habe die Einschärfung „Deine Gefühle sind nicht wichtig, es sei denn, du leidest still!" übernommen, was heute in ihren sozialen Beziehungen häufig zu Konflikten führe, vor allem mit ihrem Partner. Dies belaste sie sehr, da sie Konflikte nur schwer aushalten könne (Antreiber: „Mach's (anderen) recht!").

Frau Stein zeigte sich in der Ergotherapie unsicher, angepasst und zurückhaltend. Sie erzählte von ihrer Angst, sie könne „anderen zur Last fallen". Sie habe als älteste von drei Geschwistern nach dem Tod ihrer Mutter schon früh viel Verantwortung übernehmen müssen. Die Anweisungen: „Übernimm Verantwortung für andere und falle niemandem zur Last" würden sie ständig begleiten. An der Arbeitsstelle sei sie die Erste, die einspringe und zusätzliche Aufgaben übernehme. Ihr sei zwar bewusst, dass sie ihre Bedürfnisse hintanstelle, aber sie könne einfach nicht anders. Sie würde sich dann sagen: „Die anderen haben ja auch viel zu tun!" Jetzt merke sie, wie oft sie sich erschöpft und depressiv fühle. In der Ergotherapie fiel es ihr zunächst sehr schwer, eigene Ziele zu formulieren. Sie hätte die meiste Zeit im Leben versucht, es „anderen recht" zu machen, und sei dieser „Aufgabe getrieben und gewissenhaft" nachgegangen. Ihre eigenen Wünsche und Bedürfnisse kenne sie kaum. Die Antreiber „Mach´s (anderen) recht!" und „Sei stark!" waren bei Frau Stein in jeder Alltagssituation aktiv und sie reagierte völlig automatisiert.

Trifft ein Mensch eine Skriptentscheidung, dann werden die drei Elemente Schlüsselkonstellation, vorläufige Beschlüsse und Skriptbotschaften aufeinander abgestimmt (→ *Abb. 64*). Es handelt sich um eine enorme Integrationsarbeit des kindlichen neopsychischen Systems. Das Kind hat die beste Art und Weise gefunden, um zu überleben. Die dann folgende automatisierte stereotype Anwendung führt dazu, dass die nächsten Integrationsleistungen unvollständig oder nicht mehr vollzogen werden. Die Skriptentscheidung wird zum archaischen Relikt und bleibt im Erwachsenenalter wirksam. Nicht die Skriptentscheidung, sondern das passive Verharren in ihr leitet den pathologischen Entwicklungsverlauf ein. Dies kann umso mehr der Fall sein, wenn in nachfolgenden Entwicklungsphasen die problematischen Schlüsselkonstellationen erneut auftreten. Die „Richtigkeit" des passiven Verharrens in der einmal gefundenen Lösung findet so ihre subjektive Bestätigung (Kouwenhoven, 2002; Goulding & Goulding, 1986/2005).

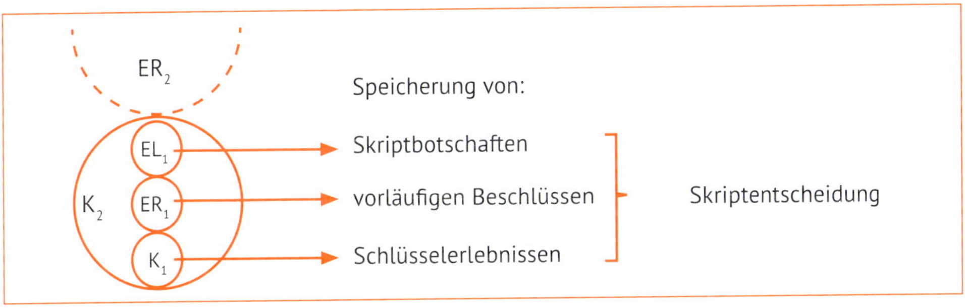

Abb. 64: Skriptentscheidung

11.3.2 Grundeinstellungen – Das O.k.-Konzept

Die Grundeinstellungen, auch Lebens- oder Grundpositionen genannt, fassen alle grundlegenden Überzeugungen einer Person über sich selbst, andere Menschen und die Umwelt zusammen. Sie werden benutzt, um Entscheidungen oder Verhalten zu rechtfertigen.

Die in der Kindheit gemachten Beziehungs- und Betätigungserfahrungen verarbeitet der kleine Mensch zu einer grundlegenden Einstellung sich selbst und den anderen gegenüber. Er kann sich selbst annehmen, so wie er ist, oder aber sich selbst ablehnen. Genauso kann er andere Menschen annehmen, so wie sie sind, oder sie ablehnen. Jeder Mensch entwickelt also ein Gefühl für seinen eigenen Wert sowie für den Wert seiner Mitmenschen.

Es ergeben sich vier Grundeinstellungen:

1) „Ich bin o.k. und du bist o.k." (+ / +)
Eine Person kann zu sich selbst, zu den anderen Menschen und der Welt im Allgemeinen Vertrauen haben. Diese Grundposition des Urvertrauens entwickelt ein Kind in den ersten Wochen bis Monaten seines Lebens im lebendigen Austausch mit seinen Eltern.

2) „Ich bin nicht o.k. und du bist nicht o.k." (- / -)
Eine Person kann sich selbst und die anderen ablehnen. Diese Grundposition des Nicht-Vertrauens kann sich entwickeln, wenn ein Kind die nötige Geborgenheit und Verlässlichkeit nicht erfährt und es stattdessen eine existenzielle Verunsicherung erlebt.
Wenn das Kind älter wird und zwischen sich selbst und den anderen unterscheiden kann, hat es die Möglichkeit, die Grundposition des Nicht-Vertrauens: „Ich bin nicht o.k. und du bist nicht o.k." (- / -) durch die Fähigkeit der Abwehr zu entkräften.

Zwei weitere Varianten der Grundeinstellungen ergeben sich daraus.

3) „Ich bin nicht o.k. und du bist o.k." (- / +)
Schauen wir aus der Perspektive eines Kindes, dann wirken Erwachsene wie Superhelden, die es mit unvorstellbaren Kräften bewegen und über das Kind mit göttergleicher Macht bestimmen. So ist es verständlich, dass ein Kind die Grundposition entwickelt: „Ich bin nicht o.k. (weil klein, schwach, unterlegen) und die anderen sind o.k. (weil stark und überlegen)". Auch wenn ich mich selbst als „nicht o.k." empfinde, ist es erträglicher, die anderen und die Welt für richtig zu halten.

4) „Ich bin o.k. und du bist nicht o.k." (+ / -)
Ihr magisches Denken können Kinder nutzen, um sich selbst groß und gut zu fantasieren und damit die Unerträglichkeit ihres Nicht-Vertrauens abzuwehren. Ebenso können sie mit dieser Fähigkeit auch ihren ersten Lösungsversuch: „Ich bin nicht o.k. und die anderen sind o.k." wiederum abwehren, der sich verständlicherweise auch nicht gut anfühlt. Mit der Grundposition: „Ich bin o.k. und die anderen sind nicht o.k." erlangt das Kind ein Stück Selbstzutrauen, jedoch auf Kosten der anderen, die es nun abwerten muss (Elbing, 2014; English, 1976; Schlegel, 2002).

Wir gehen davon aus, dass ein Kind mit der Grundposition: „Ich bin o.k. und du bist o.k." in die Welt geboren wird, sich damit wohlfühlt und diese Grundeinstellung beibehält. Erst einschneidende Erfahrungen bei Aktivitäten im Kontakt mit wichtigen Beziehungspersonen führen zu Anpassungen und den beschriebenen Abwehrleistungen.

Betrachten wir einen Klienten, der beim Betätigen mit der vierten Grundeinstellung reagiert, so sehen wir überhöht selbstsicheres Auftreten und abwertendes Verhalten gegenüber anderen Personen oder der Betätigung selbst. Indem er sagt: „Das Computerprogramm ist schlecht, damit kann man keine Bewerbung schreiben.", wehrt er das darunterliegende Minderwertigkeitsgefühl ab. Während er reflektiert, wird ihm seine Schwierigkeit beim Formulieren der Bewerbung bewusst und er spürt das alte Minderwertigkeitsgefühl.

Ein anderer Klient lässt sich nicht zum Handeln aktivieren, weil ihn seine nihilistische Grundeinstellung blockiert: „Ich bin nicht o.k. und die anderen, die Welt und die Aufgabe sind auch nicht o.k.". Mit der Haltung „besser nichts tun, dann macht man keine Fehler", verhindert er die Chance einer korrigierenden Betätigungserfahrung.

Wir Menschen sind nicht auf eine Grundeinstellung festgelegt, wir können sie wechseln. Allerdings führt unser Sicherheitsbedürfnis häufig dazu, die einmal erlernte Grundeinstellung immer wieder neu zu bestätigen. Im Sinne selbsterfüllender Prophezeiungen tragen wir in der Regel unbewusst, aber aktiv dazu bei, dass wir uns auch immer wieder in unserer erlernten Grundeinstellung wiederfinden und sie damit bestätigen.

11.3.3 Die Bedeutung des Skripts für die Ergotherapie

Jedes Mal, wenn ein Klient auf ein Problem trifft, hat er zwei Möglichkeiten. Er kann das Problem lösen, indem er das volle Potenzial seines Denkens, Fühlens und Handelns einsetzt, über das er als Erwachsener verfügt. Oder er geht ins Skript und fasst die Welt so auf, dass sie zu den Skriptentscheidungen passt, die er als Kleinkind getroffen hat. Dabei missachtet er einige Aspekte der realen Situation. Gleichzeitig übersteigert er dann andere Aspekte des Problems, sodass diese „riesengroß und unlösbar" erscheinen. Statt nun tätig zu werden und das Problem zu lösen, verlässt er sich auf die „magische Lösung", die ihm sein Skript bietet. In seinem Kind-Ich hofft er, durch den Einsatz solcher Magie die Welt so zu manipulieren, dass sie ihm schon eine Lösung bringt. Statt aktiv zu sein, wird er passiv (Stewart & Joines, 2000; Kouwenhoven, 2002).

Herr Meyer, Klient der Gruppenergotherapie in der Psychiatrischen Institutsambulanz (PIA), arbeitet entsprechend seiner individuellen Zielsetzung allein an einem gestalterischen Projekt. Bei der Bearbeitung seines Werkstücks hat er ein Problem. Er versucht den Blick der Ergotherapeutin zu erhaschen, aber sie bemerkt es nicht, weil sie gerade einen anderen Klienten beobachtet. Herr Meyer winkt hilfesuchend, jedoch bemerkt die Ergotherapeutin auch dieses nicht. Ohne sich dessen bewusst zu sein, geht Herr Meyer ins Skript und durchlebt eine Zeit seiner Kindheit wieder, als er seine Mutter gerufen hatte und sie nicht kam, weil sie mit der kleinen Schwester beschäftigt war. Auf die nicht reagierende Ergotherapeutin überträgt er das Erinnerungsbild seiner Mutter von damals. Gleichzeitig beginnt er zu fühlen, zu denken und zu handeln, als wäre er noch das kleine Kind. Er lässt die Schultern hängen und fühlt, wie hoffnungslos es ist. In Gedanken sagt er sich: „Das hilft doch alles nichts. Und wenn ich mir noch so viel Mühe gebe, sie interessiert sich nicht für mich."

Um zu dieser Schlussfolgerung zu gelangen, missachtete er einige Informationen über die Realität im Hier und Jetzt. Insbesondere ignorierte er Möglichkeiten, die er heute als Erwachsener hat, die ihm als Kleinkind fehlten. Er hätte aufstehen und zur Ergotherapeutin hingehen können. Andere Möglichkeiten wären gewesen, einen Mitklienten um Unterstützung zu bitten oder das Problem mit der vorhandenen schriftlichen Anleitung selbstständig zu lösen.

11.3.3.1 Erklärfix: Missachten und Grandiosität

Missachten beschreibt den inneren Mechanismus, der es einer Person ermöglicht, trotz andersartiger oder entgegenstehender Information den eigenen Bezugsrahmen nicht zu verändern (Schiff, 1975; Kottwitz & Gooss, 1994). Dabei werden Informationen, die für die Lösung eines Problems relevant wären, unbewusst ignoriert, abgewertet und missachtet (Stewart & Joines, 2000).

Jedes Missachten wird von **Grandiosität** begleitet. Dabei wird ein Aspekt des Problems, der Sache, der Person realitätsunangemessen übertrieben (Maximierung), bei gleichzeitiger Untertreibung (Minimierung) des gegenteiligen Aspekts des Problems, der Sache, der Person (Stewart & Joines, 2000; Kottwitz & Gooss, 1994).

Das Missachten kann drei verschiedene Bereiche der Wirklichkeit betreffen, A) Aspekte von mir selbst, B) Aspekte der Umwelt und der anderen, C) Aspekte der Situation.

In unserem Beispiel missachtet Herr Meyer A), dass er ein erwachsener Mann ist und kein hilfloses Kleinkind mehr, dass er sprechen und lesen kann und ihm viele verschiedene Möglichkeiten zur aktiven Problemlösung zur Verfügung stehen, unter anderem die Ergotherapeutin direkt ansprechen zu können. Er missachtet B), dass die Ergotherapeutin oder ein Mitklient ihn bereitwillig bei der Problemlösung unterstützen könnte. Auch missachtet er C), dass die Ergotherapeutin für alle Klienten verantwortlich ist und im Moment den einen Klienten beobachtet und infolgedessen es nicht sehen kann, wenn er winkt.

Wichtig ist, dass unsere Klienten verstehen: Die damalige Lösung ist heute nicht mehr zeitgemäß. Das aufmerksame und bewusste Wahrnehmen der aktuellen Aufgabe beziehungsweise Situation hilft oftmals schon, nicht automatisiert der alten Skriptüberzeugung zu folgen. Die Klienten können so alle Informationen in ihrem Erwachsenen-Ich verarbeiten und sich für ein zeitgemäßes autonomes Fühlen, Denken und Verhalten entscheiden. Indem der Klient sein Erwachsenen-Ich benutzt, entsteht Bewusstheit. Und diese kann heilsam sein, wie FREDERICK S. PERLS, der Begründer der Gestalttherapie, in den 1960er Jahren bereits schrieb: „Und ich glaube, dass es vor allem darauf ankommt, folgendes zu verstehen: Bewusstheit per se – durch und aus sich selbst heraus – kann heilsam sein." (Perls, 1979, S. 25).

In der Ergotherapie kann betätigungsfokussiert die Problemlösefähigkeit gesteigert werden. Beispielsweise kann die Ergotherapeutin durch Nachfragen das Erwachsenen-Ich des Klienten stimulieren, wenn er übt, seine Bedürfnisse angemessen zu befriedigen.

Hilfreich ist auch, wenn der Klient sich die Aspekte der Realität ins Bewusstsein ruft, die er skriptgebunden missachtet. Dabei ist es nützlich, Feedback von anderen zu erhalten, um den blinden Fleck entdecken zu können. Das kann mit der Ergotherapeutin erfolgen oder in einer Gruppenergotherapie mit interaktionellem Training. Letzteres ist besonders effektiv, da das Feedback von Mitklienten kommt.

11.3.4 Entwicklung und Anpassungen der Persönlichkeit

Betrachtet man Säuglinge und Kleinkinder, kann man bereits Charakterzüge als auch Anpassungen an die Umwelt erkennen. Zwei Fragen stellen sich: „Was ist angeboren?" und „Was ist gelernt?" beziehungsweise „Wie wurde mit der Person während ihrer ersten sechs Lebensjahre interagiert?"

Wie bei den Entwicklungsstadien bereits deutlich wurde, hat das Kind alle drei Ich-Zustandsbereiche, die aber noch wenige Ich-Zustände enthalten (Berne, 1961/2001).

In unserer Kultur ist zumeist die Mutter verantwortlich für die Fürsorge gegenüber dem hilflosen Neugeborenen. Sie befindet sich anfänglich in einer gesunden Symbiose mit dem Kind. Wenn das Baby schreit, muss die Mutter für es deuten und herausfinden, was gerade nicht stimmt. Dann muss sie die Probleme des Babys lösen. Wenn seinen biologischen und emotionalen Bedürfnissen entsprochen wird, dann wächst das Baby physisch und emotional. In diesem Prozess lernt es denken. Dieses anfängliche Denken ist schlicht und intuitiv, anstatt genau, objektiv oder folgerichtig.

Wenn das Kind sich weiterentwickelt, lernt es, wie es für andere gut sorgen kann und auch, wie es für sich selbst sorgen kann. Allmählich wird das Denken differenzierter und abstrakt.

Das Kind lernt Fürsorge, indem es Mutter oder Vater spielend imitiert. Die Art des Denkens und der Fürsorglichkeit, die gelernt wird, ist ein weitgehend natürliches Ergebnis der Beziehungen zu den Eltern und anderen wichtigen Elternfiguren im Leben des Kindes (Ware, 1992).

Sind die biologischen und physischen Bedürfnisse befriedigt, dann wird ein Kind normal aufwachsen, es wird lernen, klar zu denken und wie es wirksam für sich und andere sorgt. Symbiotische Abhängigkeiten werden nicht mehr länger bestehen und das Kind wird allmählich autonom.

Wenn das kleine Kind gänzlich in seinen Wünschen und Bedürfnissen aufgeht und seine Umwelt auf sein Schreien reagiert, dann hat es in gewisser Hinsicht mehr Macht, als es jemals wieder haben wird. Natürlich ist es in der Realität so, dass niemand immer alle seine Wünsche und Bedürfnisse erfüllt bekommt. Dementsprechend muss sich das Kind in seiner Entwicklung an seine Umwelt anpassen und kann dabei einen von drei möglichen Wegen wählen.

(1) So können Kinder weiterhin hilflos und klein bleiben und dadurch andere dazu auffordern, für sie zu sorgen, indem sie die anderen für sich denken lassen. (2) Ein zweiter Weg der Anpassung besteht darin, für andere Menschen fürsorglich zu sein, es ihnen recht zu machen und hilfreich zu sein. (3) Eine dritte Möglichkeit liegt darin, sich verletzend oder rebellisch zu verhalten, zum Beispiel mit der Einstellung: „Dir werd' ich's zeigen" oder „Mich kriegst du nicht".

Die Kinder passen sich primär einer dieser Möglichkeiten an, bis zu einem gewissen Grad auch zweien und setzen diese Anpassung im Laufe ihres Lebens immer weiter fort (Ware, 1992).

Nachdem das Kind verschiedene Arten von Botschaften als Verhaltensrichtlinien bekommen hat, „wählt" es einen (oder zwei) der sechs Persönlichkeitsstile als seinen Weg, sich anzupassen.

11.4 Das Modell der sechs Persönlichkeitsstile

Es gibt viele verschiedene Typologien, um die Besonderheit einer Persönlichkeit zu beschreiben und verständlich zu machen. Für die ergotherapeutische Praxis hat sich das Modell der sechs Persönlichkeitsstile als am nützlichsten herausgestellt (Joines & Stewart, 2008). Das Wissen um diese Persönlichkeitsstile hilft Ihnen, schnell eine tragfähige therapeutische Beziehung herzustellen, Ihre Interventionen effektiv zu gestalten oder Widerstand beim Klienten zu vermeiden.

Das Modell wurde ursprünglich von den Transaktionsanalytikern Paul Ware (Psychiater und Psychotherapeut) und Taibi Kahler (Klinischer Psychologe, Psychotherapeut, Management-Experte) entwickelt. Vann S. Joines (Klinischer Psychologe, Lehrender Transaktionsanalytiker) entwickelte das Modell weiter und erforschte die Validität zusammen mit Ian Stewart (Psychotherapeut, Lehrender Transaktionsanalytiker) und weiteren Kollegen. Die Persönlichkeitsstile beschreiben den individuellen „Stil" der Anpassung und decken somit die gesamte Skala von völlig gesund bis völlig dysfunktional ab. Persönlichkeitsstörungen repräsentieren eines der zwei Enden der Skala, nämlich das der pathologischen Funktionsebenen. Damit die traditionellen psychiatrischen Bezeichnungen Fachpraktikern nicht den Blick auf die gesunde Seite der Skala verstellen, hat Joines umgangssprachliche Namen für die Persönlichkeitsstile formuliert. Den „Zwanghaften Persönlichkeitsstil" bezeichnet er als „Verantwortungsvollen Workaholic" oder, als zweites Beispiel, den „Passiv-aggressiven Persönlichkeitsstil" als „Verspielten Widerständler" (Joines & Stewart, 2008). Auch wenn die umgangssprachlichen Namen sehr gut die positiven als auch die negativen Aspekte einer Persönlichkeit bezeichnen, nutzen wir in diesem Buch aus praktischen Gründen die traditionellen Bezeichnungen der Persönlichkeitsstile.

Bestimmte Kombinationen von Botschaften (Einschärfungen und Antreibern) haben eine besondere Anpassung der Persönlichkeit zur Folge. Das Kind entwickelt quasi als Überlebensstrategie einen der sechs Persönlichkeitsstile oder eine Mischung aus zwei Stilen. Einige Einschärfungen wie „Sei nicht!" oder „Schaffe es nicht!" haben eine stärkere pathologische Anpassung zur Folge als andere. Deshalb ist das Spektrum der einzelnen Persönlichkeitsstile von gesund bis pathologisch zu verstehen.

Es werden sechs Stile unterschieden: der **histrionische,** der **zwanghafte,** der **paranoide,** der **schizoide,** der **passiv-aggressive** und der **antisoziale** Persönlichkeitsstil. Wir beschränken uns aus Platzgründen hier auf die Erläuterung des passiv-aggressiven und des zwanghaften Persönlichkeitsstils, weil diese beiden bei Herrn Traubert im Vordergrund stehen.

Wir schätzen das Modell auch deshalb sehr, weil es uns hilft, den bevorzugten Kontaktbereich eines Klienten zu erkennen. Drei mögliche „Kontakttüren" beschreibt WARE: das Denken (D), das Fühlen (F), das Verhalten (V). Dazu mehr im Anschluss an die zwei Beispiele (→ *Kap. 11.4.3*).

11.4.1 Passiv-aggressiver Persönlichkeitsstil

Menschen mit passiv-aggressivem Persönlichkeitsstil lassen sich auf andere Menschen ein und genießen es, Teil einer Gruppe zu sein. Sie machen sich gut als Detektive, investigative Journalisten und Kritiker. Macht jemand einen Fehler, decken sie es auf. Geht es um Problemlösungen, nehmen sie eher eine passive Haltung ein. In Beziehungen lassen sie deshalb lieber andere die Initiative ergreifen. Sie tendieren passiv-aggressiv zu sein, wenn sie versuchen, sich zu integrieren. Jemand mit diesem Stil könnte beispielsweise sagen: „Mein Gott ist das warm hier", und dabei erwarten, dass ein anderer etwas unternimmt, zum Beispiel das Fenster öffnet. Sie sind verspielt, aber widersetzen sich stark (indirekt oder passiv) der Kontrolle anderer.

Ihre Schwierigkeit besteht darin, dass sie sich auf unnütze Machtspiele einlassen. Sie kämpfen selbst dann gegen die Kontrolle von anderen, wenn niemand versucht, sie zu kontrollieren. Sie haben eine passive Art aggressiv zu sein, sie sind wütend und aufgebracht über ihre Umwelt, äußern es aber nicht offen, sondern gehemmt, schmollend und halsstarrig. Andere fühlen sich im Umgang mit ihnen zurückgewiesen und erleben zugleich, von Passiv-Aggressiven „ausgelutscht" zu werden. Obwohl sie umtriebig sind, sich abstrampeln und dauernd klagen, sind Passiv-Aggressive doch übermäßig abhängig in ihren Beziehungen zu anderen.

Ihre Antreiber sind: „Streng dich an, kämpfe!", „Mach' dir das Leben schwer!" Andere Botschaften, die sie bekommen haben, lauten: „Sei stark, lass niemanden wissen, dass du innerlich verletzt bist!", „Lass niemanden wissen, dass du wirklich abhängig sein willst von ihnen!" Die Einschärfungen sind „Werde nicht erwachsen" und „Fühle nicht". Sie bekommen als Kind auch Botschaften wie „Sei anderen nicht nahe" und „Schaff' es nicht", was sie zu ihrem Abstrampeln bringt, sowie „Genieße nicht".

Ihre Energie steckt in ihrem passiv-aggressiven Verhalten, das auch die „Offene Tür" zu ihnen ist. Die „Falltür" ist das Denken. Passiv-Aggressive sind sehr schnelle Denker, sie verwirren ihr Gegenüber durch geschickte Themenwechsel. Die Ergotherapeutin sollte damit beginnen, in Alltagssituationen behutsam das Verhalten zu konfrontieren oder durch praktische Übungen bewusst zu machen. Anschließend wechselt sie zur „Zieltür", dem Fühlen, indem sie das passive Verhalten beschreibt und dem Klienten auch sagt, wie sie sich dabei fühlt (Vorgehensweise: V, F, D) (Joines & Stewart, 2008).

Beispiel einer Klientin mit passiv-aggressivem Persönlichkeitsstil

Frau Fischer überforderte sich ständig, sei es im Beruf, wo sie die Norm immer übererfüllt, oder im Privatleben, wo sie das Geschirr in der Spülmaschine umräumt, weil ihre Kinder diese „nicht optimal" eingeräumt haben. Im Kontakt mit ihr schwang ein stiller Vorwurf mit, im Sinne von: „Ich muss immer kämpfen, keiner unterstützt mich". Es dauerte viele Therapieeinheiten, bis Frau Fischer wahrnehmen konnte, dass ihr Verhalten, Handeln und Vermeiden zur Erschöpfung und Unzufriedenheit beitrug. Übungen zur realistischen Selbstwahrnehmung halfen ihr zu empfinden, wie sie sich in verschiedenen Situationen fühlte, und was sie eigenverantwortlich daran ändern kann.

Nun konnte sie über Zusammenhänge nachdenken, ohne dabei die Umwelt für „ihr Elend" verantwortlich zu machen. In diesem Zusammenhang wurde ihr bewusst, dass ihr Großvater immer „sehr angespannt und mürrisch" gewesen war. Ihre Mutter, die einzige Tochter der Großeltern, war von Anfang an mit dem Kind überfordert, weshalb die Großeltern sich um sie kümmerten. Ihr Vater war Alkoholiker und die meiste Zeit außer Haus. Frau Fischer war eine sehr gute Schülerin, auch im Haushalt half sie fleißig der Großmutter. Nur Lob und Anerkennung gab es nicht, es war selbstverständlich. Sie hatte den Eindruck, egal wie gut sie war, es war nie gut genug. Die Großmutter tröstete sie oft, wenn der Großvater besonders mürrisch war. Den Mangel an emotionaler Zuwendung kompensiert sie heute durch übertriebene Gründlichkeit und „Bessermachen". Lob von anderen überhört sie, obwohl sie sich nach Anerkennung sehnt.

Das passiv-aggressive Muster ist sehr selbstzerstörerisch, weil ein Passiv-Aggressiver sich durch seine Härte nur vor seiner wirklichen Sehnsucht nach Fürsorge schützt.
Solange ihre „Schaff es nicht"-Verknüpfung noch wirksam ist, werden Passiv-Aggressive andere dazu zwingen, die Kontrolle über sie zu übernehmen, damit sie klein und abhängig bleiben können. Eines der Geheimnisse im Umgang mit dieser Persönlichkeitsform besteht darin, sich zunächst auf sie einzulassen, um dann wiederholt und behutsam auf der Gefühlsebene mit ihnen in Kontakt zu kommen (Ware, 1992).

11.4.2 Zwanghafter Persönlichkeitsstil

Menschen mit zwanghaftem Persönlichkeitsstil tendieren dazu, sich von anderen zurückzuziehen. Sie sind glücklich, wenn sie mit sich allein sind. In Gesellschaft bevorzugen sie Gespräche mit einer oder mit höchstens drei Personen. Zwanghafte Persönlichkeiten sind verantwortungsvoll, auf ihr Wort ist Verlass. Sie sind wunderbare Angestellte, die das, was sie sagen, auch tun. Sie sind Säulen einer Gesellschaft und halten die „Dinge am Laufen".

Probleme gehen sie aktiv an. In Beziehungen ziehen sie es vor, auf andere Personen zuzugehen, statt umgekehrt. Dadurch schützen sie sich vor Überraschungen (Joines & Stewart, 2008).

Ihre Schwierigkeit liegt darin, nicht zu wissen, wann sie aufhören sollen, verantwortlich zu sein. Sie werden oft zu Workaholics und haben Probleme damit, ihre Arbeit und das, was sie erreicht haben, zu genießen, weil sie sich nicht gestatten zu entspannen, zu spielen oder Spaß zu haben.

Ihre Anpassung an Grundsätze und Regeln kennzeichnet sie. Sie haben ein äußerst strenges Gewissen und sind ihr eigener schärfster Kritiker. Sie investieren viel Energie in Pflichterfüllung und tun sich sehr schwer damit zu entspannen. Ihr Hauptantreiber ist: „Sei perfekt!“, der zweitwichtigste ist: „Sei stark!“ oder „Streng dich an!“. Sehr früh bekommen sie die Einschärfung „Sei kein Kind“, die sie durch Unterdrückung ihrer Gefühle annehmen. Die Einschärfung „Fühle keine Freude“ ist bei Zwanghaften ebenfalls häufig verinnerlicht worden.

Außerdem haben sie die Einschärfung „Sei nicht nahe“, weswegen sie in Beziehungen Streit anfangen. Aber trotz dieser Streiterei und der Probleme mit positiven Gefühlen haben sie den starken Wunsch nach engen Beziehungen. Die Ergotherapeutin muss sehr sorgfältig in der Arbeit mit zwanghaften Klienten sein, da sie Informationen zwar kognitiv sehr gut aufnehmen, aber gefühlsmäßig nicht verarbeiten. Auf dem Tanzparkett kann man sie lächeln sehen und denken, sie amüsierten sich gut, aber innerlich zählen sie „1, 2, 3 und 1, 2, 3 und …“. Selbst beim Spaßhaben arbeiten sie noch und strengen sich an, es „gut zu bringen“ (Ware, 1992).

Perfektionistisch, aufgeweckt und wohlorganisiert wenden Zwanghafte die meiste Energie für Denken (Offene Tür) auf. Die Ergotherapeutin sollte das Denken anerkennen, zum Beispiel durch: „Ich bin sehr beeindruckt, wie klar sie denken.“ Als Nächstes: „Als Sie das dachten, was fühlten Sie da?“

Der Zwanghafte wird wahrscheinlich antworten: „Also, ich dachte …“, worauf die Ergotherapeutin intervenieren sollte mit: „Ich weiß, dass Sie das gedacht haben, aber was haben Sie gefühlt?“

Die Falltür bei Zwanghaften ist ihr Verhalten. Wenn die Ergotherapeutin einen zwanghaften Klienten auffordert, sein Verhalten zu ändern, wird nichts dabei herauskommen. Jemandem beispielsweise mit einem Waschzwang zu sagen: „Hör' auf, die Hände zu waschen“, ist nutzlos. Man muss ihn zuerst einladen vom Denken zum Fühlen zu kommen, erst dann wird er sein Verhalten ändern (Vorgehensweise: D, F, V).

Das Hauptkennzeichen für Erfolg in der Ergotherapie dieses Persönlichkeitsstils ist, wenn der Klient lernt zu entspannen und zu spielen. Überhaupt ist der Prozess vom Denken zum Fühlen und schließlich dazu, sich über gute Gefühle zu freuen und genießen zu können, das Wichtigste in der Behandlung von zwanghaften Klienten.

B Beispiel

Beispiel eines Klienten mit zwanghaftem Persönlichkeitsstil

Herr Mokrows hat Probleme „abzuschalten" und zur Ruhe zu kommen. Er könne nicht wie die anderen Studenten „feiern gehen", weil er Angst habe, dass die Zeit dann nicht zum Lernen reiche. Auch tue er sich schwer, eine Freundin zu finden, obwohl er sich danach sehne.

Die Psychotherapie habe er abgebrochen, weil „das ewige Üben gesunder Verhaltensweisen" ihn „frustriert" habe. Die Ergotherapeutin interessierte sich für seine Zukunftsperspektive, wie er sich sein Leben vorstellt. Es gelang ihr, ihn über das Spielen mit den Gedanken zum Fühlen zu bewegen. Scharfsinnig denken konnte er und ihm war bewusst, dass er keine Frau wie seine Mutter haben wollte. Diese kritisierte seinen Vater „ständig", sodass der sich für sein Verhalten häufig bei ihr entschuldigte. Herr Mokrows strengte sich sehr an, seine Aufgaben immer zu erledigen und richtig zu machen, um für seine Mutter der „Vorzeigesohn" zu sein. Sie sei eine „Perfektionistin", was er einerseits „bewundere", aber auch „fürchte", weil sie ständig betone, wie man Dinge richtigmache und nie mit dem abgelieferten Ergebnis zufrieden sei.

11.4.3 Das Konzept der Kontakttüren

Jeder Persönlichkeitsstil hat ein eigenes Muster aus Fühlen, Denken und Verhalten sowie eine bevorzugte Art der Kontaktaufnahme. Wares Konzept der Kontakttüren hilft uns, den Kontaktbereich zu erkennen oder gezielt anzusprechen, den unser Klient bevorzugt. Dieser Bereich ist immer mit der meisten psychischen Energie besetzt. Anstelle des von Ware verwandten Begriffs „Kontakttür" nutzen wir im Buch **„Offene Tür"**, um die Zugangsmöglichkeit zu betonen.

Ist über seine Offene Tür ein tragfähiger Kontakt hergestellt, wächst beim Klienten die Bereitschaft, zum zweiten Kontaktbereich, der **Zieltür,** überzugehen. Diesen Bereich muss er intrapsychisch integrieren, um Veränderung zu erreichen.

Der dritte Kontaktbereich, in dem der Klient den größten Widerstand hat, ist die **Falltür.** Wird dieser Bereich zu früh angesprochen, kann der Klient in einem destruktiven Muster stecken bleiben oder er bricht die Ergotherapie ab. Gelingt ihm aber die Integration und Bearbeitung seiner Themen, dann entwickelt der Klient ein gesundes Betätigungsverhalten und eine gleichwertige Beziehungsgestaltung (Joines & Stewart, 2008).

Damit Sie einen guten Kontakt behalten und therapeutische Veränderungen bei Ihrem Klienten erzeugen, ist es wichtig, die dem Persönlichkeitsstil spezifische „Ware-Sequenz" einzuhalten (→ *Abb. 65*).

Persönlichkeitsstil	Offene Tür	Zieltür	Falltür
histrionisch	Fühlen	Denken	Verhalten
zwanghaft	Denken	Fühlen	Verhalten
paranoid	Denken	Fühlen	Verhalten
schizoid	Verhalten	Denken	Fühlen
passiv-aggressiv	Verhalten	Fühlen	Denken
antisozial	Verhalten	Fühlen	Denken

Abb. 65: Ware-Sequenz, angelehnt an Ware (1992)

Dazu erforschen Sie zunächst Indizien der sechs Persönlichkeitsstile. Sollten diagnostische Zweifel bestehen, können Sie die „Ware-Sequenz" im Sinne von „Versuch und Irrtum" anwenden. Reagiert Ihr Klient auf die Testintervention mit einem Widerstand, dann war es der falsche Kontaktbereich. Haben Sie die Offene Tür gefunden, wird die Kommunikation flüssiger ablaufen. Später wechseln Sie zur Zieltür, um Ihren Klienten zu einem ersten Veränderungsschritt hinzuführen. Erst dann, zumeist am Ende der Ergotherapie, wird die bisherige Falltür das Ziel der Behandlung sein. In der Regel bearbeitet der Klient die damit verknüpften Themen in der Psychotherapie. Sie haben im letzteren Fall eine wichtige Vorbereitung für die Psychotherapie geleistet.

12 Theorie der menschlichen Kommunikation

Über die menschliche Kommunikation und ihre Gesetzmäßigkeiten kann man viel schreiben, ist sie doch sehr komplex und vielschichtig. PAUL WATZLAWICK UND KOLLEGEN stellten fünf Grundregeln (pragmatische Axiome) auf, die die menschliche Kommunikation erklären und ihre Paradoxie zeigen (Watzlawick et al., 1990):

- Man kann nicht nicht kommunizieren, denn jede Kommunikation (nicht nur mit Worten) ist Verhalten.
- Jede Kommunikation hat einen Inhalts- und einen Beziehungsaspekt, wobei letzterer den ersten bestimmt.
- Kommunikation ist immer Ursache und Wirkung, beispielsweise folgt auf jeden Reiz eine Reaktion (Verhaltenskette).
- Menschliche Kommunikation bedient sich analoger und digitaler Modalitäten, will heißen, dass Objekte als Analogie (eine Zeichnung, ein Lächeln) ausgedrückt werden oder dem Objekt ein Name gegeben wird.
- Kommunikation ist symmetrisch oder komplementär, je nachdem, ob die Beziehung zwischen den Partnern auf Gleichgewicht oder Unterschiedlichkeit beruht.

An dieser Stelle ist auch das Vier-Ohren-Modell (→ *Abb. 66*) von FRIEDEMANN SCHULZ VON THUN zu nennen, da es anschaulich verdeutlicht, wie different Menschen eine Nachricht verstehen. Die Nachricht enthält Appell, Beziehung, Sachinhalt und Selbstoffenbarung, unabhängig davon, ob der Sender der Nachricht dies bezweckt (Schulz von Thun, 2023).

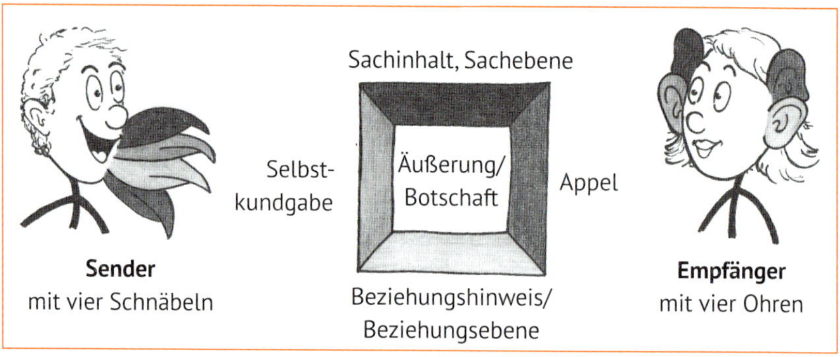

Abb. 66: Vier-Ohren-Modell in Anlehnung an Schulz von Thun

Im Folgenden gehen wir ausführlicher auf das Kommunikationsmodell der Transaktionsanalyse ein, weil es bildhaft und verständlich die Ergotherapie von psychisch erkrankten Menschen unterstützen kann. Die von BERNE entwickelte Transaktionsanalyse diagnostiziert, welcher Ich-Zustand bei einer Transaktion oder einer Reihe von Transaktionen in einer Person aktiv ist, wie dieser die Wahrnehmung oder Fehlwahrnehmung beeinflusst und wie der jeweilige Ich-Zustand sich auf die Beziehung auswirkt. Durch die Diagnose der Ich-Zustände können die Ich-Rollen, die eine Person zeigt, beschrieben werden. Das schauen wir uns im Rollenmodell an, bevor wir uns der Analysemöglichkeiten der Transaktionen zuwenden.

12.1 Die Rollentheorie und das Rollenmodell

Wenn wir anderen Menschen begegnen, nehmen wir automatisch eine bestimmte Rolle ein. In der Art und Weise, wie wir diese Rolle mit Leben füllen, kommt unsere Persönlichkeit zum Vorschein. Das Identifizieren mit bestimmten Rollen gibt uns Orientierung, Sicherheit und Kontrolle.

12.1.1 Das Modell der Ur-Rollen

Das Rollenmodell (→ *Abb. 67*) wird in der transaktionsanalytischen Literatur überwiegend als Funktionsmodell oder Verhaltensmodell bezeichnet. Das hier vorgestellte Rollenmodell ist eine Synthese aus Weiterentwicklungen beziehungsweise Klärungen von verschiedenen Autoren (Rath, 1992; Temple, 2007). Für die praktische Anwendung in der Ergotherapie hat sich diese Theorie und Form bewährt, da das beobachtbare Verhalten sich so am eindeutigsten beschreiben lässt. Auch fügt sich das Modell in dieser Form besser in den Bezugsrahmen der Ergotherapie ein, insbesondere in das von Kielhofner beschriebene Konzept der „verinnerlichten Rollen" im MOHO-Subsystem Habituation.

Das Rollenmodell beschreibt, wie sich die Persönlichkeit mit der Umwelt in Beziehung setzt. Die vielen Rollen, die wir im Kontakt mit anderen Menschen einnehmen können, lassen sich in drei Ur-Rollen kategorisieren: die Elternrolle, die Erwachsenenrolle und die Kindrolle.

„Diese Rollen entsprechen unseren ersten und prägenden Erfahrungen des sozialen Miteinanders: Wir erleben unsere Eltern als Eltern, uns selbst als Kinder und die Eltern miteinander als Erwachsene. Und nicht zu vergessen: uns selbst mit Geschwistern und Spielkameraden als kleine Erwachsene." (Elbing, 2014, S. 115)

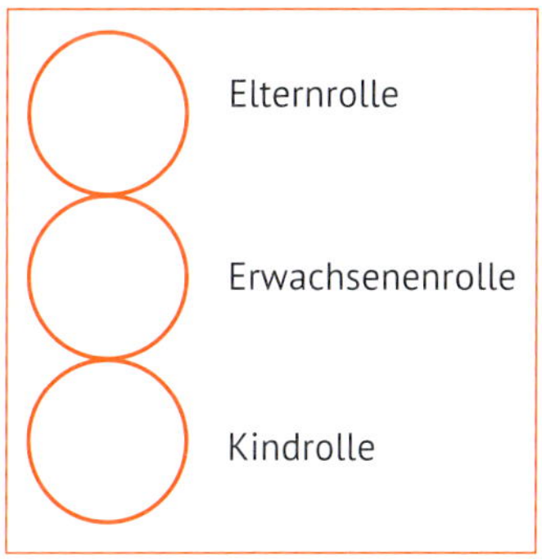

Abb. 67: Rollenmodell

In der **Elternrolle** geht jemand mit einem realen Kind um oder aber er tut so, als hätte er ein Kind vor sich, das er „von oben herab", behandelt. Im Allgemeinen empfinden wir eine Person als „elterlich", wenn sie Vorschriften macht, Regeln aufstellt oder auf deren Einhaltung drängt, besserwisserisch und belehrend auftritt, sich eben „groß macht" oder sich übermächtig präsentiert. Dazu gehört auch fürsorglich sein, für den anderen denken, ihn schützen oder versorgen.

Sprechen zwei Personen in der Elternrolle miteinander, ist der Bezugspunkt stets ein reales oder imaginäres Kind. Solch ein Gespräch funktioniert auch, wenn es sich um kein Kind handelt, zwei Kolleginnen reden beispielsweise abwertend über ihren Chef. Sagt die eine: „Wie der immer aussieht, schmuddelig wie ein Penner!" Regt die andere sich mit auf: „Essen kann der auch nicht! Man schämt sich, mit dem in der Öffentlichkeit gesehen zu werden!" Beide urteilen aus der Elternrolle.

Typische *körperliche Indizien* sind zum Beispiel: Stirn in Falten legen, Händeringen, einem anderen den Kopf tätscheln, ausgestreckter Zeigefinger, Zungenschnalzen, gerunzelte Augenbrauen, gespitzte Lippen, Seufzen, Schulterklopfen.

Zu den *sprachlichen Indizien* der Elternrolle zählen vor allem wertende Urteile über andere Menschen, die automatisch ohne Nachdenken ausgesprochen werden, oder unreflektierte klischeehafte Äußerungen sowie Vorurteile. Beispielsweise: „Du musst immer daran denken, dass ...", „Wie oft habe ich dir schon gesagt, dass ...", „Wenn ich du wäre, dann ...", „Wie konntest du nur!", „Was fällt dir ein!", „Nein, nein und nochmals nein!". Verallgemeinerungen wie „man", „muss", „nie", „immer" deuten ebenfalls auf eine Elternrolle hin.

Eine Person in der **Kindrolle** ist an Mutter oder Vater orientiert. Dies können entweder die realen Eltern sein oder die Person kann jemandem eine väterliche oder mütterliche Rolle zuweisen und sich entsprechend dieser Kindrolle verhalten. Eine wichtige Besonderheit der Kindrolle ist, dass man spielen kann. Spielen kann man auch allein oder mit anderen Kindern, jedenfalls braucht man keine Eltern dazu.

Zu den *körperlichen Indizien* zählen hier vor allem die Gefühlsäußerungen jeder Art, zum Beispiel Kichern, Zunge rausstrecken, Nägelkauen, Weinen, Achselzucken, Lachen, Schmollen, rollende Augen, Wutanfälle, Betteln, Grimassen schneiden.

Als *sprachliche Anhaltspunkte* gelten insbesondere Adjektive wie traurig, glücklich, hilflos, die über emotionale Zustände Auskunft geben, sowie folgende Aussagen: „Ich will aber ...", „Gerne hätte ich ...", „Ist mir doch egal ...", „Weiß ich doch nicht ...", „Mir ist langweilig ...", „Null Bock!", „Wenn ich groß bin, dann ...". Superlative und Kraftworte entspringen ebenfalls meist der Kindrolle: „mega", „toll", „voll krass", „geil", „super", „Arschloch", „Blödmann", „Vollpfosten".

Die **Erwachsenenrolle** ist gekennzeichnet durch eine vernünftige und nüchterne Realitätsüberprüfung. Jemand, der die Erwachsenenrolle eingenommen hat, denkt gründlich nach, entscheidet bewusst und wägt die Schritte seines Handelns ab. Er nimmt Information auf, ist interessiert und lernt das, was ihm wichtig und nützlich erscheint. Getroffene Wertungen sind reflektiert und enthalten eine innere Logik, sie sind fair und ausgewogen. Er fühlt sich für sein Handeln verantwortlich und verhält sich entsprechend.

Körperlich ist eine aufrechte, aber entspannte Sitzhaltung zu beobachten, das Gesicht ist offen und direkt dem Gesprächspartner zugewandt. Er hört aufmerksam zu. In der *Sprache* nutzt er vorrangig Wörter, die der Informationsfindung dienen: „Was?", „Wer?", „Wie?", „Auf welche Weise?", „Warum?", „Wo?", „Weshalb", „Wie viel?".

Diese drei Ur-Rollen sind ständig bei jedem Menschen verfügbar und die Rollen können gewechselt werden. Alle drei Rollen sind Ausdruck der Persönlichkeit und es ist nicht möglich, dass sich die Persönlichkeit in nur zwei oder gar einer der Rollen entfalten kann. Deshalb werden die drei Rollen im Diagramm immer zusammen dargestellt, um ihre Zusammengehörigkeit zu verdeutlichen.

12.1.2 Das differenzierte Rollenmodell

Die Elternrolle und die Kindrolle können weiter ausdifferenziert werden (→ *Abb. 68, S. 196*). In der **Kindrolle** kann ich eigenen Impulsen, Neigungen und Vorlieben folgen, ohne auf eine Person in der Elternrolle bezogen zu sein, dann bin ich in der **„freien Kindrolle“**. Befinde ich mich dagegen in der „angepassten Kindrolle“, dann bin ich auf eine Elternperson bezogen.

Die **Elternrolle** beinhaltet ebenfalls zwei Rollenaspekte, nämlich den fürsorglichen und den kritischen Aspekt. Der „kritische“ Aspekt zeigt sich beispielsweise, wenn ich Regeln aufstelle und Wohlverhalten einfordere. Der „fürsorgliche“ Aspekt kommt zum Vorschein, wenn ich jemandem Hilfestellung oder Unterstützung gebe.

Das Kriterium der Realitätsangemessenheit führt zur weiteren Differenzierung in positive und negative Qualitäten der Rollen. Je nach Situation ist eine Rolle mit einer bestimmten Qualität angemessener als die andere.

Wenn ich eine Klientin mit Demenz begrenze und sie am Arm führe, weil sie die Gefahren des Straßenverkehrs nicht mehr richtig abschätzen kann und auch die Regeln „vergessen“ hat, realisiere ich die **„positiv kritische Elternrolle“**.

Eine **„negativ kritische Elternrolle“** habe ich eingenommen, wenn ich zum Beispiel für einen depressiv erkrankten erwachsenen Klienten das Ziel formuliere und ihm vorschreibe, was er in der Ergotherapie tun solle.

Eine realitätsangemessen eingenommene **„positiv angepasste Kindrolle“** ist beispielsweise zum Lernen wichtig. Ich lasse mir nämlich im besten Sinne des Wortes etwas sagen. Auch das Sichunterwerfen unter Regeln, wie zum Beispiel Pünktlichkeit, einer Tagesordnung oder Arbeitsschutzmaßnahmen, ist dem „positiven“ Aspekt der „angepassten Kindrolle“ zuzurechnen. Es bleibt zum Beispiel Energie frei für die wichtigen Inhalte einer Teambesprechung, anstatt sich mit nebensächlichen Regularien beschäftigen zu müssen.

Die **„negativ angepasste Kindrolle“** ist dagegen am besten mit dem Stichwort Überanpassung umschrieben. Ich mache mich kleiner, dümmer, ungeschickter und verantwortungsunfähiger, als ich eigentlich bin. Oder aber ich rebelliere, bin trotzig, motzig, blockiere die Kommunikation durch Schweigen oder aggressives Argumentieren. Beim Rebellieren bin ich nicht frei, sondern überangepasst gebunden an eine Person, die Regeln aufstellt oder Vorschriften macht. Negativ deshalb, weil konstruktiv zu rebellieren nicht möglich ist, sonst wäre es die Erwachsenenrolle.

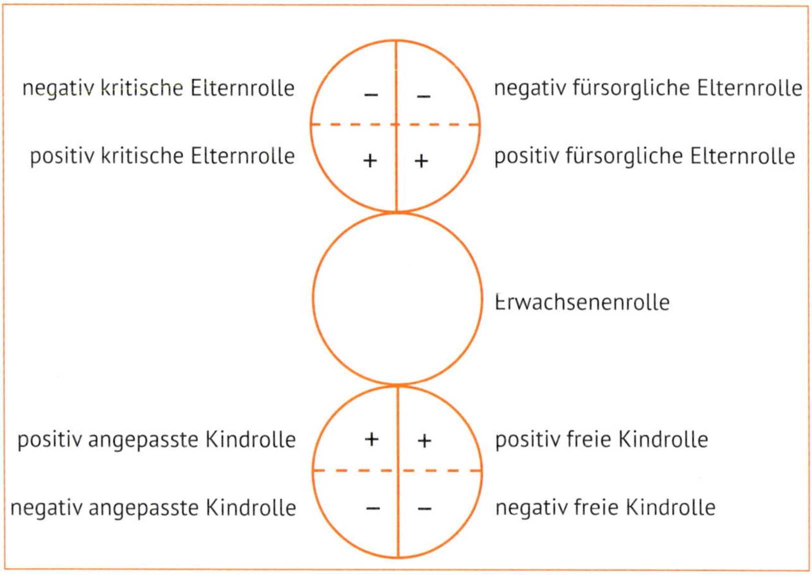

Abb. 68: Differenziertes Rollenmodell

12.1.3 Diagnose der Ich-Rollen

Die **Verhaltensdiagnose** können Sie stellen, indem Sie auf Worte, Sätze, Redewendungen Ihres Klienten hören und auf die Sprechweise (Stimmklang, Redegeschwindigkeit), die Gestik, die Körperhaltung und die Mimik achten. Beim Ausführen von Aktivitäten und Betätigungen können Sie ebenfalls unterschiedliches Rollenverhalten beobachten. Ihre Beobachtungen gleichen Sie mit den Indizien der Ur-Rollen (→ *Kap. 12.1.1*) ab und bilden die Hypothese, welche Ich-Rolle Ihr Klient im Moment eingenommen hat.

Die **soziale Diagnose** der Ich-Zustände stellen Sie im Kontakt zum Klienten, indem Sie darauf achten, welche Ich-Rolle bei Ihnen angesprochen wird. Wenn das Verhalten des Klienten Sie „einlädt" eine Kindhaltung (brav oder rebellisch) einzunehmen, ist zu vermuten, dass er Sie aus einer Elternrolle angesprochen hat. Weckt er jedoch einen Helferimpuls in Ihnen, ist er mit Sicherheit in einer kindlichen Rolle. Werden Sie dagegen aus der Erwachsenenrolle angesprochen, werden Sie aus der Erwachsenenrolle antworten (Hennig & Pelz, 2002). Verbildlichen können Sie Ihre Analysen mit dem hier nachfolgenden Kommunikationsmodell.

12.2 Das Kommunikationsmodell der Transaktionsanalyse

Mithilfe des Kommunikationsmodells der Transaktionsanalyse (TA) können wir Kommunikation sehr differenziert beschreiben, da die Analyse nicht nur die beteiligten Personen, sondern auch ihre Rollen mit einbezieht. Durch die grafische Darstellung mit zwei einfachen Rollenmodellen können Sie Gesprächsabläufe sichtbar und beispielsweise „schräge" Kommunikation verständlich machen.

Die Grundeinheit der Kommunikation nennt Eric Berne eine Transaktion und fasst darin einen verbalen oder nonverbalen Stimulus (S) und eine darauf bezogene verbale oder nonverbale Reaktion (R) zusammen (Schlegel, 2002; Elbing, 2014).

Der Stimulus kann von jeder Rolle ausgehen und sich an jeden Rollenaspekt des Partners wenden. Ebenso kann auch die Reaktion von jeder Rolle ausgehen und den Partner in jedem seiner Rollenaspekte ansprechen. Da die Reaktion wiederum die Funktion eines Stimulus haben kann, besteht eine fortlaufende Unterhaltung aus ineinander verketteten Transaktionen.

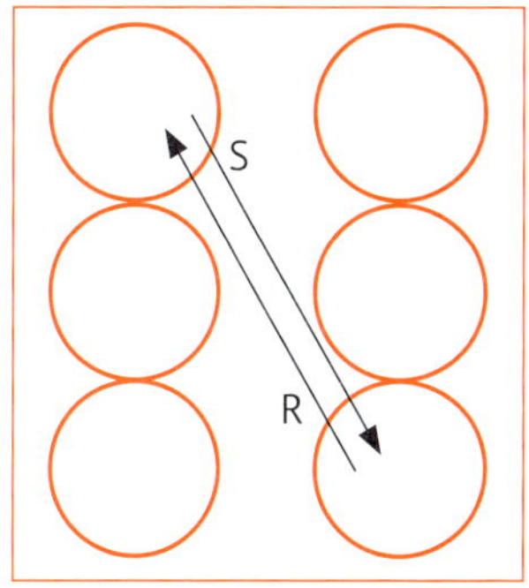

Abb. 69: Kommunikationsmodell

Wenn ich jemanden anspreche, bin ich demzufolge in einer bestimmten Ich-Rolle und erwarte eine Reaktion aus einer bestimmten Rolle beim Angesprochenen. Entweder nehmen wir beide die gleiche Rolle ein, vielleicht die Erwachsenenrolle wie Sie in → *Abb. 71* (*S. 198*) sehen können, oder aber eine Person besetzt die Elternrolle und die andere die Kindrolle (→ *Abb. 69*).

Sicherlich fallen Ihnen Gesprächssituationen ein, in denen Ihr Gesprächspartner aus einer anderen Ich-Rolle reagiert als der von Ihnen angesprochenen, was Sie irritiert hat. Diese unstimmige Reaktion ist die zweite der drei Kategorien von Transaktionen. Es werden (1) komplementäre, (2) unstimmige, nicht komplementäre und (3) doppelbödige Transaktionen unterschieden. Schauen wir sie uns im Detail an und auch Bernes Kommunikationsregeln (Berne, 1972/2004).

12.2.1 Komplementäre Transaktionen

Bei einer komplementären Transaktion (→ *Abb. 69 und Abb. 70, 71, 72, S. 198*) reagiert der Kommunikationspartner aus der angesprochenen Ich-Rolle. Die Pfeile im Diagramm laufen parallel, deshalb spricht man auch von einer Paralleltransaktion. Die erste Kommunikationsregel besagt, solange die Transaktionen ihren komplementären Charakter behalten, kann die Kommunikation unbegrenzt andauern. Hier ein paar Beispiele für komplementäre Transaktionen.

B Beispiel

Zwei Ergotherapeutinnen unterhalten sich auf der Ebene der Elternrolle (→ *Abb. 70*).
S: „Alle denken, wir würden basteln."
R: „Genau, die müssten sich mal richtig bemühen zu verstehen, was Ergotherapie eigentlich ist."

Die Ergotherapeutin fragt ihren Klienten im Rahmen seiner Zieldefinition (→ *Abb. 71*).
S: „Wofür wäre es nützlich, regelmäßig zur Schwimmgruppe zu gehen?"
R: „Ich bliebe im Training und hätte weniger Rückenschmerzen."

Komplementäre Transaktionen auf der Ebene der Kindrolle werden mehr am gemeinsamen Tun deutlich und weniger daran, was die Personen sagen (→ *Abb. 72*). Die Ergotherapeutin spielt mit ihrem Klienten mit einer Murmelbahn. Beide haben viel Spaß dabei und der Klient ist entspannt.

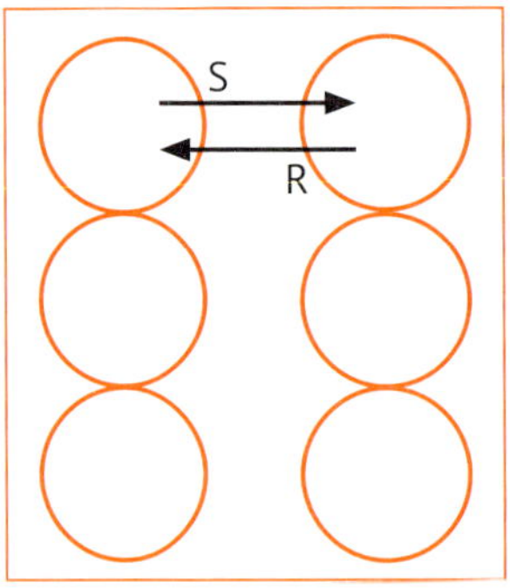

Abb. 70: Komplementäre Transaktion auf der Ebene der Elternrolle

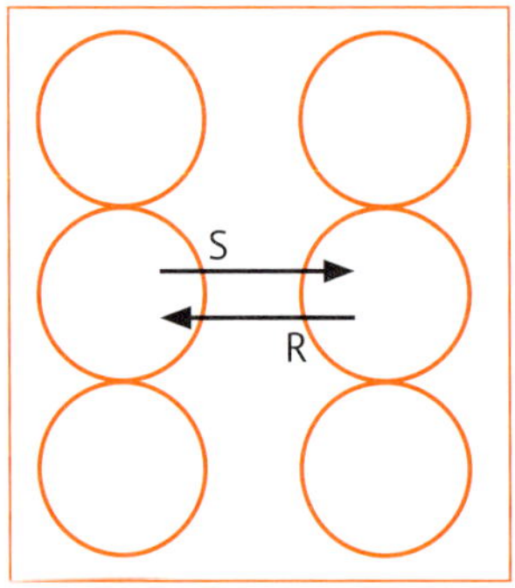

Abb. 71: Komplementäre Transaktion auf der Ebene der Erwachsenenrolle

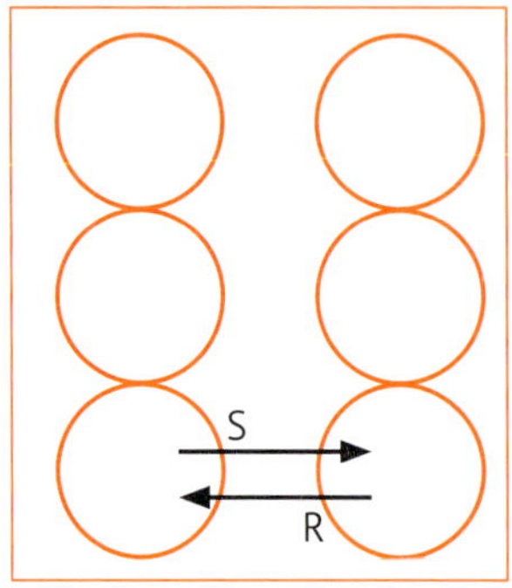

Abb. 72: Komplementäre Transaktion auf der Ebene der Kindrolle

S: „Juhu, toll, meine Murmel ist schön gerollt!"
R: „Jetzt ich, meine schafft das auch!" (*Abb. 72*)

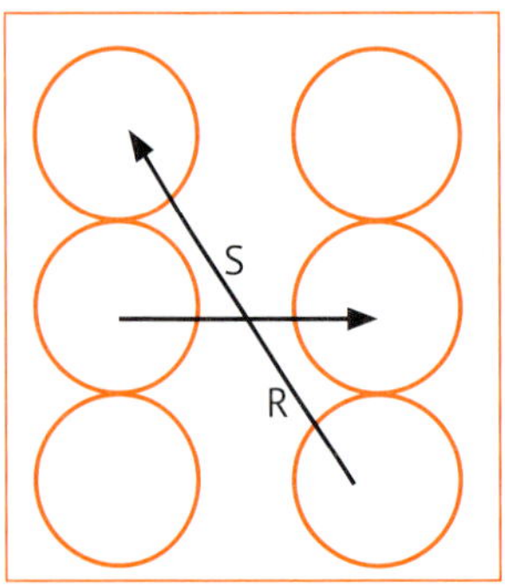

Abb. 73: Nicht-komplementäre Transaktion – Reaktion aus der Kindrolle

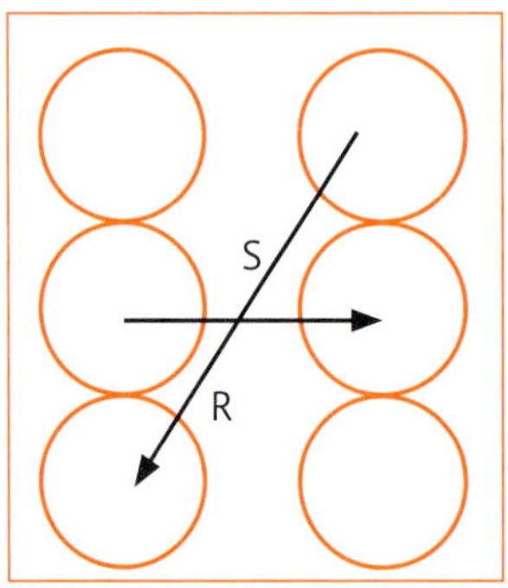

Abb. 74: Nicht-komplementäre Transaktion – Reaktion aus der Elternrolle

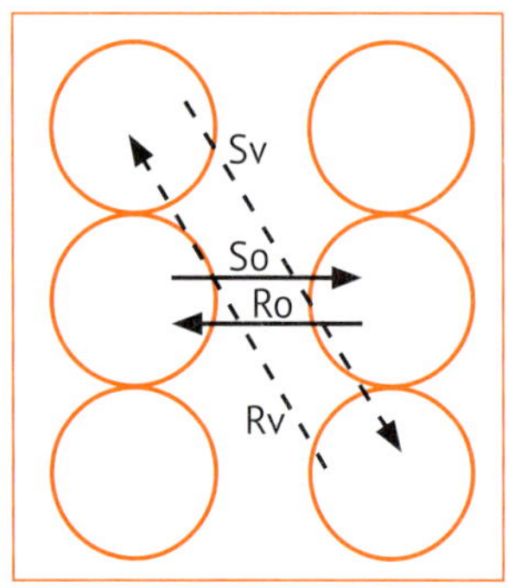

Abb. 75: Verdeckte Transaktion

12.2.2 Nicht-komplementäre Transaktionen

Bei einer nicht-komplementären Transaktion (→ *Abb. 73, 74*) reagiert der Kommunikationspartner aus einer anderen als der angesprochenen Ich-Rolle. Die Pfeile im Diagramm laufen über Kreuz, daher auch die Bezeichnung Überkreuztransaktion.

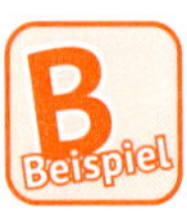

Die Ergotherapeutin fragt ihren rückfälligen Klienten mit Substanzabhängigkeit. Dieser hört die Nachfrage offenbar als Appell und reagiert aus der Kindrolle (→ *Abb. 73*).

S: „Möchten Sie herausfinden, weshalb Sie in letzter Zeit so viel getrunken haben?"
R: „Sie kritisieren mich ständig, genauso wie mein Vater das immer getan hat."

Noch ein Beispiel: Eine Ergotherapeutin fragt sachlich ihre Kollegin, jedoch wird die an die Erwachsenenrolle gerichtete Frage mit einer elterlich anklagenden Reaktion beantwortet (→ *Abb. 74*).

B Beispiel

S: „Weißt du, wo mein Praxispad ist?"
R: „Kannst du nicht selbst auf deine Sachen aufpassen? Du bist schließlich erwachsen!"

In beiden Beispielen wird die Kommunikation gestört und bricht ab, das besagt auch die zweite Kommunikationsregel. Soll die Kommunikation wieder reibungslos verlaufen, muss mindestens einer der Gesprächspartner oder beide die Ich-Rolle wechseln, damit eine komplementäre Transaktion entsteht.

12.2.3 Verdeckte Transaktionen

Bei einer verdeckten Transaktion (→ *Abb. 75*) werden zwei Botschaften gleichzeitig übermittelt, die sich aber nicht entsprechen. Es läuft nebenher ein „zweites Programm", worin ein Bedürfnis, eine Überzeugung oder Zuschreibung indirekt oder völlig unbewusst „geäußert" wird. Auf der sozialen Ebene, wie Berne sie nennt, wird die offensichtliche Botschaft übermittelt, also das gesprochene Wort mit der sachlichen Information. Gleichzeitig wird auf der verdeckten Ebene eine „geheime Botschaft" gesendet, zumeist nonverbal durch Mimik, Gestik oder Körperhaltung ausgedrückt, mit einer abwertenden oder manipulativen Haltung, beispielsweise denkt der Gesprächspartner über den anderen: „Du bist einfach unfähig!" Die verdeckte Transaktion führt zur Verwirrung oder zum Empfinden, dass etwas an der Aussage auf sozialer, offener Ebene nicht stimmt.

B Beispiel

Ein typisches Beispiel einer verdeckten Transaktion ist folgende Situation. Auf der Baustelle fragt der Geselle den Lehrling:
Stimulus, offene Ebene (S o): „Wo hast du die Kelle hingelegt?"
Stimulus, verdeckte Ebene (S v): Schroff, mit einer Satzmelodie, bei der die Tonhöhe gegen Ende des Satzes absinkt, Gesichtsmuskeln angespannt und Augenbrauen zusammengezogen („Du bist so blöd!").

Reaktion, offene Ebene (R o): „Die ist mir in den Schacht gefallen."
Reaktion, verdeckte Ebene (R v): Mit zitternder Stimme, zieht die Schultern hoch, lässt den Kopf sinken und schaut vorsichtig von unten nach oben („Bitte, sei nicht böse!").

Natürlich gibt es auch reizvolle spielerische Formen, bei denen im beiderseitigen Einvernehmen auf einer verdeckten Ebene kommuniziert und dabei viel Spaß erlebt wird, nämlich beim Flirt oder auch bei nicht verletzenden Arten der Ironie. Das Interessante an der dritten Kommunikationsregel ist, dass die Entscheidung über das weitere Verhalten auf der verdeckten und nicht auf der sozialen Ebene fällt.

12.3 Spiele und Drama-Dreieck

Mit (psychologischen) Spielen beschreibt Eric Berne eine spezielle Form der Kommunikation mit einer fortlaufenden Folge verdeckter Komplementär-Transaktionen und vorhersagbarem Ergebnis (Berne, 1964/2002). Das verborgene oder auch unredliche Motiv führt zur Verwirrung oder einem unguten Ausgang des Gesprächs beziehungsweise der Situation. Weshalb Menschen psychologische Spiele spielen, erklärt Berne mit dem Antrieb des Menschen nach Strukturierung der Zeit – um absolute Langeweile zu vermeiden – gleichzeitig mit dem Bedürfnis sich sozial zu verbinden, um Zuwendung und Anerkennung (Strokes) zu bekommen. Darüber hinaus dienen Spiele unbewusst der Festigung von Skriptüberzeugungen und der Stabilisierung des Lebensskripts (Schlegel, 2002; Berne, 1972/2004).

Erklärfix

12.3.1 Erklärfix: Zuwendung und Anerkennung (Strokes)

Eric Berne betrachtet den Wunsch nach Zuwendung und Anerkennung als Motor des positiven Lebens. Ausgehend von der frühkindlichen Beziehung zwischen Mutter und Kind bezeichnet er jede Form der Zuwendung und Anerkennung durch eine andere Person als „Streicheln" (Strokes). Im Erwachsenenalter bleibt das Streben nach Anerkennung und positiver Annahme bestehen, oftmals in der Weise, wie es als Kind erfahren wurde. Deshalb empfinden einige Menschen sogar Auseinandersetzungen und Abwertungen als „Streicheleinheiten". Menschen sind Beziehungswesen. Deshalb ist es für Menschen häufig schlimmer, gar nicht beachtet als abgewertet oder sogar geschlagen zu werden (Steiner, 2000).

Ein (psychologisches) Spiel ist nicht nur harmlos, sondern kann Interaktionen beinhalten, die irreversible Folgen und sogar tödlichen Ausgang haben. Egal wie „hart gespielt" wird, laufen alle Spiele schematisch ab. Die sechs Phasen eines Spiels hat Eric Berne in seiner Spieleformel beschrieben:

Attraktive Falle + (Mit-)Spielinteresse = harmlose Reaktion → Rollenwechsel → Moment der Verwirrung → Auszahlung (Stewart & Joines, 2000).

B Beispiel

An diesem Beispiel sehen Sie den konkreten Ablauf der Berne'schen Spieleformel: Frau Mieß äußert nur vage ihre Erwartungen an die Ergotherapie, erzählt dafür detailliert, wie schlecht sie früher von Mitschülern behandelt wurde (attraktive Falle). Der Ergotherapeut Herr Estaren hat Mitleid und will ihr helfen (Mitspielinteresse). Sein „Mach's (anderen) recht!"-Antreiber, dem er unbewusst folgt, begünstigt die Spielanfälligkeit. Einmal „verhakt" bemüht er sich sehr, für die Klientin eine Lösung zu finden (harmlose Reaktion). Seine gute Absicht, ihr am aktuellen Ausbildungsplatz das „Leid zu ersparen", torpediert Frau Mieß mit vorwurfsvollem Unterton in der Stimme: „Die Erinnerung wühlt mich auf! Ich dachte, Sie helfen, dass es mir wieder gut geht." (Rollenwechsel). Herr Estaren ist völlig irritiert (Moment der Verwirrung) und fühlt sich schlecht (Auszahlung). Er sagt: „Aber ich versuche doch die ganze Zeit schon, Ihnen zu helfen." Am Ende haben beide mit der „Auszahlung" das emotional negative Ziel erreicht, das zur Skriptbestätigung und -verstärkung führt.

Neben der Verwirrung und Auszahlung ist der Rollenwechsel ein wichtiges und wahrnehmbares Merkmal eines Spiels. Hierauf legt STEPHEN KARPMAN den Fokus und hat uns mit dem Drama-Dreieck (→ *Abb. 76*) ein sehr praktisches Konzept zur Beschreibung von Konflikten an die Hand gegeben. Das Konzept geht von der Grundannahme aus, dass Spielpartner jeweils eine von drei psychologischen Rollen besetzen, nämlich Verfolger, Retter oder Opfer (Karpman, 2016).

Jede Rolle beinhaltet eine bestimmte Abwertung, eine Nicht-o.k.-Position. **Der Verfolger** (+/-) setzt den Wert und die Würde des anderen herab, indem er aus einer kritischen Elternrolle besserwisserisch oder vorwurfsvoll agiert. **Der Retter** (+/-) setzt die Fähigkeit des anderen herab, selbst denken und sich selbst helfen zu können, indem er aus einer fürsorglichen Elternrolle heraus ungefragt zu Hilfe eilt. **Das Opfer** (-/+ oder -/-) setzt sich selbst und seine Fähigkeiten herab und agiert hilflos, kraftlos und unterwürfig aus einer angepassten Kindrolle oder sagt sich: „Alles sinnlos, ich bin ein Versager und der Therapeut ist unfähig."

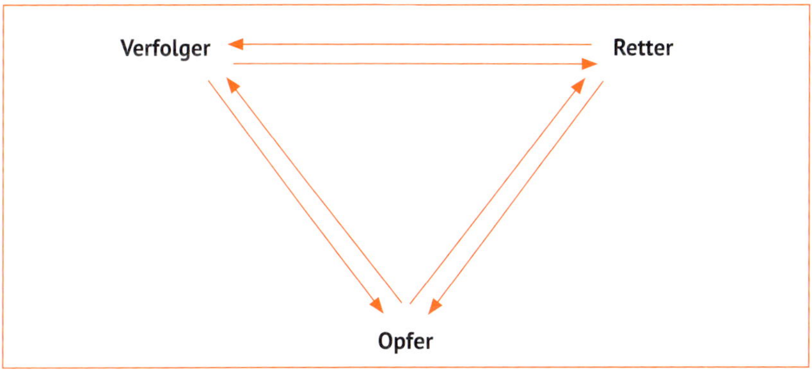

Abb. 76: Drama-Dreieck

Der Ergotherapeut hat in unserem Beispiel die Retterrolle eingenommen, währenddessen die Klientin die Opferrolle beibehält. Dann wechselt sie in die Verfolgerrolle und macht Vorwürfe. Zwangsläufig nimmt der Ergotherapeut die Opferrolle ein und rechtfertigt sich.

Der Ausstieg aus dem Drama-Dreieck ist aus jeder Position möglich, gelingt aber nur durch Aktivierung des Erwachsenen-Ich. Erst wenn einer der Beteiligten die realistische Grundposition „Ich bin o.k., du bist o.k." einnimmt und beispielsweise sich selbst und den anderen W-Fragen stellt, wird das Spiel unterbrochen. Im besten Fall besetzt die Spielpartnerin ebenfalls ihr Erwachsenen-Ich mit Energie und nimmt die Erwachsenenrolle ein. Nun kann über die eigentlichen und zur aktuellen Situation passenden Bedürfnisse gesprochen und realistische Lösungen können gefunden werden.

Eine andere Möglichkeit ist, dass Herr Estaren fortfährt nachzufragen, solange Frau Mieß ihre Erwartungen nicht klar benennt: „Ich höre, wie viele ungute Erlebnisse Sie damals hatten. Schauen Sie bitte, weshalb es Ihnen wichtig ist, mir das jetzt zu erzählen?" Dadurch würde ihr Erwachsenen-Ich stimuliert und Frau Mieß muss nachdenken. Ein „Retterspiel" wäre damit vermieden.

12.4 Skriptsensible Kommunikation

Sind wir uns der Macht der Worte einmal bewusst und nutzen das Wissen über das Lebensskript und die Ich-Zustände, wird die Kommunikation zum Therapeutikum!

B Beispiel

Herr Tuska versucht vergebens, aus grob schamottierten Ton eine dünnwandige Vase herzustellen. Er ist frustriert und fängt an zu schimpfen. Mit dem Wissen über seinen „Sei perfekt!"-Antreiber frage ich ihn: „Worüber genau sind Sie jetzt ärgerlich?" Er überlegt und sagt: „Erst war ich frustriert, dass ich es nicht hinbekomme. Sie wissen ja, mein Perfektionismus (schmunzelt). Soeben wurde mir klar, das Material gibt es nicht her. Da sind kleine Steinchen drin, deshalb bekomme ich keine dünne Wand hin." „Da haben Sie eine wichtige Entdeckung gemacht", antworte ich und reflektiere mit ihm den Prozess. Er entscheidet sich für eine dickwandige Vase und führt die Tonarbeit erfolgreich zu Ende.

Später im Behandlungsverlauf erzählt Herr Tuska frustriert von seinem Arbeitsteam, für das er als Projektmanager zuständig ist. Er beklagt sich über die „Unfähigkeit" der Kollegen und äußert Ängste, dem „nächsten Burn-out" entgegenzusteuern. Ich lasse mir die Situation genau darstellen und frage dann: „Könnte es sein, das Material gibt es nicht her?" Er schaut mich erst verdutzt an, sagt aber dann mit erkenntnisvollem Blick: „Sie meinen wie bei der Ton-Vase damals, ... ja, klar, die Mitarbeiter geben es nicht her!" Mit dem Bewusstsein, die Kollegen nur entsprechend ihrer Qualifikation einsetzen zu können, gelang es ihm, seinen Anspruch zu minimieren.

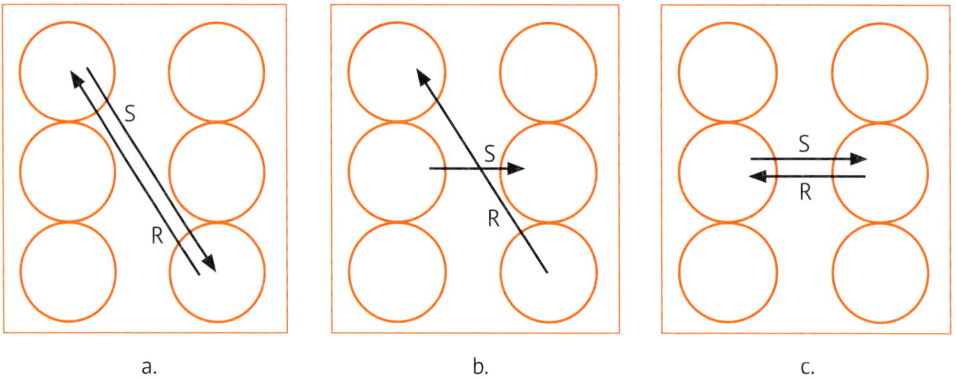

Abb. 77: Erwachsenen-Ich ansprechen

Beispiel: Frau Lase, mit einer Dissoziativen Störung, will in der Ergotherapie lernen, eine Aktivität bewusst und realitätsbezogen auszuführen (→ *Abb. 77, S. 202*).

a. S: (mit beruhigender Stimme) Ich bleibe bei Ihnen, wenn Sie es ausprobieren.
R: Gut, dass Sie da sind! ... Ich habe Angst.

b. S: Sie sind gut vorbereitet! ... (mit fester Stimme) Sie haben gute Strategien entwickelt.
R: Ja, ... hoffentlich bekomme ich es hin.

c. S: Was tun Sie, um bewusst im Hier und Jetzt orientiert zu bleiben?
R: (denkt nach) ... Ich drücke den kleinen Igelball ganz fest in meiner Hand und sage mir, heute kann ich es.

Mit skriptsensibler Kommunikation meinen wir auch, behutsam aus verschiedenen Ich-Rollen heraus das Erwachsenen-Ich zu stimulieren. Bei Klienten mit Traumafolgestörungen, aber auch bei Klienten mit Persönlichkeitsstörungen und Schizophrenien ist es wichtig, situationsangemessen zu kommunizieren. Manchmal braucht es erst ein Validieren aus der fürsorglichen Elternrolle, damit der Klient überhaupt fähig ist, lösungsorientiert zu denken. Erst wenn sein Erwachsenen-Ich ausreichend mit Energie besetzt ist, kann zielbasiert gearbeitet werden und er das Gelernte integrieren (Kouwenhoven, 2002).

13 PsychErgo – Methodik und Interventionen

Das Paradigma der Ergotherapie, dass sich Menschen durch neue Betätigungserfahrungen verändern und an neue Bedingungen anpassen können, ist nur mit einem systemischen Blick und einer achtsamen, wertschätzenden Haltung klientenzentriert umsetzbar. Bei manchem Klienten mit chronisch psychischer Krankheit ist seitens der Ergotherapeutin viel Fingerspitzengefühl und Kreativität gefordert, um das Fünkchen Motivation zum Handeln zu finden.

Wie Sie im Verlauf des Buches gelesen haben, sind unserer Meinung nach die O.k.-o.k.-Grundeinstellung und die Gewissheit, dass die Lösung im Klienten liegt, entscheidend für den Erfolg der Ergotherapie. Dabei müssen Sie die Unsicherheit „nicht zu wissen, was richtig ist" aushalten und sich vom Anspruch „retten zu müssen" freimachen. Aus eigener Erfahrung ist uns bewusst, dass das kein schönes Gefühl ist! Jedoch zeigt die Erfahrung auch, dass Klienten dadurch ihren eigenen Weg finden und uns mit Lösungen überraschen, auf die wir niemals gekommen wären. Das macht unseren Beruf so bereichernd!

Wir beschreiben im Folgenden ein paar wichtige ergotherapeutische Methoden und Interventionen des PsychErgo-Konzeptes. Unsere Assessments PEBI und PEZI sowie das Reflexionsinstrument PEPRI haben hier auch ihren Platz gefunden.

13.1 Der Ergotherapieprozess anhand CPPF

Das Canadian Practice Process Framework (CPPF) (Hartingsveldt & Piskur, 2019) des kanadischen Ergotherapieverbands (CAOT) verdeutlicht den Prozess ergotherapeutischer Interventionen (→ *Abb. 78, S. 205*). Ausgehend vom CPPF möchten wir darstellen, was im Speziellen bei der Behandlung von psychisch erkrankten Menschen wichtig ist. Uns gefällt gut, dass in der Beschreibung des CPPF die gleichwertige und beiderseitige Verantwortung für den ergotherapeutischen Prozess hervorgehoben wird. Das Modell veranschaulicht das dynamische Wechselspiel zwischen Klient und Ergotherapeutin im jeweiligen Kontext der verschiedenen Umwelten. Es gliedert sich in die vier Aspekte „gesellschaftlicher Kontext", „Praxiskontext", „Bezugsrahmen" und „ergotherapeutischer Prozess" mit acht „Aktionspunkten".

Wir setzen voraus, dass die Ergotherapeutin eine realistische O.k.-o.k.-Grundposition einnimmt und achtsam in Kontakt mit dem Klienten ist.

▶ Gesellschaftlicher- und Praxis-Kontext

Klient und Ergotherapeutin bilden zusammen einen „gemeinschaftlichen Kontext", der aus kulturellen, institutionellen, physischen und sozialen Umweltelementen besteht. Manchmal treffen hier völlig unterschiedliche Welten aufeinander, denken Sie an Migranten mit uns fremdem Wertesystem oder Menschen mit psychotischen Wahrnehmungen.

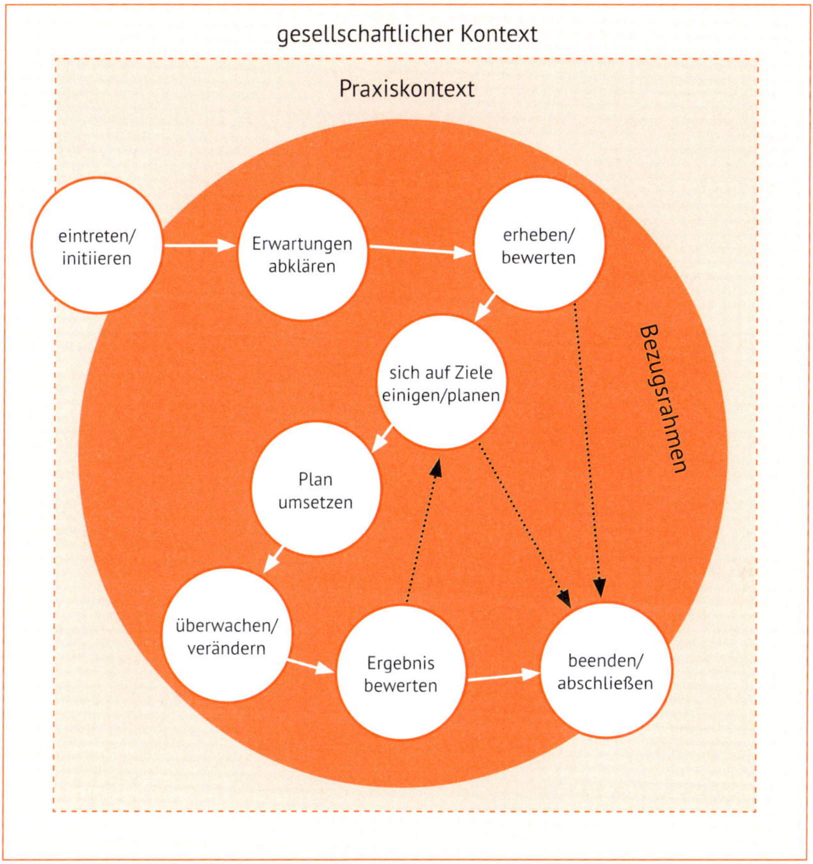

Abb. 78: CPPF-Prozessmodell (Aus: Polatajko H., Townsend E., Craik, J. [2007]. *Enabling Occupation II. Advancing an Occupational Therapy Vision for Health, Well-Being, & Justice through Occupation* [S. 233]. Ottawa, ON, CAOT Publications ACE.)

Die therapeutische Beziehung beginnt mit der Anfrage oder der Überweisung und dem Beginn der Ergotherapie. „Praxiskontext" meint hier den Ort, an dem der Klient seine Betätigungsfrage hat, beispielsweise inmitten von schmutzigem Geschirr in der Küche. Dieses Ideal ist nicht immer umsetzbar, weil der Arzt aus Budgetgründen keinen Hausbesuch verordnet, der Besuch am Arbeitsplatz für den Klienten peinlich ist, die Freizeitaktivität außerhalb der Dienstzeiten der Ergotherapeutin stattfindet und viele weitere Gründe mehr. Da die therapeutische Beziehung einen besonderen Stellenwert in der Behandlung von psychisch erkrankten Menschen innehat, ist dies aus unserer Sicht kein Nachteil. Manchmal ist es sogar eher ein Vorteil, wenn der Klient im Kontext der Praxis sich mit seinem Betätigungsverhalten praktisch auseinandersetzt.

▶ Bezugsrahmen

Die Persönlichkeit der Ergotherapeutin, einschließlich ihrer fachlichen Kompetenz, die Persönlichkeit des Klienten sowie diverse Umwelteinflüsse bilden zusammen den ergotherapeutischen Bezugsrahmen im CPPF. Unserer Erfahrung nach entwickelt sich sowohl der gemeinsame Bezugsrahmen in der Behandlungssituation als auch der individuelle Bezugsrahmen des Klienten sowie der Ergotherapeutin durch den ergotherapeutischen Prozess immer weiter. Beim individualisierten Vorgehen schauen wir, welches Erklärungsmodell, welche Methode, welches Assessment oder welches Medium für diesen einen Klienten am hilfreichsten sein kann. Dabei erleben wir selbst immer wieder Bezugsrahmenerweiterungen, weil jeder Klient seine ganz eigene Lösung für ein Betätigungsproblem findet. Ein dialogischer Prozess des gemeinsamen Lernens findet statt.

▶ Aktionspunkt 1 – eintreten/initiieren

Hier möchten wir die Bedeutung der Beziehung und das aufmerksame Zuhören beim ersten Kontakt mit dem Klienten hervorheben. Oftmals erzählen die Klienten in den ersten Sätzen „ihre Lebensgeschichte", wie im Beispiel des Klienten mit schizoidem Persönlichkeitsstil, der sagt: „Sie wurden mir von Dr. Eidel empfohlen, ... aber Sie werden mir auch nicht helfen können." Im tiefsten Inneren ist er davon überzeugt, dass ihm niemand helfen kann. Sein altes Drama wird auch die Ergotherapie zum Scheitern bringen, egal wie sehr wir uns anstrengen, ihm gute neue Betätigungserfahrungen zu ermöglichen. Es sei denn, der Klient beginnt sich für seine Skriptüberzeugung zu interessieren.

Weiterhin wichtig ist die Auftragsklärung, um die grundsätzliche Indikation für Ergotherapie zu ergründen sowie die Erwartungen des Klientensystems zu erfahren. Dazu gehört auch die Nachfrage, welche Befürchtungen der Klient oder auch die Angehörigen haben. Stellen Sie sich vor, was es für die Mutter bedeutet, wenn ihr 38-jähriger Sohn, mit dem sie zusammenlebt, seine Wäsche selbst waschen oder gar aus der Wohnung ausziehen will. Da kann die orientierende Frage: „Was passiert, wenn Ihr Sohn sich anders entwickelt, als Sie erwarten?" wichtig sein. Mutti ist nämlich gezwungen, sich mitzuentwickeln. Wird dies nicht berücksichtigt, kommt es später zum überraschenden Abbruch der Ergotherapie.

▶ Aktionspunkt 2 – Erwartungen abklären

Zum Verständnis der Herausforderungen bei Alltagsaktivitäten im Zusammenhang mit den Werten, Überzeugungen, Annahmen, Erwartungen und Wünschen des Klienten soll hier ein narratives halbstrukturiertes Interview mit dem COPM durchgeführt werden.

Nach Ansicht einiger Kolleginnen sei das mit psychisch erkrankten Menschen schwierig. Unserer Erfahrung nach ist die individualisierte Anwendung entscheidend, egal ob wir COPM, PEBI oder ein anderes Assessment einsetzen. Bei dem einen Klienten ergründen wir die Betätigungsprobleme im Gespräch, ganz ohne Bogen. Einen anderen Klienten lassen wir die Betätigungsfragen auf Moderationskarten schreiben und anschließend priorisieren.

Behauptet ein Klient, bei ihm laufe alles glatt, dann lassen wir ihn aus seinem Leben berichten und fragen interessiert nach. Im Dialog finden wir Ressourcen und Fähigkeiten, aber auch Probleme. In Absprache mit dem Klienten tragen wir beides, Betätigungsproblem und Ressource, in das PEBI ein. Dabei lernen wir unseren Klienten kennen, verstehen, was für ihn bedeutsam ist, und bekommen eine Vorstellung davon, in welchen Umwelten er sich bewegt. Dabei helfen uns das Wissen um die Ich-Zustände, transaktional systemische Gesprächstechniken und die Vertragsarbeit. Der Klient bewertet die Wichtigkeit der einzelnen Betätigungen und wählt diejenigen Probleme aus, an deren Lösung er zuerst arbeiten möchte.

▶ Aktionspunkt 3 – erheben/bewerten

In diesem Schritt führt die Ergotherapeutin weitere auf die Person und die Umwelt ausgerichtete Untersuchungen durch, um die Betätigungsfragen besser zu verstehen. Wir betonen hier das gemeinsame Erforschen, denn der Klient muss sich seiner Vorstellungen und Wünsche, seiner Fähigkeiten und seines Lernbedarfes bewusst sein, um die Bereitschaft zu entwickeln, seine Betätigungen zu verändern.
Die Idealsituation ist, die Ausführung der Tätigkeiten des Klienten in der natürlichen Umwelt zu beobachten. Jedoch haben wir es mit Klienten zu tun, die Betätigungen im geschützten Rahmen neu erlernen oder reaktivieren müssen. Die therapeutische Beziehung ist wieder einmal ein wichtiger Faktor, damit der Klient überhaupt ins Handeln kommt.

Nicht nur der Klient, sondern auch die Ergotherapeutin muss sich ihrer Fähigkeiten und Ressourcen bewusst sein, um ihn bei seiner „Forschungsreise" begleiten zu können. Wenn sie sich fachlich oder persönlich nicht in der Lage fühlt und Weiterbildung oder Supervision in diesem Fall nicht weiterhelfen, darf sie an eine erfahrene Kollegin abgeben. Wichtig ist dabei, dem Klienten zu vermitteln, dass sie selbst nicht in der Lage ist und ihn deshalb an eine Kollegin überweist, die ihn besser unterstützen kann. Der Klient soll nicht das Gefühl bekommen, er sei „so ein schwieriger Klient", was ihn möglicherweise retraumatisieren würde.

Auch kann es sein, dass es beim Gegenüberstellen der persönlichen Fähigkeiten, der Anforderungen der Umwelt und der Alltagsaktivitäten unüberwindbare Differenzen gibt, wodurch dieses eine Betätigungsproblem eben nicht lösbar ist. Das ist traurig, aber eine wichtige Lernerfahrung, an der der Klient sich weiterentwickeln kann.

Sobald die eingesetzten Assessments und die beziehungsstabile Unterstützung durch die Ergotherapeutin die Motivation und Bereitschaft beim Klienten aktivieren, an seinen Betätigungsfragen zu arbeiten, erst dann kommen wir zur Zielvereinbarung.

▶ Aktionspunkt 4 – sich auf Ziele einigen/planen

Anhand der SMART-Struktur den Klienten seine Ziele formulieren zu lassen, ist unserer Erfahrung nach nur ein kleiner Teil des Zielplanungsprozesses. Damit sich der Klient des Nutzens, der Konsequenzen seiner Zielsetzung sowie seiner Sabotagemechanismen bewusst wird, haben wir das PEZI entwickelt (→ *Kap. 13.6*).

Angenommen, ein Klient hat das Ziel, gesund zu leben, dann ist eine Konsequenz, dass er nicht mehr an der Rauchergruppe in der Mittagspause teilnehmen kann. Die Verführung wäre zu groß und der Rückfall vorprogrammiert. Wird dem Klienten der

Verlust dieser Sozialkontakte klar, nimmt er vielleicht Abstand von diesem Ziel. Bedauerlich für seine Gesundheit, aber verständlich.
Sich der Sabotagemechanismen bewusst zu sein, ist wichtig für die Erreichung des Zieles. Es ist bekannt, dass alle Ich-Zustände einer Veränderung des Betätigungsverhaltens zustimmen müssen. Vielleicht hat unser eben beschriebener Klient „für den Notfall" ein Päckchen Zigaretten versteckt. Vermutlich hat er die Überzeugung: „Egal, wie sehr ich etwas will, ich schaffe es sowieso nicht." Ist er sich dieses Mechanismus bewusst, so wird er das letzte Päckchen vernichten und sich auf das Einüben gesunder Aktivitäten konzentrieren. Bekommt er Suchtdruck, isst er einen Apfel, so seine neue Handlungsstrategie.

Ebenso wichtig ist uns die gut angeleitete Imagination der erfolgreichen Zielerreichung und des Feedbacks wichtiger Bezugspersonen dazu. Ausführlicheres hierzu können Sie unter Durchführung des PEZI (→ *Kap. 13.6.2*) nachlesen.

Im Rahmen der Zielvereinbarung sprechen Klient und Ergotherapeutin auch ab, wer für was verantwortlich ist, welche Methoden gewählt, welche Maßnahmen ergriffen und welche Personen in den Prozess mit einbezogen werden.

▶ Aktionspunkt 5 – Plan umsetzen

Der Klient führt die Aktivitäten entsprechend seiner Zielsetzung aus. In der Regel funktioniert das wegen der zuvor gut ausgearbeiteten Zielvereinbarung reibungslos. Wenn es zu Problemen kommt, dann häufig deshalb, weil die Zusammenarbeit mit anderen Beteiligten nicht funktioniert. Absprachen werden nicht eingehalten oder Umweltbedingungen werden immer wieder verändert.
Findet die Ergotherapie in der Praxis oder Klinik statt, sind die Rahmenbedingungen so natürlich und alltagsrelevant wie möglich zu gestalten. Für einen Klienten, der dissoziative Zustände zu Hause durch praktisches Tun überwinden will, bieten wir beispielsweise nur Handwerkstechniken an, die zu seinen finanziellen und räumlichen Möglichkeiten passen.

▶ Aktionspunkt 6 – überwachen/verändern

Die Umsetzung des Aktionsplans reflektieren wir regelmäßig gemeinsam mit dem Klienten und bei Bedarf auch mit dem Klientensystem. Die Fortschritte bei der Bearbeitung der Betätigungsfrage werden von uns wertgeschätzt.
Gibt es Hindernisse beim Umsetzen, ergründen wir diese. Hat der Klient Sabotagemechanismen gefunden, ergänzt er diese im PEZI. Unsere Aufgabe kann auch darin bestehen, Angehörige und andere Bezugspersonen für die Zusammenarbeit zu beraten, über Möglichkeiten und Grenzen des Klienten aufzuklären, aber auch darin, Partizipation einzufordern.

▶ Aktionspunkt 7 – Ergebnis evaluieren

Die Re-Evaluation der klientenspezifischen Ergebnisse kann mit dem COPM oder dem PEBI anhand der Beurteilung der Betätigung nach „Ausführung" und „Zufriedenheit" durchgeführt werden. Bei Anwendung unseres PEZI wird dem Klienten in der Situation der Zielerreichung automatisch bewusst, dass er erfolgreich war. Das liegt an der Ähnlichkeit der imaginierten Zielerreichung und der tatsächlich eingetretenen Situation des eigenen Erfolges und des Feedbacks der Bezugspersonen.

▶ Aktionspunkt 8 – beenden/abschließen

Zum einen ist damit der Abschluss bezogen auf das Erreichen eines Zieles gemeint. Für das nächste Ziel wird der Prozess ab Aktionspunkt 3 erneut gestartet. Sind alle Ziele erreicht, endet die Ergotherapie. In Einzelfällen kann es vorkommen, dass ein vorzeitiges Ende mit Überleitung zu einem anderen Professional (qualifiziertere Ergotherapeutin, Psychotherapeut) notwendig wird.

Zum anderen geht es um den Abschluss der Ergotherapie mit angemessener Ablösung und Verabschiedung. Bei psychisch erkrankten Menschen kommt es bei Bekanntwerden des Therapieendes oftmals zu einer vorübergehenden Symptomverschlechterung. Darauf müssen wir uns einstellen, denn es gehört zur normalen Entwicklung dazu. Es ist vergleichbar mit dem Rückfall in Babysprache und Kleinkindverhalten bei Vorschulkindern. Ist die Phase überstanden, agiert unser Klient auf dem höheren Schema. Natürlich müssen auch wir bewusst loslassen. Bei einer solch beziehungsstarken Arbeit ist es natürlich, dass uns der Klient ans „Herz gewachsen" ist.

Deshalb braucht der Abschied auch ein Ritual, um die Leistung des Klienten zu würdigen und uns zu verdeutlichen, dass er „groß geworden" ist. Wir nutzen dafür gerne die Timeline, weil das räumliche Erleben den Behandlungserfolg besonders gut sichert (→ *Kap. 9.10.1*).

Selbstverständlich führen wir ein abschließendes professionelles Reasoning durch, um die Wirkmechanismen und Evidenzen für uns zu sichern.

▶ Alternative Wege

Bei komplexen Betätigungsfragen kann der komplette Verlauf des CPPF erneut beschritten werden oder nur ein Teil des Weges muss erneut absolviert werden. Das verdeutlichen die gestrichelten Pfeile.

Der linear aufgezeichnete Prozess im Modell deckt sich nicht immer mit dem tatsächlichen Ablauf des ergotherapeutischen Prozesses. Bei so manchem Klienten kommt es einem Tanz gleich, vor und zurück. Erst beim Umsetzen der Ziele wird ihm bewusst, dass er ein anderes Ziel zuerst angehen oder im Prozess zurückgehen muss, um die Betätigungsfrage zu überdenken. Das ist aber nicht problematisch, denn in der Auseinandersetzung damit findet Bewusstheit und Lernen statt.

13.2 Vertragsarbeit und therapeutische Verträge

Die Vorstellung, dass die Kraft, das Potenzial und die Verantwortung für die Heilung im Klienten liegen, stellte in der Mitte des letzten Jahrhunderts einen Paradigmenwechsel in der Behandlung, auch von schweren psychischen Störungen, dar.

Seither räumen Transaktionsanalytiker dem Vertrag eine zentrale Stellung ein und lassen den Klienten die Ziele der gemeinsamen Arbeit definieren. Der Vertrag zwischen dem Klienten und der Therapeutin beinhaltet nach Berne „administrative, professionelle und psychologische Aspekte". Er weist darauf hin, dass der Vertrag „auf realistische Weise geklärt wird, zuerst im Kopf des Therapeuten und anschließend mit dem Patienten." (Steiner, 2000)

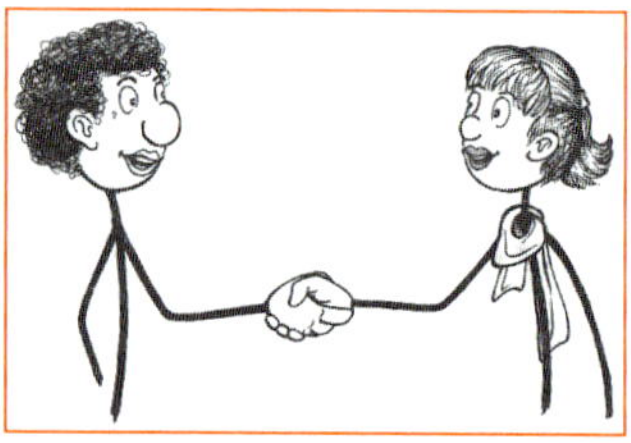

Abb. 79: Vertragspartner

Wir teilen die Vorstellung, dass Ergotherapeutin und Klient die Fähigkeit und die Verantwortung haben, „gemeinsam einen Vertrag abzuschließen, um ein klares Ziel zu erreichen". Wir sind uns dabei der Einzigartigkeit des Klienten bewusst und begegnen ihm mit einer achtsamen O.k.-o.k.-Grundeinstellung.

Unsere Klienten sind häufig überrascht, manchmal auch irritiert, dass sie mitdenken dürfen. Sie merken schon bald, dass sie sich bewusst entscheiden können, was sie verändern wollen und was nicht. Für uns selbst ist es auch entlastend, wenn wir geklärt haben, was unsere Aufgabe im Therapieprozess ist. Das Schaffen von Bewusstheit, das Klären des Auftrages, das Aktivieren von Ressourcen, die Förderung der Entscheidungsfähigkeit und der Autonomie sowie die partnerschaftliche Zusammenarbeit werden durch Vertragsarbeit möglich.

13.2.1 Die Vertragsarbeit

Die „Vertragsarbeit" ist die wichtigste Intervention des PsychErgo-Konzeptes. In erster Linie geht es darum, mit professioneller Sorgfalt das Verantwortungsbewusstsein aller beteiligten Personen zu wecken. Dies geschieht durch echtes Interesse am Klienten und den anderen beteiligten Personen, spezifisches und Ressourcen aktivierendes Nachfragen mit systemischen Fragen und aktives Zuhören. Aufmerksam beobachten wir die momentan gezeigte Ich-Rolle unseres Gegenübers und passen die Kommunikation oder Intervention bewusst an. Die Vertragsarbeit verlangsamt den Prozess, was uns hilft, die eigenen Lösungsideen zurückzuhalten und stattdessen den Klienten selbst denken zu lassen.

Die simpel erscheinende Methode bedarf allerdings einiges an Übung und Reflexion. Sie sind in unseren Seminaren wichtige Bestandteile. Ist diese Arbeitsweise einmal verinnerlicht, spüren die Klienten den Umgang auf Augenhöhe, denken fokussiert und gestalten den Therapieprozess eigenverantwortlich mit. Mit viel Freude erleben wir immer wieder, dass auch Klienten mit chronifizierter psychischer Erkrankung ihre „Opferposition" verlassen und selbstwirksam handeln.

Vertragsarbeit ist prozessual zu verstehen. Sie beginnt damit, dass wir beispielsweise fragen: „Da haben Sie etwas Wichtiges entdeckt! Ist es für Sie okay, wenn wir beim Thema ‚zu Bett gehen' einen Moment bleiben?" Der Klient stimmt zu, erst dann stellen wir die eigentliche Frage: „Wie viel Schlaf benötigt Ihr Körper?" Im weiteren Verlauf des Gesprächs wird ihm klar, dass er acht Stunden Schlaf braucht. Er weiß, um pünktlich an der Bushaltestelle zu sein, darf er nicht verschlafen, weshalb er abends rechtzeitig schlafen gehen muss. Es folgt die nächste Vertragsfrage: „Möchten Sie herausfinden, was Sie tun können, um rechtzeitig ins Bett zu gelangen?" Möchte der Klient daran arbeiten, fragen wir ihn noch, wie viel Zeit er sich für das Erforschen von Lösungsmöglichkeiten nehmen will und welchen Nutzen er sich davon erhofft. Wir einigen uns auf das Vorgehen und wer dabei welche Verantwortung trägt.

Damit wird auch sichergestellt, dass beide, Klient und Ergotherapeutin, etwa gleich viel zum Gelingen beitragen und dadurch „Retter- oder Opferrollen" vermieden werden. Würde die Verantwortung für die Vertragserfüllung mehr beim Klienten liegen, könnte er sich alleingelassen fühlen. Übernimmt die Ergotherapeutin deutlich mehr Verantwortung, könnte eine Abhängigkeitsbeziehung entstehen.

Vertragsarbeit beginnt mit dem ersten Kontakt und zieht sich wie ein roter Faden bis zum Abschluss der Ergotherapie. Am Beginn hilft Vertragsarbeit, die Erwartungen und Befürchtungen zu klären und eine bewusste Hier-und-Jetzt-Beziehung zwischen Ergotherapeutin und Klienten zu bilden. Die „eigentliche" Behandlung fängt also nicht mit Abschluss eines „harten" Vertrags an, Vertragsarbeit ist schon Ergo-*Therapie*! Im weiteren Verlauf unterstützt Vertragsarbeit den Klienten, eigenverantwortlich seine Betätigungsfragen zu bearbeiten und mehr Autonomie zu entwickeln (Jecht & Pelz, 2022).

B Beispiel

Beispiel: Vertragsarbeit

Der Ergotherapeut **Herr Estaren (E)** begrüßt den 26-jährigen **Herrn Ross (R)** und sie setzen sich im Therapieraum zum Erstgespräch über Eck an den Tisch. Auf der Verordnung steht die Diagnose „Schizoaffektive Störung".

E: „Herr Ross, heute geht es darum, dass wir uns kennenlernen. Mich interessiert zunächst, weshalb Sie Ergotherapie benötigen?"

R: „Na ja, ich weiß auch nicht so genau. Meine Großmutter hat mich angemeldet."

Herr Estaren erkennt, dass die Überweisung von einer anderen Person motiviert ist und hier eine sehr sorgfältige Vertragsarbeit notwendig wird.

E: „Wissen Sie, was Ihre Großmutter sich von der Ergotherapie erhofft?"

R: „Sie meint, ich kann Entspannungstechniken lernen, das würde mir guttun."

Herr Estaren spürt verschiedene Impulse und fragt sich: „Was ist Herr Ross für ein Mensch? Die Großmutter hat sicher einen Grund, weshalb sie ihren Enkel zur Ergotherapie schickt. Was leitet sie? Ihm eine Entspannungsübung anzubieten, wäre durchaus eine Möglichkeit einzusteigen."

Herr Estaren machte bereits bei anderen Klienten die Erfahrung, dass bei einem sofortigen Einstieg in die Behandlung ohne saubere Auftragsklärung zu Beginn der Klient häufig in einen Widerstand geht. Dies geschieht entweder aus einer trotzigen Kindrolle heraus, aus der er die Angebote verweigert, oder der Klient reagiert kritisch auf die angebotene Aktivität, wodurch Herr Estaren sich klein und hilflos fühlen könnte. Manche Klienten reagieren auch aus einer angepassten Rolle heraus und machen die Aktivitäten mit. Mit der Zeit stagniert jedoch die Behandlung, weil ein Abhängigkeitsverhältnis entstanden ist. Herrn Ross' Erwartungen sind noch völlig unklar, ebenso welche Bedeutung die Ergotherapie für ihn hat. Daher fragt Herr Estaren weiter: „Das ist schön, dass sich Ihre Großmutter so um Sie sorgt. Haben Sie auch eine Idee, was Ihnen guttäte?"

R: „Um ehrlich zu sein, nein, weiß ich nicht."

Herr Estaren merkt, dass er unruhig wird. Er weiß, wie schwer aushaltbar für ihn solch passives Verhalten eines Klienten ist und atmet tief durch. Er kann erst eine effektive Behandlung beginnen, wenn zwischen ihm und dem Klienten ein Minimum an Vereinbarung getroffen ist. Er entscheidet sich, weitere Informationen einzuholen:

E: „Haben Sie denn eine Idee, was in der Ergotherapie geschehen könnte?"

R: (spricht mit leisem hohem Tonfall): „Na ja, als Kind hatte ich schon mal Ergo. Da hab' ich viel geschaukelt und kann mich erinnern, dass meine Therapeutin sehr nett war. ... Ach, und als ich in der Klinik war, hatte ich auch Ergo. Da haben wir viel gemalt."

Diese Aussage bestätigt seine Annahme, dass Herr Ross häufig in einer angepassten Kindrolle unterwegs ist. Komplementär fühlt er sich eingeladen, in die Elternrolle zu gehen. Zum anderen hat er ein erstes Bild davon, was Herr Ross mit Ergotherapie verbindet. Beides greift er zu einem späteren Zeitpunkt wieder auf. Aktuell sucht er nach dem Anknüpfungspunkt eines ersten therapeutischen Zugangs. Er weiß, dass eine vertragliche Vereinbarung über die nächsten Therapieschritte nur aus dem Erwachsenen-Ich heraus getroffen werden kann. Um dessen Erwachsenen-Ich zu stimulieren, interessiert er sich zunächst weiter für Herrn Ross' Erlebnisse mit Ergotherapie als Kind und auch als Erwachsener in der Klinik.

E: „Schon zweimal Ergo erlebt. Da bin ich jetzt neugierig. ... Ist es für Sie in Ordnung, wenn Sie mir von Ihren Erfahrungen und Erlebnissen mit Ergotherapie erzählen?"

In seiner Erwachsenenrolle angesprochen muss Herr Ross nachdenken und eine Entscheidung treffen. Er stimmt zu und erzählt in hohem Tempo seine Erfahrungen. Herr Estaren interessiert sich und will nachfragen, deshalb schließt er mit Herrn Ross einen „weichen" Vertrag:

E: „Ich höre, wie viel Sie erlebt haben, das interessiert mich genauer. Ist es für Sie in Ordnung, dass ich Sie unterbreche und nachfrage?"

R: „Ja, können Sie machen."

E: „Sofern es Ihnen zu viel wird oder Sie etwas nicht beantworten wollen, sagen Sie es mir."

Auch an dieser Stelle bezieht Herr Estaren ihn aktiv mit ein und stimuliert sein Erwachsenen-Ich. Herr Ross wird so angeregt, auf seine Grenzen zu achten und diese mitzuteilen.
Im weiteren Verlauf schildert Herr Ross, teilweise recht detailliert, seine Erfahrungen mit der Ergotherapie in früheren Jahren. Das Nachfragen und sein Nachdenken verlangsamen das Tempo. Herr Estaren spürt deutlich, dass Herr Ross Vertrauen zu ihm gewinnt. Zum Ende der ersten Stunde bietet er Herrn Ross eine Vereinbarung an. Er will sowohl die Therapiebereitschaft überprüfen als auch die Möglichkeit, ob die Behandlung überhaupt in Fluss zu bringen ist.

E: „Ihr Arzt hat zehn Behandlungen verordnet. Ich würde empfehlen, dass wir erst mal nur die nächsten drei Termine festlegen. Was halten Sie davon?"
R: „Heißt das, wenn ich nicht will, kann ich Nein sagen?"
E: „Wenn Sie nicht wollen, wird es für uns beide schwer, einen sinnvollen Weg für Sie zu finden. Die drei Termine sollen unterstützen, dass Sie erst mal in Ruhe schauen können."
R: „Das hört sich gut an, das passt." Er nimmt sein Smartphone zur Hand, um die Termine einzutragen.

Ein erster „weicher" Vertrag mit dem Ziel, „in Ruhe schauen zu können, wie ein sinnvoller Weg aussehen könnte", ist vereinbart. Noch sind keine Betätigungsprobleme identifiziert, noch keine betätigungsbasierten Ziele nach SMART getroffen worden. Durch die Vertragsarbeit hat Herr Ross gelernt, dass er erwachsen denken darf, er den Therapieprozess mitgestaltet und er ansprechen kann, wenn etwas für ihn nicht passt. Somit kann sich eine tragfähige Therapeut-Klient-Beziehung entwickeln.

13.2.1.1 Erklärfix: Harte und weiche Verträge

Verträge können hart oder weich formuliert werden. Bei **harten Verträgen** wird das zu erreichende Ziel klar definiert, die Kriterien, an denen die Zielerreichung festgestellt werden kann, sind eindeutig. Die Zielvereinbarung mit dem PEZI ist solch ein harter Vertrag.

Nicht immer gelingt es (gleich) „harte" Verträge mit Klienten zu schließen. **Weiche Verträge** dienen als Vorstufe zu harten Verträgen und verlangen keine klare Zielvorgabe. Sie legen grob die Richtung fest, ohne das Ziel schon kennen zu müssen.

Entsprechend den Erwartungen, Zielen, Möglichkeiten und Grenzen des Klienten sowie bestimmten Notwendigkeiten ergeben sich ganz unterschiedliche Verträge. Schauen wir uns als Nächstes die verschiedenen Vertragsarten an, die in der Ergotherapie häufig zum Einsatz kommen.

13.2.2 Vertragsarten in der Ergotherapie

Verträge sind nützlich, um uns administrative, professionelle und psychologische Aspekte bewusst zu machen sowie das Vorgehen in der Behandlung festzuschreiben. Wir unterscheiden thematisch zwischen Rahmenverträgen und Behandlungsverträgen (Berne 1966/2005). Hervorheben möchten wir auch die „psychologische Beziehungsgestaltung" und eine oft unterschätzte Besonderheit in der Ergotherapie, die Dreiecksverträge. Es folgen ein paar Beispiele für themenzentrierte Verträge.

▶ Rahmenverträge

Kommt ein Klient zur Ergotherapie, werden mit ihm zuerst wichtige Vereinbarungen bezüglich der Rahmenbedingungen getroffen. Dazu gehören Formalitäten wie das datenschutzkonforme Aufnehmen der persönlichen Daten in die Klientenakte, die Schweigepflichtentbindung, das Festlegen der Behandlungsdauer entsprechend dem verordneten Heilmittel, die Terminvereinbarung, die Regelung der Zahlung des Eigenanteils oder die Befreiung davon, die Absprache des Zeitrahmens für die Terminabsage, die anfallenden Kosten bei Nichteinhaltung des Termins und vieles mehr. Diese Vertragsart regelt Absprachen zu Rahmenbedingungen wie Ort, Zeit, Häufigkeit, Verfügbarkeit und Bezahlung und wird deshalb Rahmenvertrag genannt.

▶ Behandlungsverträge

Der Behandlungsvertrag enthält die Vereinbarungen, die die eigentliche Ergotherapie betreffen, also die inhaltliche Vertragsebene. Er stellt ein „Arbeitsbündnis" zwischen Klienten und Ergotherapeutin dar, insbesondere hinsichtlich der zu bearbeitenden Betätigungsprobleme sowie der Leistungen, die jeder der Vertragspartner zur Erfüllung bereit ist zu erbringen. Wie oben dargestellt wird der Vertrag in einem interaktionellen Prozess entwickelt und beinhaltet außer den schon genannten Aspekten auch, welche Ziele oder Resultate die Vertragspartner erreichen wollen und woran sie es merken, dass diese erreicht sind.

Die psychologische Beziehungsgestaltung spielt bei der Vertragsbildung eine wichtige Rolle. Insbesondere geht es hier um die Beachtung unbewusster Beziehungserwartungen oder Angebote. Einerseits ist es hilfreich, wahrzunehmen, welche Art der Beziehung der Klient erwartet, welche Vorstellung er von der Ergotherapie hat, welche Kompetenz, Rolle und Macht er der Ergotherapeutin zuschreibt. Andererseits ist es wichtig, dass die Ergotherapeutin ihr persönliches Beziehungsverhalten kennt, die Gegenübertragungsreaktionen von Inhalten der eigenen Geschichte unterscheiden kann und mit ihrer funktionellen Macht umzugehen weiß (Loomis, 2001).

In der Ergotherapie haben wir ständig mit **Dreiecksverträgen** zu tun, weil wir – Selbstzahler ausgenommen – niemals ausschließlich den Klienten als Vertragspartner haben. Beteiligt ist immer auch der verordnende Arzt oder der verordnende Psychotherapeut, der Kostenträger oder eine Institution. Um Interessenskonflikten vorzubeugen, empfiehlt Fanita English, die jeweiligen Abmachungen und Erwartungen abzuklären, wenn diese nicht offen ausgesprochen sind (English, 1985). Das Vertragsdreieck in (→ *Abb. 80, S. 215)* verdeutlicht die Erwartungen und Abmachungen zwischen dem Klienten, der Ergotherapeutin und zum Beispiel einem Arzt.

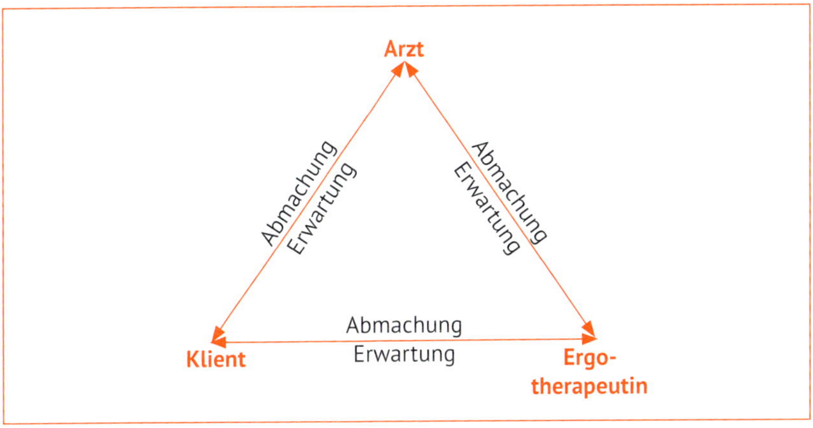

Abb. 80: Dreiecksvertrag

Natürlich reichen uns die drei Ecken des Modells häufig gar nicht aus, denn neben dem verordnenden Arzt gibt es Angehörige und Partner, die, jeder für sich genommen, ebenfalls Erwartungen haben. Wir müssen die Aufträge des Klientensystems kennen und berücksichtigen, wenn wir Betätigung und Partizipation ermöglichen wollen. Dazu sind Gespräche mit den betreffenden Personen nötig, um vertragliche Einigungen und Mitarbeit zu erzielen.

Insbesondere bei Klienten mit chronisch psychischer Erkrankung ist der Betreuer, im Sinne des erweiterten Ichs, unbedingt in die Behandlung mit einzubinden. Mit großer Wahrscheinlichkeit hat diese Person in der Rolle des Versorgers selbst Bedürfnisse, die mit den Betätigungen des Klienten zusammenhängen, oder er macht sich zumindest Sorgen um ihn. Vielleicht ist der zu Betreuende nicht zur Ausführung von Betätigung motiviert oder erkennt aus anderen Gründen nicht die Bedeutung und den Zweck von Betätigung für sich an. Sie ahnen schon, welche Überforderung und Frustration beim Versorger mitschwingt. Ignorieren wir den Versorger und konzentrieren uns nur auf den primären Klienten, wird die Ergotherapie scheitern.

Es folgen einige Beispiele für themenzentrierte Behandlungsverträge (Loomis, 2001; Hennig & Pelz, 2002).

B Beispiel

▶ Fürsorgevertrag

Frau Manz, eine Klientin mit paranoider Schizophrenie, braucht derzeit morgens um 09:00 Uhr die Aktivierung durch ihre Ergotherapeutin. Dann steht sie auf, wäscht sich, zieht sich an und frühstückt. Den weiteren Tagesablauf bewältigt sie entsprechend ihren Routinen selbst.

▶ Veränderungsvertrag

Herr Mazcuk ist starker Raucher. In der Ergotherapie hat er einen Vertrag mit sich selbst geschlossen, den Zigarettenkonsum auf vier Zigaretten pro Tag zu reduzieren. Er ist sich der Konsequenzen bewusst, zum Beispiel nur vier Zigaretten für den Tag zu stopfen. Ebenso ist er sich bewusst, wie er sich an der Zielerreichung hindern kann, zum Beispiel wenn er von Kollegen angebotene Zigaretten annehmen würde.

▶ **Zuhörvertrag**
Herr Müller, ein Klient mit bipolarer Störung, will zu Beginn der Ergotherapieeinheit alles erzählen, was in der vergangenen Woche passiert ist. Eigentlich will er zu jedem Thema von der Ergotherapeutin einen Rat, um anschließend zu erklären, warum das bei ihm nicht funktioniere. Um diesem „Ja-Aber-Spiel" zu entgehen, aber klientenzentriert Herrn Müller die Möglichkeit zu geben, sich acht Minuten lang verbal zu entlasten, hat die Ergotherapeutin mit ihm einen Zuhörvertrag geschlossen. Sie informiert ihn: „Ich höre Ihnen zu. Wenn ich etwas nicht verstehe, frage ich nach, werde aber nichts bearbeiten."

▶ **Fokal-Vertrag**
Frau Braue hat in der Psychotherapie den Zusammenhang zwischen Ärgervermeidung und Migräneanfällen entdeckt. Nun will sie, wenn sie sich im Alltag ärgert, die in der Ergotherapie gelernte Entspannungstechnik anwenden. Es handelt sich insofern um einen Fokal-Vertrag, weil nur ein Teilaspekt der Problematik berücksichtigt wird und das eigentliche (Betätigungs-)Problem noch nicht gelöst ist.

Sicherlich wäre es gut, wenn Frau Braue mit Unterstützung der Ergotherapie ihre sozialen Interaktionsfertigkeiten weiterentwickeln würde. Ebenso ist weitere Psychotherapie erforderlich, wenn sie die Einschärfungen „Fühle nicht!" und „Sei nicht gesund!" entkräften möchte.

▶ **Lebenszusage (Non-Suizid-Vertrag)**
Frau Lehmann berichtet von einem Suizidversuch vor zwei Jahren, mit dem sie sich sabotiert habe, nachdem sie in der Ergotherapie Fortschritte gemacht habe. Damit sie diesmal ihr Ziel erreicht, die Ausbildung zur Steuerfachgehilfin erfolgreich zu beenden, muss sie sich selbst mit einer Lebenszusage schützen. Dieser Selbstvertrag gibt ihr die Möglichkeit, mit Unterstützung der Ergotherapeutin neues Betätigungsverhalten einzuüben und dabei am Leben zu bleiben. Was bei dieser Vertragsart zu beachten ist, erläutern wir in (→ *Kap. 13.2.3, S. 217*).

▶ **Übungs- oder Forschungsvertrag**
Herr Heinrich ist erwerbsunfähig berentet, weiß aber nicht seine freie Zeit zu füllen. Das führt zu depressiven Stimmungen. Früher hatte er Arbeitsroutinen, die seine Zeit strukturierten, und es gab immer jemanden, der ihm sagte, was er als Nächstes tun sollte. In der Ergotherapie möchte er nun Ton-, Holz- und Specksteinarbeiten ausprobieren, um sein geäußertes Interesse daran zu überprüfen. Auch will er Ideen entwickeln, was er wie zu Hause tun könnte.

Vertragsarbeit bewirkt beim Klienten eine Verbesserung des Willens und der Motivation für eigenständiges Betätigungsverhalten. Durch die erlaubende Haltung der Ergotherapeutin im Vertragsprozess fühlen sich die Klienten zunehmend sicherer, um gewohnte Denkweisen zu verlassen und alternatives Betätigungsverhalten auszuprobieren. Motiviert durch die neuen Erfahrungen und das gewachsene Vertrauen zur Ergotherapeutin, entsteht bei ihnen häufig der Wunsch nach dauerhafter Veränderung. So wird ein Veränderungsvertrag möglich, den die Klienten dann auch erfolgreich erfüllen.

13.2.3 Anleitung: Lebenszusage (Non-Suizid-Vertrag)

Die Lebenszusage ist ein Selbstvertrag, den der Klient mit sich selbst abschließt. Er wird also **nicht** zwischen Klienten und Ergotherapeutin geschlossen! Genauso wenig sollte mit diesem Vertrag magisch umgegangen werden, denn der Vertrag an sich garantiert keinerlei Schutz vor einem Suizid des Klienten! Realistisch betrachtet liegt es nicht in unserer Macht, über Leben und Tod zu wachen.

Das Ziel des Non-Suizid-Vertrags ist es vielmehr, die Themen Tod und Töten in den Bereich des Lebens zu holen. Er wirkt nur auf der Basis wachsender Bewusstheit und klarer Verantwortlichkeit des Klienten für seine Suizid-Ideen und Handlungen. Es ist darauf zu achten, dass es für den Klienten ein stimmiger Prozess ist und keine angepasste Reaktion auf die Intervention der Ergotherapeutin.

Wann sollte eine Lebenszusage erarbeitet und abgeschlossen werden?
Immer dann, wenn die Vorgeschichte des Klienten bereits einen Suizid-Versuch beinhaltet, wenn der Klient Fantasien rund um die Themen Tod, Suizid, Unfall oder schwere Krankheit kennt, wenn der Klient in suizidalem Stil ein Fahrzeug fährt, trinkt, raucht oder sonstige Risiken eingeht, wenn die Antwort auf die Frage: „Was wird mit Ihnen in fünf oder zehn Jahren sein, wenn sich an Ihrer Lebenssituation nichts ändert?" eine Situation skizziert, die sehr wahrscheinlich auf den Tod des Klienten hinführt, oder wenn die Therapie stagniert, obwohl der Klient genau weiß, was als nächster Schritt nützlich und wichtig wäre, es aber dennoch ständig vermeidet zu tun.

Wie wird eine Lebenszusage erarbeitet und geschlossen?
Zuerst lassen wir den Klienten sorgfältig die Vorstellungen erforschen, die er mit dem Tod verbindet. Vielleicht denken Sie: „Wenn ich es anspreche, dann tut er es doch erst recht". Unserer Erfahrung nach stimuliert das Erarbeiten einer Lebenszusage sein Erwachsenen-Ich. Der Klient wird sich seiner Motive, aber auch der magischen Vorstellungen bewusst und übernimmt Verantwortung für sich selbst und sein Leben. Häufig hören wir Aussagen wie: „Dann bin ich im Paradies und die Quälerei hat ein Ende." oder: „Dann habe ich Ruhe." oder auch: „Dann merken die anderen, was ich alles gemacht habe!". In der letzten Aussage wird der aggressive Anteil gegenüber den Beziehungspartnern deutlich, „denen werde ich's zeigen".

Im weiteren Gesprächsverlauf wird sich der Klient seiner Motive, Hoffnungen und eigentlichen Bedürfnisse bewusst, sodass er behutsam zur Lebenszusage hingeführt werden kann. Der gute Beziehungskontakt bewirkt, dass der Persönlichkeitsanteil, der leben will, ansprechbar ist. Darauf bezogen sage ich beispielsweise: „Es muss einen Teil in Ihnen geben, der leben will, sonst wären Sie heute nicht hier. ... Diesen möchte ich unterstützen! ... Doch dazu müssen Sie zu mir kommen, das geht nur, wenn Sie am Leben sind!"

Im Folgenden erforscht der Klient, was er mit einer Lebenszusage verbindet und welche Gründe es gibt, am Leben zu bleiben. Dann entscheidet er sich dafür, sich selbst eine sichere Zeitspanne zu garantieren. Innerhalb dieser sicheren Zeitspanne kann er mit Veränderungen experimentieren ohne die Gefahr, dass er sich im Veränderungsprozess durch Selbsttötung bestraft oder sabotiert.

Die Zeitspanne sollte überschaubar und mit konkretem Datum gewählt werden, vielleicht 14 Tage nach dem Behandlungstermin. Wir unterstützen den Klienten dabei, eine eigene Form für die Lebenszusage zu finden, oftmals wird es eine Urkunde oder ein Bild. Besprochen werden sollte auch, was passiert, wenn der Vertrag ausläuft, wie er diesen erneuert und was genau er dann tut.

Obwohl der Klient den Vertrag mit sich selbst schließt und auch die Befristung in seiner Verantwortung liegt, ist es wichtig, dass wir den Endtermin der sicheren Zeitspanne(n) in unserem Kalender vermerken und auch das Team darüber informieren, für den Fall, dass wir krank sind und eine Kollegin den Termin übernimmt. Es ist sehr wichtig, dass der Termin stattfindet. Die therapeutische Beziehung wirkt selbstverständlich mit, auch wenn der Klient zunehmend lernt, selbst für sich zu sorgen.

Ergänzend zur Lebenszusage soll der Klient einen Notfallplan erstellen, in dem er notiert, wen er anruft, wenn die Suizidgedanken stärker werden und er schnelle Hilfe braucht. Hierbei achten wir darauf, dass der Klient in seine Liste zuerst andere Personen aufnimmt. Gute Freunde, das Seelsorgetelefon, der Hausarzt sowie der Notruf 112, wenn es gar nicht mehr geht, sollten am Anfang der Liste stehen. Wir versuchen so eine Abhängigkeitsbeziehung des Klienten zu vermeiden sowie uns selbst vor Überlastungssituationen zu schützen.

13.3 Ergo-Methoden oder Interventionsformen?

Für die Ergotherapie in der Psychiatrie beschrieb Ingrid Scheiber (Scheiber, 1985) die „kompetenzzentrierte", die „ausdruckszentrierte" und die „interaktionelle" Methode. Diese drei Methoden wurden später von Wiebke Flotho um die „alltags- und lebensweltorientierte" und die „wahrnehmungszentrierte Methode" ergänzt und den „psychosozialen Behandlungsverfahren" zugeordnet (Lagemann & Flotho, 2003).

Aufgrund des betätigungszentrierten Paradigmas beschreiben Lagemann & Brandt heute die drei Methoden als Interventionsformen: „kompetenzzentrierte, interaktionelle und ausdruckszentrierte Interventionen" (Lagemann & Brandt, 2020). Neu hinzugekommen sind „arbeitsbezogene Interventionen" (Zamath, 2020). Orientiert an der ICF, fassen die Autoren unterschiedliche „Interventionen" hinsichtlich Körperfunktionen, Aktivität, Partizipation, aber auch Inhalte des methodischen Handelns sowie einsetzbare Therapieangebote oder Therapieprogramme zusammen. Auf uns wirkt es wie ein angestrengter Versuch, die alten „ergotherapeutischen Methoden in der Psychiatrie“ unter dem weitgefassten Begriff „Interventionen“ am Leben zu erhalten. Der Nutzen dieser Einteilung für die ergotherapeutische Praxis erschließt sich uns (noch) nicht. Das ist an anderer Stelle noch zu diskutieren!

Wir verstehen „Interventionen“ als geplantes und gezieltes Eingreifen, was zum methodischen Handeln der Ergotherapeutin gehört. Therapieprogramme und spezifische therapeutische Angebote gehören für uns zu Methoden.

13.3.1 Erklärfix: Therapeutische Interventionen

Der Begriff „Intervention“ stammt vom lateinischen Wort „intervenire“ ab, was bedeutet: „sich einschalten, dazwischentreten“. Bei einer Intervention im Allgemeinen handelt es sich um ein geplantes und gezieltes Eingreifen zum Beheben und Vorbeugen von Störungen oder Problemen.

Im PsychErgo-Konzept verstehen wir ergotherapeutische Interventionen als „aktivierendes Einwirken“ auf den Klienten oder das Klientensystem. Die wichtigste „Intervention“ ist die Ergotherapeutin selbst, die achtsam und bewusst mit sich, dem Klienten und im Therapieprozess ist. Die gelebte Grundeinstellung „ich bin o.k. und du bist o.k.“ ist eine weitere wichtige Intervention. Die Intervention der Vertragsarbeit zieht sich durch den ganzen Therapieprozess und wird durch Erwachsenen-Ich stimulierende Gesprächsinterventionen gestützt. Im Verlauf der Ergotherapie erfährt der Klient unterstützende Interventionen bei der Zieldefinition und der Bearbeitung seiner Betätigungsfrage oder der Entwicklung von Fähigkeiten und Fertigkeiten. Dabei interveniert die Ergotherapeutin bei auftretenden Sabotagemechanismen oder Barrieren dahin gehend, dass der Klient oder sein Klientensystem eigenverantwortliche Lösungen entwickelt. Alle Interventionen zielen auf Bewusstheit, Handlungsfähigkeit und Entwicklung von Autonomie ab.

13.4 PsychErgo-Interventionen

Wie wir in unserem Klientenbeispiel zeigen, wird die geeignete Aktivität oder Betätigung in Bezug zu den Erwartungen und den Betätigungsfragen des Klienten gemeinsam mit ihm ausgewählt. Das vom Klienten selbst formulierte SMART-Ziel ist die Grundlage dafür. Davon ausgehend wird der Klient angeleitet, auch notwendige Funktionen, Fähig- und Fertigkeiten zu entwickeln und zu erproben, sodass er neue (heilsame) Betätigungserfahrungen im Hier und Jetzt machen kann.

Da viele Klienten zunächst mit der Zielformulierung überfordert sind, unterstützt die Ergotherapeutin den Klienten mittels individualisierter Interventionen. Sie greift gezielt ein, wofür sie ein hohes Maß an Selbstreflexion, eine geschärfte Intuition sowie Instrumente der Gesprächsführung benötigt. Zusätzlich zum Gespräch kann sie verschiedenartige Medien und Mittel nutzen.

Das Medium zwischen der Ergotherapeutin und dem Klienten und dessen konsequenter Einsatz ist die besondere Stärke und ein Alleinstellungsmerkmal der Ergotherapie. Übrigens, ein weiteres wichtiges Unterscheidungsmerkmal gegenüber der Psychotherapie. Der Vorteil des Zwischenschaltens ist, dass die Übertragungsladung des Klienten größtenteils ins Medium abgeleitet wird. Der Klient ist „gezwungen“, sich dialogisch über das Medium mit sich und seinem Betätigungsverhalten auseinanderzusetzen. Die Ergotherapeutin erhält dadurch Freiraum zum Beobachten und Begleiten. In Gesprächssituationen halten wir es deshalb für besonders wichtig, dem Klienten frühzeitig ein Medium anzubieten, und seien es nur ein weißes Blatt Papier und ein Bleistift.

Entscheidend für die Wahl der (ergo)therapeutischen Methode und Intervention ist immer das betätigungsfokussierte oder betätigungsbasierte Ziel wie auch die persönlichen Faktoren und die Umweltfaktoren des Klienten. Welche Medien und Mittel zur Zielerreichung eingesetzt werden, ergeben sich dann von selbst. Das vertragsbasierte Vorgehen bewirkt, dass der Klient für seine Ergotherapie bedeutsame und zweckdienliche Aktivitäten mit starkem oder absolutem Alltagsbezug wählt.

13.4.1 Erklärfix: Ergotherapeutische Medien und Mittel

Im Bezugsrahmen der Ergotherapie verstehen wir ein Medium als vermittelndes Element, etwas womit der Klient sich auseinandersetzt oder wodurch seine Zielerreichung unterstützt wird (Scheiber, 1985). Innerhalb einer Aufgabe, Aktivität oder Betätigung können Medien beispielsweise ein Wochenplan, ein Rollenspiel, ein themenzentriertes Gespräch oder auch Busfahren sein. Dabei kommen spezifische (Arbeits-)Mittel zum Einsatz. Das können Materialien, Werkzeuge, Alltagsgegenstände sein, wie zum Beispiel der Bus, zwei Stühle, ein Blatt Papier und Stifte.

Hervorheben möchten wir die wenig beachtete Bedeutung der Schutzfunktion für die Ergotherapeutin durch das „Dazwischenschalten“ eines Mediums. Mit dem praktischen Tun ist die Aufmerksamkeit des Klienten auf das Hier und Jetzt orientiert und es findet ein dialogischer Prozess zwischen Klienten und Medium statt. Dadurch kanalisiert das ausdruckszentrierte oder interaktionelle Medium die sonst vom Klienten auf die Ergotherapeutin übertragenen Wünsche, Bedürfnisse und Fantasien (→ *Kap. 4.2.2*).

Der Einsatz von handwerklich-gestalterischen Techniken bekommt vor diesem Hintergrund eine tiefgreifende Bedeutung. Wann welches Medium und Mittel zum Einsatz kommt, ergibt sich natürlich aus der Zielsetzung und der daraus resultierenden Methodenwahl, das setzen wir voraus. Psychisch erkrankte Menschen brauchen oftmals den geschützten Möglichkeitsraum zum Experimentieren. Ein Klient mit einer Persönlichkeitsstörung vom Borderline-Typ will herausfinden, ob ihm Holzbearbeitung helfen könnte, psychische Spannungszustände zu regulieren. Er probiert in der Praxiswerkstatt verschiedene Handwerkstechniken und Materialien aus. Ein anderer Klient will Strategien entwickeln, trotz seines „Sei perfekt!“-Antreibers, Buchbindearbeiten zum Ende bringen zu können. Die Ergotherapeutin begleitet diese Aktionen und interveniert entsprechend der Zielsetzung und Entwicklungsaufgabe des Klienten.

Im Klientenbeispiel von Herrn Traubert wird deutlich, wie die Ausführung von Aktivitäten oder Betätigungen durch Trübungen des Erwachsenen-Ich-Zustands (→ *Abb. 81*) oder durch Sabotagemechanismen beeinflusst ist. Entsprechend dem Grad der Störung führen die Einflüsse zu Blockaden oder dem völligen Erliegen der Betätigungsperformanz.

Damit unser Klient „ins Handeln kommt", leiten wir ihn zuerst an, die Hintergründe für die Blockaden oder das Vermeiden von bestimmten Aktivitäten oder Betätigungen zu verstehen. Mit enttrübtem Blick ist es ihm dann möglich, erwachsene Entscheidungen zu seiner Einstellung, Motivation und Lernbereitschaft zu treffen.

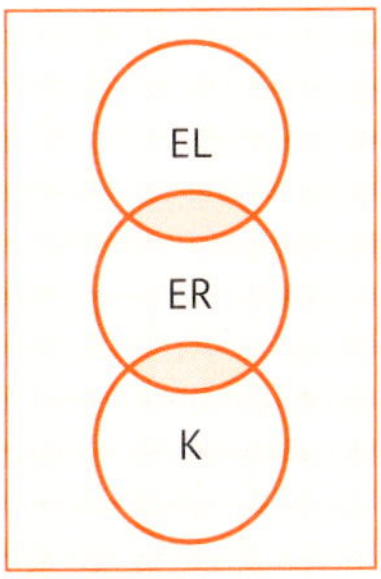

Abb. 81: Doppeltrübung

13.4.2 Erklärfix: Trübungen und Enttrübung des ER-Zustands

Das theoretische Konstrukt „Trübung" ist laut Eric Berne ein Teileinschluss eines Ich-Zustands. In der Regel handelt es sich um eine Doppeltrübung des Erwachsenen-Ich durch das Eltern-Ich und durch das Kind-Ich. Das Erwachsenen-Ich ist demzufolge getrübt von elterlichen Vorurteilen und kindlichem Wunschdenken (Schlegel, 2002).

Herr Traubert beispielsweise urteilte über den Bankangestellten, der wolle ihn „über den Tisch ziehen", und ging angstvoll davon aus, sein Haus zu verlieren. Er hielt das für die Realität. Das Auflösen der Trübung war in diesem Fall durch betätigungsfokussierte Überprüfung der Realität und anschließende Reflexion relativ einfach zu lösen.

Das Beheben von Trübungen geschieht durch Anregung und Schulung des Erwachsenen-Ich-Zustands, die drei Ich-Zustände klar zu trennen. Die Enttrübungsarbeit in der Transaktionsanalyse folgt dem methodischen Schema: Exploration → Konfrontation → spezifische Interventionsmethoden → Awareness → vertiefte Exploration → Erkenntnis → Festigung und Verankerung (Glöckner, 2011).

Unsere Interventionen der Enttrübungsarbeit beginnen mit dem interessierten Nachfragen und Diskutieren der Wirklichkeitskonstruktionen des Klienten. Als Nächstes konfrontieren wir die Sichtweisen, indem wir dem Klienten den Widerspruch darin aufzeigen, beispielsweise: „Sie möchten mehr Geld zur freien Verfügung haben. ... Auf der anderen Seite möchten Sie nicht dafür arbeiten, obwohl Sie dazu in der Lage wären. ... Wie bekommen Sie das zusammen?" Die Bewusstheit über sein Fühlen, Denken und Handeln wächst und damit seine metakognitive Erkenntnis der Zusammenhänge. Wie in Herrn Trauberts Klientenbeispiel dargestellt, gelingt es dem Klienten, dann lösungsorientiert zu denken und zu handeln.

Die wichtigste Intervention dabei ist der „ergotherapeutische Einsatz des Selbst", wie REICHEL (2009) es nennt: „Der bewusste Einsatz der Persönlichkeit der Ergotherapeutin, ihre Einsichten, Wahrnehmungen und Bewertungen werden zum Teil des ergotherapeutischen Prozesses." (Reichel, 2009 zitiert nach Lagemann & Brandt, 2020, S. 201).

13.5 Das PsychErgo-Betätigungsproblemanalyse-Instrument (PEBI)

Das PsychErgo-Betätigungsproblemanalyse-Instrument (Sorge & Oberste-Frielinghaus, 2020) ist angelehnt an die Struktur und Durchführung des COPM (Law et al., 2023) und mit der ICF-Terminologie verknüpft. Die Erhebung dient dem Überblick der Probleme bei der Ausführung von Aktivitäten und Betätigungen – geordnet nach Betätigungsbereichen – sowie der Auftragsklärung.

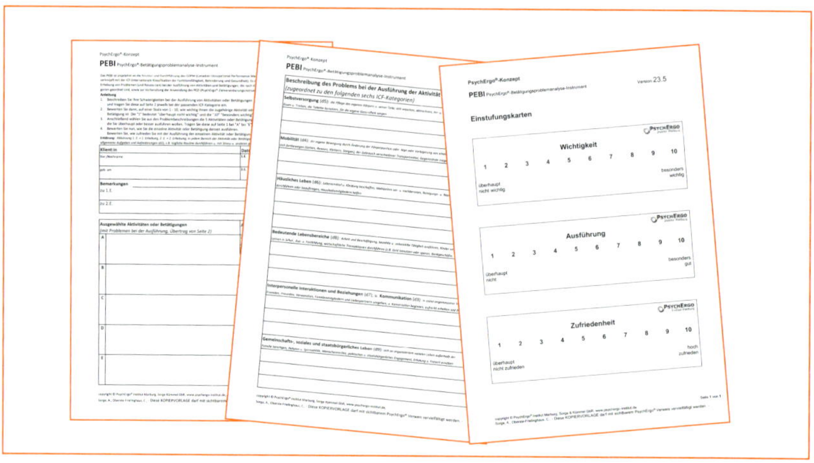

Abb. 82: PEBI-Assessment und Einstufungskarten[1] *(Download → Kap. 17)*

13.5.1 Durchführung des PEBI

Das PsychErgo-Betätigungsproblemanalyse-Instrument (PEBI) ist als Prozessinstrument zu verstehen, das die bewusst gewordenen Betätigungsprobleme des Klienten in sechs ICF-Kategorien der Komponente „(d) Aktivitäten und Partizipation" einordnet und dem Klienten hilft zu priorisieren.

Das Instrument wird in entspannter Gesprächsatmosphäre durchgeführt und kann je nach Möglichkeiten und Grenzen des Klienten bis zu drei Behandlungseinheiten in Anspruch nehmen. Mittels intensiven Dialogs unterstützen Sie Ihren Klienten sich seines „eigentlichen" Betätigungsproblems und des darauf bezogenen Betätigungsverhaltens bewusst zu werden. Dabei achten Sie auf seine Ressourcen und seine vorhandenen Bewältigungsstrategien, weil diese für die zukünftige Zielbearbeitung relevant sein könnten. Ihr Klient erkennt dabei seine Motivation für die jeweilige

1 Die mit diesem Zeichen gekennzeichnete Dokumente stehen Ihnen auch als Download zur Verfügung.

Aktivität oder Betätigung, seine Fähigkeiten zur Problemlösung und auch, welche Umwelteinflüsse nützlich sind oder welchen Unterstützungsbedarf er hat. Die Eintragungen im PEBI-Bogen tätigt im Idealfall der Klient unter Ihrer Anleitung selbst. Bei Bedarf können auch Sie die Eintragungen nach den Vorgaben und Formulierungen Ihres Klienten vornehmen.

Schritt 1: *„Beschreiben Sie Ihre Schwierigkeiten bei der Ausführung von Aktivitäten oder Betätigungen und tragen Sie diese auf Seite 2 jeweils bei der passenden ICF-Kategorie ein."*

Bitten Sie Ihren Klienten, einen typischen Tagesablauf zu erinnern. Während er über die Aktivitäten und Betätigungen berichtet, die er durchführt, ausführen möchte oder sollte, achten Sie neben den gesprochenen Worten auch auf Tonfall und Körperreaktionen. Fragen Sie interessiert nach, wenn etwas relevant erscheint oder sich ein Ich-Zustand zeigt, der stärker mit psychischer Energie besetzt ist. Gehen Sie langsam vor, um genau zu verstehen, welche Bedeutung und welchen Zweck die einzelne Betätigung für den Klienten hat. Was tut er wie oder eben auch nicht und weshalb? Wer sagt, was er wie oder wann tun soll? Was denkt er dazu? Was genau ist sein Problem bei der Ausführung der Aktivität oder Betätigung?

Bei komplexen Aufgaben ist es sinnvoll, den Klienten Teilaufgaben definieren zu lassen, um einzelne Betätigungsprobleme darin zu identifizieren. Beispielsweise ist die Aussage: „Ich putze mein Bad nicht" zu grob gefasst. Fragen Sie Ihren Klienten nach seiner Vorstellung, wann welcher Gegenstand im Bad geputzt werden soll. Er wird Ihnen vielleicht aus dem Eltern-Ich antworten: „Die Toilette müsste einmal wöchentlich geputzt werden. Das Waschbecken jeden dritten Tag. Die Wandfliesen einmal im Monat." Dabei wird ihm vermutlich auch bewusst, wozu es nützlich wäre und weshalb er es nicht tut oder nicht tun kann.

In diesem Beispiel ergeben sich drei Betätigungsprobleme, nämlich: (1) „Meine Toilette putze ich einmal pro Woche nicht." (2) „Mein Waschbecken im Bad putze ich nicht jeden dritten Tag." (3) „Die Wandfliesen putze ich nicht einmal im Monat." Er kann jeweils in Klammern dahinter die Begründung ergänzen, weshalb er es nicht tut oder nicht tun kann. Zu (1) beispielsweise: „Meine Toilette putze ich einmal pro Woche nicht (weil das früher immer mein Vater gemacht hat)."

Die negativ formulierten Betätigungsproblembeschreibungen beinhalten die dazugehörigen Aktivitäten oder Betätigungen. Diese Art der Formulierung bietet den Vorteil, später leichter daraus Ziele formulieren zu können. Wir Ergotherapeutinnen sind es gewohnt, Betätigungsziele zu formulieren, unsere Klienten müssen das noch lernen. Erleichtern wir es Ihnen!

B Beispiel

Beispiel

Frau Abraham, Ende dreißig, alleinlebend, von Beruf Bürokauffrau, ist mehr als ein Jahr schon arbeitsunfähig erkrankt. Sie berichtet der Ergotherapeutin Frau Hofmann von plötzlich auftretenden Symptomen der Übelkeit und körperlicher Erschöpfung, die das gewohnte Arbeiten und Handeln unmöglich machen. Sie könne nur kurze Wegstrecken von 500 Metern gehen, dann würde ihr schlecht und schwindelig. Von den Ärzten verschiedener Fachdisziplinen fühle sie sich nicht ernstgenommen, weil diese keine organische Ursache für die Bauchschmerzen, Appetitlosigkeit und Übelkeit finden konnten und behaupten, es sei psychosomatisch: „Ihnen fehlt nichts". Sie wolle jedoch nicht in eine Klinik und halte sowieso nicht viel von der Schulmedizin. Die anhaltend starken Beschwerden und die fehlende Diagnose führen bei Frau Abraham zu großer Frustration und Ohnmacht. Ihre Hausärztin wäre zwar „ganz okay", wolle sie jedoch auch zu „einem Klinikaufenthalt überreden". Nun habe diese ihr die Ergotherapieverordnung ausgestellt, weil eine Freundin Frau Abraham dazu geraten habe. Die Freundin hat gute Erfahrung mit Ergotherapie gemacht und denke, dass Frau Abraham Hilfe bekäme, ihren Alltag besser bewältigen zu können.

Frau Hofmann (H): „In Ihrer ersten Stunde hatte ich Ihnen kurz mitgeteilt, dass wir heute Ihre Alltagsprobleme genauer anschauen werden. Dazu möchte ich diesen Befundbogen (zeigt das PEBI) nutzen. Sind Sie damit einverstanden?"

Frau Abraham (A): „Wenn das hilft, können wir das machen."

H: (legt das PEBI vor Frau Abraham auf den Tisch) „Sie sehen verschiedene Bereiche, denen Sie später Alltagsaktivitäten zuordnen können. ... Das sieht erst mal kompliziert aus, ist es aber nicht."

A: „Wenn Sie das sagen, ... hier lese ich ‚Arbeit und Beschäftigung, bezahlte u. unbezahlte Tätigkeit ausführen'. Arbeiten kann ich gar nicht, ... mit den Bauchschmerzen!"

H: „Sie müssen auch nicht zu jedem Bereich etwas finden. ... Ich mache Ihnen einen Vorschlag. Erzählen Sie mir doch, unabhängig von diesem Bogen, einen typischen Tagesablauf, von morgens bis abends."

A: „Na ja, ... nicht jeder Tag ist gleich. ... Wenn es mir so richtig schlecht geht, kann ich gar nichts machen."

Frau Hofmann kennt diese vermeidende Reaktion von anderen Klienten. Es gibt viele Gründe für dieses Verhalten: Angefangen von nicht denken wollen, nicht die Komfortzone des Opfer-Seins verlassen können, bis hin zu Ich-Anteilen, die vor Veränderung Angst haben. Frau Hofmann wendet einen simplen Trick an und fragt:

H: „Ich verstehe. Was halten Sie davon, wenn wir uns anschauen, was Sie gestern gemacht haben?"

A: „Ja, ... können wir machen. ... Gestern ging es mir besser, da hab' ich staubgesaugt.

Frau Abraham betont, dass es kein typischer Tag gewesen sei und sie häufig nur das Notwendigste tue. Sie sauge ihre Wohnung nur alle 2-3 Wochen. Die Katzenhaare und die Katzenstreu auf Teppich und Sofa würden sie nicht stören. Sie sei in dieser Form damit zufrieden. Das Geschirr spüle sie sofort weg, damit die Katzen nicht drangehen. Aber Duschwanne und Waschbecken könnten mal wieder geputzt werden. Das liege sicher schon einige Wochen zurück. Die Frage, ob sie daran etwas ändern möchte, verneint sie. So wie es ist, sei es für sie selbst in Ordnung. Viel wichtiger sei es mit den Mahlzeiten. Da müsse sie sehr darauf achten, da sie ja aufgrund ihrer Erkrankung nicht alles essen könne.

Während sie Frau Hofmann erzählt, wie sie sich mit Einkauf, Lieferservice und Essenszubereitung „über Wasser" hält, schreckt sie plötzlich auf und sagt: „Wenn ich nicht mehr kann, wer kümmert sich dann um meine Katzen?"

H: „Sie haben Katzen und ich höre, dass Sie Ihnen sehr am Herzen liegen."
A: „Ja, meine zwei Tiger liebe ich über alles!"
H: „Ich höre Ihre Sorge, wenn Sie sagen: ‚Wenn ich nicht mehr kann, wer kümmert sich dann um meine Katzen?'"
A: „Ja, ich hab' doch niemanden (schaut traurig auf den Bogen)."
H: „Möchten Sie herausfinden, welche Lösungen es gäbe?"
A: „Ja, das wäre gut, ... ich weiß nicht, wie das mit mir weitergeht."
H: „Was genau ist Ihnen unklar hinsichtlich der Betreuung und Versorgung Ihrer Katzen?"
A: „Dass ich nicht weiß, wer sie versorgen kann, wenn ich vielleicht doch in die Klinik muss."
H: „Das können Sie hier eintragen" (zeigt auf den Bereich ‚Interpersonelle Interaktionen und Beziehungen (d7) und Kommunikation (d3)').
A: „Dann schreib' ich, ‚Wer kümmert sich um meine Katzen?'"
H: „Genau. Ihre erste Fragestellung lautet: ‚Wer kümmert sich um meine Katzen?' ... Vielleicht wollen Sie noch ergänzen: ‚Falls ich in die Klinik muss.'"

Damit dieser Realitätsbezug erhalten bleibt, möchte Frau Hofmann, dass sie es aufschreibt. Die Symptomatik muss mit Sicherheit in einer Klinik für Psychosomatik und Psychotherapie genauer abgeklärt werden. Sind ihre Katzen nicht gut versorgt, wird sie niemals diesen Schritt freiwillig gehen. Frau Abraham soll anhand dieser einen für sie wichtigen Betätigungsfrage Vertrauen in die Methode gewinnen. Frau Hofmann geht davon aus, dass Frau Abraham von selbst die Themen „Duschwanne und Waschbecken putzen" sowie „Mahlzeiten" wieder ansprechen wird, weshalb sie vorerst nicht noch mal darauf eingeht.

Schritt 2: *„Bewerten Sie dann auf einer Skala von 1–10, wie wichtig Ihnen die zugehörige Aktivität oder Betätigung ist. Die „1" bedeutet überhaupt nicht wichtig und die „10" besonders wichtig."*

Weiter geht es in der Spalte „Wichtigkeit". Lassen Sie Ihren Klienten auf einer Skala von 1 bis 10 einschätzen, wie wichtig ihm die jeweilige Aktivität oder Betätigung ist. Die „1" bedeutet „überhaupt nicht wichtig" und die „10" „besonders wichtig". Die Einschätzung wiederholt er für alle eingetragenen Betätigungsproblemen. Die Aktivität oder Betätigung ergibt sich aus der Problembeschreibung.

Bezogen auf die Aktivität oder Betätigung fragen Sie beispielsweise: „Wie wichtig ist es Ihnen, Ihre Toilette einmal in der Woche zu putzen?" Ihr Klient könnte antworten: „Eine saubere Toilette ist angenehm, ... ist mir schon wichtig. Nur tue ich es nicht." Sie unterstützen ihn und sagen: „Zum jetzigen Zeitpunkt müssen Sie sich noch nicht entscheiden, ob Sie an diesem Problem arbeiten wollen. Schätzen Sie jetzt nur ein, wie wichtig es Ihnen ist, Ihre Toilette zu putzen." Er antwortet: „Ist mir schon wichtig, mein Vater macht es ja nicht mehr, ... ich sag' mal ... eine Sieben."

B Beispiel

Beispiel:
Frau Abraham sagt beim Bewerten: „Zehn! Es ist mit total wichtig, dass sich jemand um meine Katzen kümmert!"

Schritt 3: *„Anschließend wählen Sie aus den Problembeschreibungen die 5 Aktivitäten oder Betätigungen aus, die Sie überhaupt oder besser ausführen wollen. Tragen Sie diese auf Seite 1 bei „A" bis „E" ein."*

Fragen Sie Ihren Klienten, welche Betätigungsprobleme er als Erstes bearbeiten will. Er möchte maximal fünf von den auf Seite 2 aufgeschriebenen Betätigungsproblemen auswählen, wobei es nicht die Wichtigsten sein müssen. Die Beschränkung auf fünf dient dazu, dass es für die darauffolgende Zieldefinition überschaubar bleibt.

B Beispiel

Beispiel:
Frau Abraham hat nur eine, jedoch möchte Frau Hofmann, dass sie ihre Betätigungsfrage präzisiert. Sie fragt, weshalb Frau Abraham nicht wisse, wer sich um ihre Katzen kümmern kann, und erfährt, dass Frau Abraham den Kontakt zu Nachbarn vermeidet. Da sie auch keine Alternativen zur Nachbarschaftshilfe kennt, kristallisiert sich die Betätigungsfrage zu: „Wie organisiere ich Betreuung und Versorgung für meine Katzen?"

An Frau Abrahams Beispiel zeigt sich der fortschreitende Klärungsprozess. Das „eigentliche" Betätigungsproblem darf sich auch an dieser Stelle noch klären, das möchten wir hier noch einmal betonen.

Schritt 4: *„Bewerten Sie nun, wie Sie die einzelne Aktivität oder Betätigung derzeit ausführen. Bewerten Sie, wie zufrieden Sie mit der aktuellen Ausführung der einzelnen Aktivität oder Betätigung sind."*

Die folgenden zwei Bewertungen beziehen sich auf die dem jeweiligen Betätigungsproblem zugehörige ausgewählte Aktivität oder Betätigung. Im Hinblick auf die derzeitige Ausführung schätzt Ihr Klient auf einer Skala von 1 bis 10 ein, wie gut er die gewählte Aktivität oder Betätigung aktuell ausführt. Anschließend bewertet der Klient, wie zufrieden er mit der Qualität seiner derzeitigen Ausführung ist. Die „1" bedeutet „überhaupt nicht" und die „10" „besonders gut" beziehungsweise „hoch zufrieden".

Beispiel:
Frau Abraham schätzt das Organisieren der Betreuung und Versorgung für Ihre Katzen mit eins ein, da sie es nicht ausführt und auch keine Idee hat, wie es gehen kann. Mit der Ausführung ist sie minimal unzufrieden, vergibt dafür eine Vier und begründet es mit den Worten: „Bisher habe ich niemanden gebraucht."

13.6 Das PsychErgo-Zielvereinbarungsinstrument (PEZI)

Das PsychErgo-Zielvereinbarungsinstrument (PEZI) (Sorge, 2020) ist ein sehr wirksames Assessment, um die Eigenverantwortlichkeit und Bewusstheit des Klienten bei der Zielbearbeitung zu stärken und dadurch eine erfolgreiche und nachhaltige Zielerreichung zu ermöglichen. Es handelt sich dabei um einen Selbstvertrag, weil der Klient bewusst mit sich selbst einen Vertrag schließt. Für die Ergotherapeutin hat dies einen angenehmen Nebeneffekt, sie ist aus der elterlichen Rolle der „Kontrolleurin" und „Fürsorgenden" entlassen und kann stattdessen den Klienten bei der selbstständigen Umsetzung seines Zielprojekts begleiten.

13.6.1 Erklärfix: Selbstvertrag

Üblicherweise wird ein Vertrag zwischen zwei oder mehreren Menschen geschlossen. Beim Selbstvertrag schließt der Klient einen Vertrag mit sich selbst. Das wird möglich, weil der Klient sich seiner Ich-Zustände bewusst ist und quasi mit seinem „inneren Team" einen Vertrag abschließt. Stimmen alle Ich-Zustände einer Veränderung zu, so wird mit hoher Wahrscheinlichkeit das Ziel erreicht. Der Klient definiert das Ziel, ergründet den Nutzen, aber auch, was er loslassen muss (Konsequenzen), entscheidet sich dafür, antizipiert die Zielerreichung, übernimmt Verantwortung für seine Sabotagemechanismen, setzt seine Zielplanung um und fährt den Erfolg ein. Die Ergotherapeutin leistet dabei ihren Beitrag, entsprechend der Absprache mit dem Klienten. Das Konzept des Selbstvertrags stammt ursprünglich aus der (Systemischen) Transaktionsanalyse und wurde unseres Wissens zuerst von Thomas Weil beschrieben.

Der Selbstvertrag ist bereits ein betätigungsfokussiertes ergotherapeutisches Therapiemittel. Der Klient ist auf die angestrebte Betätigung fokussiert und setzt diese metakognitiv um. Gleichzeitig führt er die Aktivität „Selbstvertrag erstellen" aus und lernt dabei das strukturierte Vorgehen für zukünftige Zielvereinbarungen. Für optimales Lernen empfehlen wir mit einem überschaubaren und zeitnah erreichbaren Ziel zu beginnen.

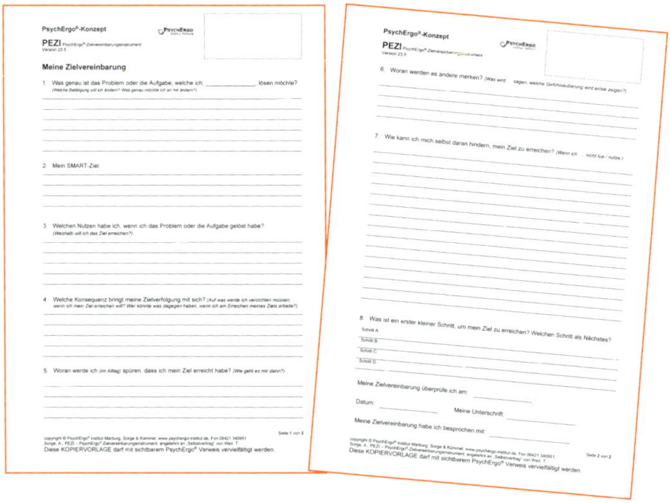

PsychErgo®-Konzept

PEZI PsychErgo®-Zielvereinbarungsinstrument
Version 23.5

Meine Zielvereinbarung

1. Was genau ist das Problem oder die Aufgabe, welche ich, ____________, lösen möchte? *(Welche Betätigung will ich ändern? Was genau möchte ich an mir ändern?)*

2. Mein SMART-Ziel:

3. Welchen Nutzen habe ich, wenn ich das Problem oder die Aufgabe gelöst habe? *(Weshalb will ich das Ziel erreichen?)*

4. Welche Konsequenz bringt meine Zielverfolgung mit sich? *(Auf was werde ich verzichten müssen, wenn ich mein Ziel erreichen will? Wer könnte was dagegen haben, wenn ich am Erreichen meines Ziels arbeite?)*

5. Woran werde ich *(im Alltag)* spüren, dass ich mein Ziel erreicht habe? *(Wie geht es mir dann?)*

Seite 1 von 2

copyright © PsychErgo® Institut Marburg, Sorge & Kümmel, www.psychergo-institut.de, Fon 06421 340951
Sorge, A., PEZI – PsychErgo®-Zielvereinbarungsinstrument, angelehnt an „Selbstvertrag" von Weil, T.
Diese KOPIERVORLAGE darf mit sichtbarem PsychErgo® Verweis vervielfältigt werden.

PsychErgo®-Konzept

PEZI PsychErgo®-Zielvereinbarungsinstrument
Version 23.5

6. Woran werden es andere merken? *(Was wird … sagen, welche Gefühlsäußerung wird er/sie zeigen?)*

7. Wie kann ich mich selbst daran hindern, mein Ziel zu erreichen? *(Wenn ich … nicht tue / nutze.)*

8. Was ist ein erster kleiner Schritt, um mein Ziel zu erreichen? Welchen Schritt als Nächstes?

Schritt A

Schritt B

Schritt C

Schritt D

Meine Zielvereinbarung überprüfe ich am: ____________

Datum: ____________ Meine Unterschrift: ____________

Meine Zielvereinbarung habe ich besprochen mit: ____________

copyright © PsychErgo® Institut Marburg, Sorge & Kümmel, www.psychergo-institut.de, Fon 06421 340951
Sorge, A., PEZI – PsychErgo®-Zielvereinbarungsinstrument, angelehnt an „Selbstvertrag" von Weil, T.
Diese KOPIERVORLAGE darf mit sichtbarem PsychErgo® Verweis vervielfältigt werden.

Seite 2 von 2

Abb. 83: PEZI *(Download → Kap. 17)*

13.6.2 Durchführung des PEZI

Ihr Klient will an einem klar definierten Betätigungsproblem arbeiten, dann können Sie mit dem PEZI beginnen. Das Ausfüllen des PEZI-Bogens ist zweitrangig, wichtiger ist es, Ihrem Klienten Ruhe und Zeit zu lassen, damit er jeden einzelnen Vertragspunkt erforschen, durchdenken, erspüren, bewusst formulieren, überprüfen und imaginieren kann. Sie begleiten diesen Prozess achtsam und sprechen gezielt sein Erwachsenen-Ich an.

1. Was genau ist das Problem oder die Aufgabe, welche ich, ... (Name), lösen möchte?

Ihr Klient macht sich sein Betätigungsproblem oder seine Aufgabe im Detail bewusst und formuliert seinen Veränderungswunsch. Diese Absichtserklärung ist noch kein betätigungsfokussiertes SMART-Ziel!

> *Beispiel:*
> Frau Abraham fragt sich: „Wie organisiere ich Betreuung und Versorgung für meine Katzen?"

2. Mein SMART- Ziel

Im zweiten Schritt formuliert Ihr Klient sein SMART-Ziel, ausgehend von der im ersten Vertragspunkt formulierten Absichtserklärung.

13.6.2.1 Erklärfix: SMART-Zielformulierung

Die Abkürzung **SMART** steht für „**S**pecific **M**easurable **A**ccepted **R**ealistic **T**imely" und kommt ursprünglich aus dem Projektmanagement. Das Ziel wird vom Klienten selbst formuliert und erfüllt die fünf Kriterien der SMART-Zielsetzung:

S = Spezifisch: Das Ziel muss eindeutig definiert und präzise und positiv formuliert sein.

M = Messbar: Das Ziel braucht überprüfbare Resultate, woran das Erreichen des Zieles sichtbar und erfahrbar wird.

A = Akzeptiert: Das Ziel muss für den Klienten angemessen und attraktiv sein. Für ihn muss es sich lohnen, daran zu arbeiten.

R = Realistisch: Das Ziel muss für den Klienten mit seinen Möglichkeiten erreichbar sein.

T = Terminiert: Das Ziel braucht eine klare Terminvorgabe, bis wann der Klient sein Ziel erreicht haben will.

Das Formulieren eines SMART-Zieles ist für den Klienten erst mal schwer, weshalb Sie ihn durch Nachfragen anregen oder ihm mit Beispielformulierungen Orientierung geben. Achten Sie darauf, dass der Klient genau und aktiv formuliert, so als fände das Ziel in der Gegenwart statt. Formuliert er passiv, werden Ihnen seine Widerstände deutlich. Formulierungen wie: „Ich möchte …", „Vielleicht …", „Ich werde …", „Ich versuche …" haben häufig den Charakter von Unverbindlichkeit und deuten auf „Hintertüren" hin. Reflektieren Sie mit Ihrem Klienten, damit ihm bewusst wird, welcher Ich-Anteil einen Ausweg offenhält. Anschließend entscheidet er sich, diese „Hintertür zu schließen".

Beispiel:
„Ich erarbeite in den nächsten beiden Ergotherapiestunden mindestens drei Möglichkeiten, wie ich die Betreuung und Versorgung meiner Katzen organisieren kann."

3. Welchen Nutzen habe ich, wenn ich das Problem oder die Aufgabe gelöst habe?
Hier verdeutlicht sich der Klient, weshalb er das Ziel erreichen will. Die Klarheit über den Nutzen unterstützt die Motivation und fördert das Durchhaltevermögen bei der Zielbearbeitung. Dieser Punkt ist sehr wichtig und sollte absolut vom Klienten verstanden sein. Nur der eigene Nutzen des Klienten motiviert zur Handlung, nicht der Nutzen anderer, auch nicht der Nutzen, den die Ergotherapeutin denkt!

Beispiel:
Frau Abraham sagt: „Wenn es mir nicht gut geht oder ich doch in die Klinik muss, dann weiß ich, dass meine Tiger in sicheren Händen sind."

4. Welche Konsequenz bringt meine Zielverfolgung mit sich?
Jede Zielbearbeitung hat Einfluss auf innere und äußere Faktoren und jede Veränderung zieht positive, aber auch negative Konsequenzen nach sich. Darüber muss der

Klient sich bewusst sein, um ernsthaft und erfolgreich an der Veränderung arbeiten zu können. Möchte Ihr Klient etwas an seinem Betätigungsverhalten ändern oder einer neuen Betätigung nachgehen, wird er etwas anderes loslassen müssen. Etwas Neues zu erhalten, ohne etwas Altes zu verlieren, ist selten möglich. Je bewusster Ihr Klient sich für den Verzicht entscheidet, desto leichter fällt ihm die Umsetzung seines Zieles. An dieser Stelle kann dem Klienten jedoch auch bewusst werden, dass der Verzicht größer ist als der Nutzen. Dann kann das Ziel nicht in dieser Form weiterverfolgt werden. Nur wenn der Klient erwartet, dass der Nutzen für ihn größer ist als der Verzicht, erst dann wird er engagiert an seinem Ziel arbeiten.

B Beispiel

Beispiel:
„Ich muss mir eingestehen, dass ich nicht immer für meine Katzen da sein kann und Hilfe von einer anderen Person brauche."

5. Woran werde ich (im Alltag) spüren, dass ich mein Ziel erreicht habe?
Wie Sie wissen, spielen die emotionale Bedeutsamkeit und das Antizipieren von Erfolg beim Lernen eine wichtige Rolle. Das Besprechen und Imaginieren der erfolgreichen Zielerreichung unterstützt die Motivation sehr und hilft dem Klienten, später in der realen Situation seinen Erfolg wahrzunehmen und zu validieren. Neben der das Erwachsenen-Ich stimulierenden Arbeitsweise ist der raffinierte Einsatz von Imagination das Geheimnis der Wirksamkeit vom PEZI.

Erklärfix

13.6.2.2 Erklärfix: Imagination

Imagination ist bildhaftes Denken. Der Klient wird angeleitet, „vor seinem geistigen Auge" Szenen zu „sehen" und dadurch gefühlsmäßig mit allen Sinnen zu erleben. In der Ergotherapie nutzen wir solche Vorstellungsbilder vor allem dazu, lösungsorientierte Prozesse und das Erreichen eines Zieles zu unterstützen. Denn was wir denken, beeinflusst unser Handeln, wie bei einer sich selbsterfüllenden Prophezeiung.
Das Erleben der positiven Gefühle bei der Vorstellung, wie es mir gehen wird, wenn ich mein Ziel erreicht habe, hat unbewusst motivierende Wirkung. Ebenso wirkt unbewusst die Vorstellung, was wichtige Bezugspersonen sagen werden und welche Emotionen sie dabei zeigen, wenn ich mein Ziel erreicht habe. Darüber hinaus entsteht eine ankernde Wirkung, wenn ich mein Ziel dann tatsächlich erreicht habe, da automatisch ein vergleichender Prozess im Gehirn stattfindet. Nun ist eingetreten, was ich mir vorgestellt habe. „Hab' ich es doch gleich gewusst, es ist wie immer", bekommt so eine ganz neue Bedeutung! Dieses subjektive Messkriterium ist entscheidend für die Zufriedenheit des Klienten.

Bevor Sie mit der eigentlichen Imagination beginnen, bereiten Sie sich und Ihren Klienten gut vor. Während der Zieldefinition und zuvor beim Erarbeiten der Betätigungsfrage haben Sie **Schlüsselworte** und Vorstellungen des Klienten aufgenommen. Wichtig dabei ist, den genauen Wortlaut zu notieren, sodass Sie diesen bei Anleitung des Klienten zur Imagination später zitieren können.

Die folgende Anleitung der Imagination ist eine mögliche Form, die Sie individuell für den jeweiligen Klienten anpassen und mit ihm vertragsbasiert abstimmen.

a. „Nehmen Sie eine aufrechte, wache und bequeme Sitzhaltung ein, ... beide Füße stehen fest auf dem Boden. ... Schließen Sie die Augen oder schauen Sie mit leicht geöffneten Augen vor sich auf den Boden."

„Nehmen Sie Ihren Körper wahr, den Kontakt mit dem Stuhl und auch die Füße auf dem Boden. ... Spüren Sie das Heben und Senken der Bauchdecke, den Rhythmus Ihres Atems. ... Nehmen Sie sich einen Moment Zeit, Ihren Körper wahrzunehmen. ... Lassen Sie nun die Empfindungen in den Hintergrund treten."

b. „Stellen Sie sich jetzt vor, dass Sie Ihr Ziel erreicht haben. ... Malen Sie sich die Situation in allen Details aus, sodass Sie in Ihrer Vorstellung mit allen Sinnen Ihren Erfolg wahrnehmen. ... Beschreiben Sie, was Sie tun, ... wie Sie sich fühlen, ... was Sie wahrnehmen."

Der Klient bleibt im Zustand der Imagination und beschreibt detailliert, was er sich vorstellt, wie er sich fühlt, was er denkt. Sie notieren aufmerksam seine Worte, um diese im nächsten Schritt, der **Verstärkung**, zu wiederholen. Es kann sein, dass sich beim Klienten Zweifel oder Widerstände zeigen. Dann unterbrechen Sie die Imagination, besprechen die Hindernisse mit dem Klienten und lassen die Sabotagemuster im Vertragspunkt 7 notieren. Anschließend kann die Imagination der erfolgreichen Zielerreichung fortgesetzt werden.

c. „Vergegenwärtigen Sie sich vor Ihrem geistigen Auge, dass Sie (mit den Worten des Klienten, was er dann kann) und Sie spüren (die Gefühle, die der Klient genannt hat, zumeist Stolz, Glück, Freude oder Leichtigkeit) und Sie denken (die Worte seiner Gedanken, zumeist „Ich hab's geschafft" oder „Endlich kann ich ...")."

Oftmals ergibt sich während der Imagination ein Dialog zwischen dem Klienten und Ihnen. Der Klient ergänzt ein Gefühl oder einen Gedanken, Sie verstärken diese Äußerungen wiederum durch wortwörtlich Wiederholung.

Anschließend wird die gute Erfahrung der Imagination im Körper **verankert**.

d. „Lassen Sie die Vorstellung, dass Sie (mit den Worten des Klienten, was er dann kann) noch mal ganz deutlich werden und spüren Sie (die Gefühle). ... Wo in Ihrem Körper spüren Sie es am meisten? Legen Sie Ihre Hand dorthin und verankern Sie es in Ihrem Körper. ... Wenn Sie Ihr Ziel erreicht haben, werden Sie sich an diesen Moment erinnern."

e. „Lösen Sie sich nun von Ihrem Zukunftsbild, öffnen Sie langsam die Augen und recken und strecken Sie sich. ... Wie geht es Ihnen jetzt?"

Zumeist wird der Klient sagen, wie gut er sich fühlt und wie motiviert er ist.

Durch die positiven Emotionen bei der Imagination behält der Klient sein Ziel leichter im Gedächtnis. Es kann durch regelmäßiges Wiederholen der Imagination – zum Beispiel abends vor dem Einschlafen oder morgens nach dem Aufwachen – verstärkt werden. Durch das eigenständige Wiederholen der Vorstellung des Zukunftsbildes entwickelt der Klient häufig kreative Lösungen, um sein Ziel wirklich zu erreichen.

Eine weitere Möglichkeit, das Zukunftsbild der erfolgreichen Zielerreichung zu verankern, ist, den Klienten in der Ergotherapie einen Erinnerungsgegenstand gestalten zu lassen, beispielsweise einen Handschmeichler, ein Bild oder eine Wortkarte.

Unmittelbar daran anschließen können Sie die Imagination des 6. Vertragspunktes des PEZI.

B Beispiel

Beispiel:
Obwohl noch unklar ist, wer die Versorgung der Katzen übernehmen wird, lässt Frau Hofmann ihre Klientin mit dem Gedanken experimentieren. Frau Abraham imaginisiert eine Frau, die sich liebevoll um ihre Katzen kümmert, sie füttert und mit ihnen spielt. Sie beschreibt gemischte Gefühle von Zufriedenheit, aber auch Traurigkeit. Sie sagt: „Sie werden mir fehlen, … aber ich weiß sie in guten Händen."

6. Woran werden es andere merken, dass ich mein Ziel erreicht habe?
Die Imagination der Reaktionen von wichtigen wohlwollenden Bezugspersonen motiviert ebenfalls und hilft den Erfolg nachhaltig zu sichern. Dies ist das äußere beziehungsorientierte Messkriterium. Hat ein Klient wenig Beziehungspartner oder es erscheint Ihnen therapeutisch sinnvoll, können auch Sie sich mit einbeziehen. Sie können fragen: „Was denken Sie, woran werde ich es merken, dass Sie Ihr Ziel erreicht haben? Wie stellen Sie es sich vor, wie ich reagieren werde?"
Das Vorgehen entspricht im Prinzip dem 5. Vertragspunkt, nur dass der Fokus nun auf den Reaktionen der wichtigen Bezugspersonen liegt. Hierbei ist darauf zu achten, dass der Klient nacheinander jede relevante Person einzeln imaginiert!

Die Schritte **a.** und **b.** können abgekürzt werden, da der Klient eingestimmt ist. Falls diese Imagination erst in der nächsten Behandlungseinheit durchgeführt werden kann, ist aber die ausführliche Einstimmung notwendig.

c. „Wer fällt Ihnen als Erstes ein?" Der Klient benennt die Person und in welcher Beziehung er zu ihr steht. „Stellen Sie sich vor Ihrem geistigen Auge vor, wie … (Name) reagieren wird, wenn Sie Ihr Ziel erreicht haben." Der Klient beschreibt, was die Person sagt und tut. Sie bleiben die ganze Zeit mit ihm im Dialog und unterstützen den Klienten, bis er ein klares Bild von der Person und ihren Reaktionen vor seinem „geistigen Auge" entwickelt hat. Erst dann gehen Sie zum Punkt **d.** über.

d. „Lassen Sie die Vorstellung, wie ... (Name) reagiert und sagt (mit den Worten des Klienten, was die Person sagen wird) noch mal ganz deutlich werden, sodass Sie sich, wenn Sie Ihr Ziel erreicht haben, daran erinnern."
Dann wiederholen Sie den Vorgang mit der nächsten Person. Zumeist sind es drei Personen, die der Klient als wichtig erachtet. Manchmal ist auch die Ergotherapeutin dabei.

e. Die Imagination beenden Sie mit den Worten: „Lösen Sie sich nun von der Vorstellung, wie (Name 1. Person, Name 2. Person, Name 3. Person) auf Ihren Erfolg reagieren und sich mit Ihnen freuen. ... Öffnen Sie langsam die Augen und recken und strecken Sie sich."

Beispiel:
Frau Abraham fällt nur ihre Hausärztin ein, wie sie mit einem liebevollen Lächeln sagt: „Sie dürfen sich jetzt um sich selbst kümmern und gesund werden!" Sie spürt dabei ein „warmes Gefühl ums Herz" und entspannt.

B Beispiel

7. Wie kann ich mich selbst daran hindern, mein Ziel zu erreichen?

Sehr wichtig ist, dass Ihr Klient sich seiner Sabotagemechanismen bewusst wird. Viele Behandlungen stocken oder scheitern, weil sich der Klient über die Inhalte des 7. Punktes nicht bewusst ist. Vielleicht war Ihnen dies bisher auch nicht klar.
Die Bewusstheit über Sabotagemechanismen hilft Ihrem Klienten seine Energie während der Zielbearbeitung im Erwachsenen-Ich (Hier-und-Jetzt-Bewusstsein) zu halten. Er möchte die Liste selbstständig im Alltag ergänzen, immer dann, wenn er wieder einen Sabotagemechanismus entdeckt hat. Sie denken bestimmt: „Das könnte für ihn frustrierend werden, das aufzuschreiben". Stimmt! Um das zu verhindern, ist es wichtig, Ihrem Klienten zu sagen: „Betrachten Sie Ihre Selbstbehinderung mit einem Schmunzeln und sagen Sie sich: Das ist ja interessant, wie ich mir hier selbst einen Stein in den Weg gelegt habe."

Beispiel:
Frau Abraham weiß, dass sie zur Ergotherapie kommen muss, um eine Betreuungsmöglichkeit für die Katzen zu finden. Sie könnte sich durch starke körperliche Beschwerden daran hindern zu kommen. Bewusst wird ihr auch, dass sie argumentieren könnte, dass niemand außer ihr die Katzen richtig versorgen kann.

B Beispiel

8. Was ist ein erster kleiner Schritt, um mein Ziel zu erreichen?
Die Handlungsschritte sollen helfen, konkret zu beginnen, und stellen keine weiteren Ziele dar! Sollte Ihr Klient hier neue Zielsetzungen nennen, lassen Sie ihn die Zielformulierung unter „2. Mein SMART-Ziel" überprüfen. Möglicherweise ist das erste formulierte Ziel zu groß gefasst.

Meine Zielvereinbarung überprüfe ich am: ______________________

Hier trägt Ihr Klient das Datum ein, an dem er seine Zielbearbeitung oder das Ergebnis überprüfen will. Parallel notiert er sich das Datum in seinem Terminplaner.

Seine Zielvereinbarung besiegelt er noch mit aktuellem Datum und seiner Unterschrift und bekräftigt damit seinen Selbstvertrag. Abschließend notiert der Klient Ihren Namen, als die den Prozess begleitende Ergotherapeutin. Dies dient in erster Linie als Gedächtnisstütze, aber auch als Hilfe für die Sie vertretende Ergotherapeutin, falls Sie durch Krankheit oder Urlaub verhindert sind. Wir empfehlen, eine Kopie der Zielvereinbarung in die Klientenakte zu nehmen.

13.7 PsychErgo-Professionelles-Reasoning-Instrument (PEPRI)

Das PEPRI unterstützt Ihr professionelles Reasoning zu den von Ihnen als Therapie eingesetzten Aktivitäten oder Betätigungen. Das Reasoning-Instrument ist orientiert an ANNE FISHERS vier Kontinua und den sechs Hauptaktivitätsgruppen (Fisher, 2009/2022).

13.7.1 Durchführung des PEPRI

Reflektieren Sie eine bestimmte Aktivität oder Betätigung, die Ihr Klient im Rahmen der Ergotherapie ausführt (→ *Abb. 84*). Gehen Sie dazu Frage für Frage vor und beurteilen Sie zuerst grob mit „Ja“ oder „Nein“. Überwiegt „Ja“, überlegen Sie bitte: (1.) ob die als Therapie eingesetzte Aktivität oder Betätigung grundsätzlich einen Bezug zum Alltag hat, (2.) in welcher Umwelt die Aktivität oder Betätigung stattfindet und ob zu dieser (Alltags-)Aufgabe gehörende Werkzeuge und Materialien benutzt werden, (3.) wer die Bedeutung und den Zweck der Aktivität bestimmt hat, Sie oder der Klient.

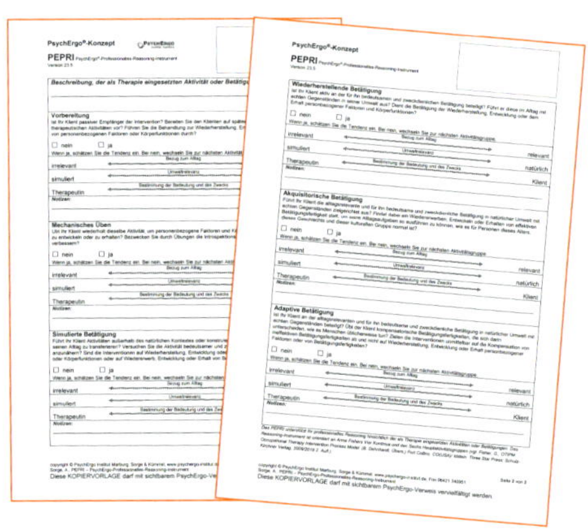

Abb. 84: PEPRI *(Download → Kap. 17)*

Anschließend reflektieren Sie eine weitere zur Therapie eingesetzte Aktivität oder Betätigung nach demselben Schema.

13.8 „Werkzeugkiste" für Diagnostik, Intervention und Reflexion

Es existieren viele nützliche Instrumente, um Probleme bei der Ausführung von Aktivitäten und Betätigungen, das Betätigungsverhalten und Erleben, die Interessen, die Rollen und die Klienten-Umwelten zu diagnostizieren. Auch finden in der Ergotherapie Instrumente zum Ergründen persönlicher Faktoren aus anderen Professionen Anwendung. Wir verzichten hier auf detaillierte Beschreibungen dieser vielen Assessments und verweisen auf die entsprechende Literatur. In der Tabelle (→ *Abb. 85*) haben wir für Sie eine „Werkzeugkiste" für die Ergotherapie mit psychisch erkrankten Menschen zusammengestellt. Sicherlich gibt es viele weitere Instrumente und vielleicht haben Sie selbst für Ihren Kontext ein Instrument entwickelt, das Sie gerne in der Liste ergänzen können. Die Liste versteht sich nur als Anregung und erhebt keinen Anspruch auf Vollständigkeit.

Assessment, Instrument (Modell, Herkunft)	Kurzbeschreibung, wann und wozu einsetzbar
Aktivitäten-Protokoll (PsychErgo-Konzept)	Ein exemplarischer Tagesablauf wird vom Klienten in 30-Minuten-Abständen protokolliert
Antreiber-Test (Transaktionsanalyse)	Fragebogen zur Ermittlung unbewusster Lebenspläne, die sich in Form von Antreibern hinderlich auf das Betätigungsverhalten auswirken
Betätigungsanalyse (PsychErgo-Konzept)	Gibt Einblick in die Wünsche, Bedürfnisse, Werte des für Klienten bedeutungsvollen Betätigungsverhaltens. Differenziert in Betätigung – Aktivität – Aufgabe – Basisfertigkeiten – Funktionen und psychischer Prozess
COPM (CMOP-E)	Halbstrukturiertes Interview, um Betätigungsprobleme zu erheben; am Behandlungsbeginn und zur Evaluation des Erfolges
CPPF (CMOP-E)	Ermöglicht eine klientenzentrierte, betätigungsfokussierte Vorgehensweise aufgeteilt in 8 Aktionspunkte
Fotokarten schwarz-weiß (PsychErgo-Konzept)	Reflexionsmedium, mittels Bildsprache Therapieerfolge sichern
Genogramm (Systemische Familientherapie)	Darstellung familiärer Zusammenhänge und Beziehungen über 3–4 Generationen anhand standardisierter Symbole
Handeln ermöglichen – Trägheit überwinden	Umfangreiches Arbeitsbuch mit vielen Arbeits- und Informationsblättern mit dem Ziel einer Umverteilung und Veränderung von Aktivitäten
Hilfen zur Befundung und Arbeitsdiagnostik	Anhand definierter Merkmale können Aussagen zu instrumentellen und sozioemotionalen Fähigkeiten getroffen werden – umfangreiches Manual
Interessencheckliste (MOHO)	Der Klient gibt eine Einschätzung seiner Interessen, die er in der Vergangenheit ausgeführt hat, aktuell ausführt und zukünftig ausführen möchte

Assessment, Instrument (Modell, Herkunft)	Kurzbeschreibung, wann und wozu einsetzbar
KAWA-Assessment (KAWA-Modell)	Beziehungsanalyse der Abhängigkeit und Untrennbarkeit aller Elemente anhand der Metapher des Lebensflusses; wird vom Klienten als Fluss-Querschnitt skizziert
Mayers' Lifestyle Questionnaire	Wenig komplexes Interview, bei dem der Klient wichtige Aktivitäten seines Lebens beschreibt
MOHOST (MOHO)	Verschafft in kurzer Zeit einen Überblick über die Betätigungen des Klienten bezüglich seines Willens, seiner Gewohnheit, seiner Fertigkeiten und seiner Umwelt
OCAIRS (MOHO)	Interview zum Sammeln und Analysieren von Informationen über Art und Umfang der aktuellen Betätigung des Klienten
OPM (MOHO)	Komplexer Bogen über Aktivitäten an einem exemplarischen Tag in Bezug auf Wichtigkeit, Ausführung und Wollen; eine Art Tagebuch für den Klienten
OPHI-II (MOHO)	Semistrukturiertes Interview; erfasst die Lebensgeschichte des Klienten in schematischer Form in Bezug auf Betätigungskompetenzen, Betätigungsidentität, Umwelteinfluss
OSA (MOHO)	Klient bewertet selbst seine Betätigungskompetenz anhand eines Fragenkatalogs bei alltäglichen Aktivitäten zu Hause und in der Öffentlichkeit
OTIPM (Fisher, OTIPM)	Konzept des betätigungsbasierten Aufbaus der Ergotherapie, Reasoning-Instrument für die Ergotherapeutin, um die als Therapie eingesetzten Aktivitäten zu evaluieren
PEBI (PsychErgo-Konzept)	Halbstrukturiertes Interview, um Betätigungsprobleme zu erheben; verknüpft mit der ICF am Behandlungsbeginn und zur Evaluation des Erfolges
PEPRI (PsychErgo-Konzept)	Reasoning-Instrument zur Überprüfung der als Therapie eingesetzten Aktivität oder Betätigung
PEZI (PsychErgo-Konzept)	Zielvereinbarungsinstrument zur Förderung der bewussten und eigenverantwortlichen Zieldefinition, Planung, Umsetzung und Selbst-Evaluation
Rollencheckliste (MOHO)	Die Rollen des Klienten werden in Bezug auf Betätigung und Wichtigkeit in Vergangenheit, Gegenwart und Zukunft von ihm selbst eingeschätzt
Rollenmodell der Ich-Rollen (Transaktionsanalyse)	Ich-Rollen analysieren, bei Kommunikationsproblemen Reasoning-Instrument für Ergotherapeutin oder als Erklärungs- und Reflexionsinstrument für den Klienten
Strukturmodell der Ich-Zustände (Transaktionsanalyse)	Ich-Zustandsanalyse, wenn intrapsychische Prozesse die Betätigungsausführung negativ beeinflussen, Reasoning-Instrument für die Ergotherapeutin oder als Erklärungs- und Reflexionsinstrument für den Klienten
Timeline (Hypnotherapie)	Evaluationsmedium, räumliches Erleben, um Therapieerfolge zu sichern

Assessment, Instrument (Modell, Herkunft)	**Kurzbeschreibung, wann und wozu einsetzbar**
Transaktionsanalyse (Transaktionsanalyse)	Analyse von Kommunikationsabläufen, Reasoning-Instrument für die Ergotherapeutin oder als Erklärungs- und Reflexionsinstrument für den Klienten
Wetterkarte (PsychErgo-Konzept)	Reflexionsmedium, symbolischer Ausdruck von Empfindungen, Gefühlen und Gedanken dazu
WRI (MOHO)	Komplexes, umfassendes, halbstrukturiertes Interview, bei dem der Klient auf Fragen Aspekte seiner Arbeit beschreibt
ZEPS (Zugehörigkeit erleben, Perspektiven schaffen)	Gruppenkonzept mit dem Ziel der sozialen Teilhabe im Alltag, setzt am Erleben von Zugehörigkeit und dem Schaffen von Perspektiven an

Abb. 85: Werkzeugkiste

14 Schlusswort

Wir hoffen, Ihnen hat die Lektüre des Buches genauso viel Freude gemacht wie uns das Schreiben. Vielleicht ist es uns gelungen, Ihr Interesse für das PsychErgo-Konzept zu wecken und Sie zu ermutigen, für sich selbst und Ihre ergotherapeutische Arbeit neue Wege zu versuchen und neue Erfahrungen möglich werden zu lassen.

Bewusst haben wir den Fokus auf die Ergotherapeutin Christiane Hofmann gelegt, um deren fachkompetenten und sozialkompetenten Einfluss auf die Wirksamkeit der Ergotherapie hervorzuheben. Getragen von der Beziehung zu ihr gelingt es Herrn Traubert, Verantwortung für sich selbst, sein Leben und sein Betätigungsverhalten zu entwickeln. Frau Hofmann passt dabei ihre Interventionen Herrn Trauberts Bewusstheitsgrad an. Sicherlich ist Ihnen die „Macht der Worte" deutlich geworden. Was zu welchem Zeitpunkt bei welcher Aktivität wie und aus welcher Ich-Rolle von der Ergotherapeutin gesagt wird, ist bedeutsam und wegweisend. Wir möchten mit diesem Buch deutlich machen, dass es nicht ausreicht, Spezialistin für Betätigung zu sein und Gesprächstechniken zu beherrschen, sondern dass es vor allem auf die achtsame innere Haltung und die Bewusstheit der Ergotherapeutin ankommt. Zur (Weiter-)Entwicklung der ergotherapeutischen Fähigkeiten und Fertigkeiten gehört unserer Meinung nach neben den fachspezifischen Kenntnissen auch das Wissen um die eigene Psychodynamik.

Möglicherweise denken und handeln Sie intuitiv ähnlich und konnten sich mit Christiane Hofmann identifizieren. Frau Hofmann ist keine perfekte Ergotherapeutin, die es aus unserer Sicht auch gar nicht gibt. Sie ist ein Mensch mit all ihren Stärken und Schwächen. Wir haben sie gewählt, um an ihrem Modell zu demonstrieren, wie Ergotherapie mit dem PsychErgo-Konzept durchgeführt werden kann. Damit Sie das ständige Auf und Ab im Therapieprozess mitverfolgen können und sehen, wie Widerstände überwunden werden, ist die Behandlung detailliert dargestellt. Sicherlich kommt Ihnen manches bekannt vor.

Erlauben Sie sich, zusammen mit Ihrem Klienten seine Ergotherapie neu zu erfinden! Sie werden Wachstum und Entfaltung erleben. Wir selbst haben über viele Jahre in der Anwendung des PsychErgo-Konzeptes immer wieder die Erfahrung gemacht, wie durch unser vertragsbasiertes Vorgehen und die spezifischen Interventionen die Ergotherapie effektiver wird. Wir erleben die Zufriedenheit aufseiten der Klienten und wie uns jede therapeutische Beziehung fachlich und persönlich wachsen lässt. Wenn ein Klient sagt: „Ich brauche Sie nicht mehr!", wissen wir, dass wir eine „gute" Ergotherapie durchgeführt haben.

Unsere Seminarteilnehmerinnen erzählen oft, dass ihre Klienten in der Ergotherapie eigenverantwortlich, zielgerichtet und motiviert mitarbeiten, wenn sie Elemente des PsychErgo-Konzeptes nutzen. Insbesondere die entspannte Arbeitsweise genießen sie dabei sehr. Fühlen Sie sich daher eingeladen, Ihre Ergotherapie zu erforschen, in unseren Seminaren dazuzulernen und Neues in Ihrem Tätigkeitsfeld auszuprobieren. Wir haben bewusst den theoretischen Teil an das Ende des Buches gesetzt, sodass Sie die Hintergründe des PsychErgo-Konzeptes vertiefen können, nachdem Sie das praktische methodische Handeln „erlebt“ haben.

Wir wünschen Ihnen eine erfolgreiche Ergotherapie Ihrer Klienten!

André Sorge und *Winfried Kümmel*

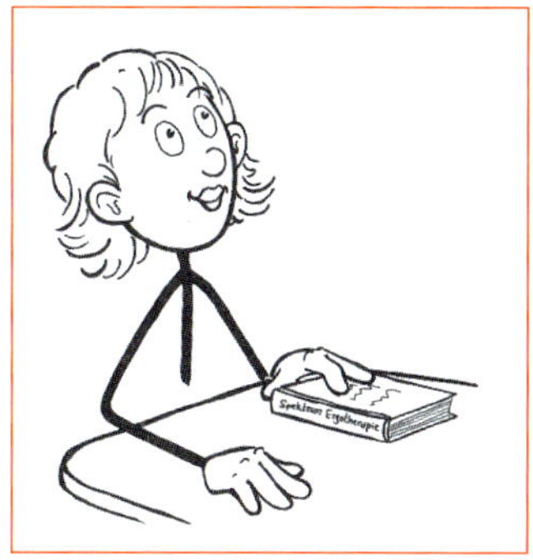

Abb. 86: Fertig gelesen!

15 Glossar

Begriff	Erläuterung
A	
Abwertung	Unbewusster Vorgang des Ausblendens. Abwerten heißt zu glauben, dass die eigenen Gefühle über das, was eine andere Person sagte, tat oder fühlte, bedeutungsvoller sind als das, was die Person tatsächlich gesagt, getan oder gefühlt hat. Abwertung dient der Herstellung und Aufrechterhaltung von Grandiosität und Symbiose. (→ Grandiosität; Symbiose)
Adaptation	JEAN PIAGETS Entwicklungstheorie: Steuerungsprozess, der auf das Gleichgewicht mit der äußeren Umwelt zielt. (→ Autoregulation; Organisation)
Agitiert-Sein	Ersatzverhalten anstatt problemlösenden Verhaltens: Wippen mit dem Fuß, Rauchen, ziellose Bewegung („Tiger im Käfig"), auch Aktivitäten ohne effektives Ergebnis, Prokrastination. (→ Passivität)
Aggregation	Vereinigung von Segmenten (Teilen) zu einem Ganzen.
Akkommodation	JEAN PIAGETS Entwicklungstheorie: Veränderung der Art und Weise, in der die Assimilation arbeitet. Teilprozesse der Adaptation. (→ Assimilation; Adaptation)
Aktivität	Gehört begrifflich zu den Aktionen, also alles, was eine Person tut und wir beobachten können. Wenn wir beispielsweise beim Hausbesuch die Person beobachten, können wir eine Abfolge von Aktionen sehen: sich hinlegen, liegen, aufstehen.
antithetisch	Gegensätzliche therapeutische Intervention.
Antreiber	Gut gemeinte elterliche Botschaften, die dem Kind raten, wie es sich verhalten muss, um den elterlichen Ansprüchen und Vorstellungen zu entsprechen.
Archaische Relikte	Diejenigen Anteile der Persönlichkeit, die im Laufe der Entwicklung unvollständig beziehungsweise unerledigt geblieben sind. (→ Kind-Ich-Zustand)
Assessments	Messinstrumente, Fragebögen, Selbstevaluierungslisten, die während der Inventarisierung und Evaluation verwendet werden. Die Ausführung von Betätigungen, Aktivitäten, Aufgaben, Funktionen der Person und ihres Systems, einer Organisation oder Population wird darin kontextbezogen dargestellt. (→ Inventarisierung; Evaluation)
Assimilation	JEAN PIAGETS Entwicklungstheorie: Angleichungsprozess an eine bereits gegebene Struktur. Teilprozess der Adaptation. (→ Adaptation)
Aufgabe	Bezieht sich auf das, was zukünftig getan werden muss oder was eine Person tun will. Ebenso spricht man von einer Aufgabe in der Vergangenheit, wenn diese getan ist. Eine Aufgabe können wir also nicht beobachten, sondern uns nur davon erzählen lassen oder sie gemeinsam mit dem Klienten planen.

Begriff	Erläuterung
Autonomie (TA)	Zustand der Selbstbestimmung bei gleichzeitiger Bezogenheit auf andere. Voraussetzung ist die Entfaltung von drei Fähigkeiten: Bewusstheit, Spontaneität und Intimität. (→ Bewusstheit, Spontaneität, Intimität)
Autoregulation	JEAN PIAGETS Entwicklungstheorie: Ein Organismus steuert und reguliert sein Verhältnis zur Umgebung und zu sich selbst, um ein inneres und äußeres Gleichgewicht herzustellen und zu erhalten. (→ Organisation; Adaptation; Ich-System)
Awareness	„Gewahrsein", meint die aktuelle, situationsbezogene Bewusstheit einer Person über sich selbst, die anderen, die Umwelt und die sich daraus ergebenden Möglichkeiten.
Axiom	Ein Grundsatz, der keines Beweises bedarf.
B	
Bezugsrahmen (TA)	Eine Struktur verknüpfter, erlernter und zur Gewohnheit gewordener Reaktionen, welche die verschiedenen Ich-Zustände in Reaktion auf spezifische Stimuli systematisch und netzwerkartig integriert. Er beinhaltet Definitionen des Selbst, der anderen und des Lebens/der Welt. (→ Ich-Zustand; Re-definition)
Betätigung	Bezeichnet das Ausführen einer bedeutsamen und zweckdienlichen Aktivität und das Eingebundensein in dieses Tun.
betätigungsbasiert	Beschreibt ein therapeutisches Handeln, sowohl bei der Analyse der Anforderung und Ausführung einer Aktivität oder Betätigung als auch beim Intervenieren.
betätigungsfokussiert (occupation-focused)	Die ergotherapeutische Erstevaluation und Intervention haben Betätigung als Schwerpunkt im Fokus, jedoch wird die Betätigungsausführung nicht direkt beobachtet oder trainiert.
Betätigungsfrage	Positiv ausgedrückte Umformung des Betätigungsproblems eines Klienten. Bei der Auseinandersetzung mit seinem Betätigungsproblem entwickelt der Klient die eigentliche Betätigungsfrage.
betätigungsorientiert	Synonym zu (→ betätigungszentriert)
Betätigungs-performanz	Ist die in einer konkreten Situation gezeigte sichtbare Handlungsausführung einer für die Person bedeutsamen und zweckdienlichen Aktivität (Betätigung) und schließt das gezeigte Verhalten und die erbrachte Leistung mit ein.
betätigungszentriert	Meint die berufsspezifische Perspektive, die Ergotherapeutinnen im gesamten Therapieprozess einnehmen; das Denken und Handeln ist auf „Betätigung" ausgerichtet.
Bewusstheit	Zustand des Bewusstseins, mit höchster Erkenntnis und fokussierter Wahrnehmung. Die Bewusstheit ermöglicht, im Hier und Jetzt zu leben und nicht irgendwo in der Vergangenheit oder in der Zukunft.
Bewusstsein	Ist der Grad der Wachheit und ein Wahrnehmungszustand, in dem der Mensch Kenntnis von der eigenen Existenz und der Existenz seiner Umgebung hat.

Begriff	Erläuterung
Bottom-up	Denkrichtung, von unten nach oben, um komplexe Sachverhalte zu verstehen, zu beschreiben, darzustellen. (→ Top-down)
C	
CAOT	Canadian Association of Occupational Therapists
CMOP-E	Canadian Model of Occupational Performance and Engagement
COPM	Canadian Occupational Performance Measure
CPPF	Canadian Practice Process Framework
D	
Deduktion	Herabführen von oben nach unten. (→ Induktion)
Dekompensation, psychische	Als „Nervenzusammenbruch" bekannte Reaktion auf eine akute oder permanente Belastungssituation, die sich äußert durch starkes Zittern, Weinen und Schluchzen oder durch Teilnahmslosigkeit und Starre. Ursachen sind meist starker Stress, Mobbing oder ein traumatisches Ereignis.
Dekomposition	Zerlegung, Auflösung eines Ganzen in einzelne Segmente (Teile).
Drama-Dreieck	Beschreibt die typischen Rollen und Rollenwechsel psychologischer Spiele mit drei Rollen: das Opfer, der Verfolger und der Retter. (→ Psychologische Spiele)
E	
Einschärfungen	Die frühesten Botschaften, die ein Kind erhält. Es handelt sich um negative Botschaften, die den eigenen Kind-Ich-Zuständen der Eltern entspringen. (→ Skript, Skriptmatrix)
Eltern-Ich-Zustand	Gruppe von Gefühlen, Einstellungen und damit zusammenhängenden Verhaltensmustern, die von den Eltern oder anderen wichtigen Bezugspersonen stammen. (→ Ich-Zustand; Introjekt)
Energie, psychische	Jeder Ich-Zustand beinhaltet Energie. Unter bestimmten Bedingungen gerät diese Energie in Bewegung und wechselt von einem zum anderen Ich-Zustand. (→ Ich-Zustand)
Ergotherapeutische Expertise	Ergotherapeutinnen handeln als Expertinnen für Betätigung eigenverantwortlich und selbstständig in komplexen und sich verändernden ergotherapeutischen Tätigkeitsfeldern mit dem Ziel der Förderung von Teilhabe, Lebensqualität und Wohlbefinden ihrer Klienten. Sie integrieren die unterschiedlichen ergotherapeutischen Kompetenzen in ihr professionelles Denken, Verhalten und Handeln. Ergotherapeutinnen intervenieren klientenzentriert auf Basis der bestehenden Berufsethik und aktueller wissenschaftlicher Erkenntnisse. Hierbei berücksichtigen sie gesellschaftliche, gesundheitspolitische sowie ökonomische Bedingungen (DVE, 2019).
Erwachsenen-Ich-Zustand	Eine selbstbestimmte zusammengehörige Gruppe von Gefühlen, Einstellungen und damit zusammenhängenden Verhaltensmustern, die der gegenwärtigen Realität angemessen sind. (→ Ich-Zustand)
Evaluation	Sachgerechte und fachgerechte Untersuchung und Bewertung.

Begriff	Erläuterung
Evidenz	Leitet sich von dem lateinischen Wort „evidentia" ab und bedeutet Augenschein, Offenkundigkeit, völlige Klarheit. Die englische Übersetzung des Worts „evidence" lautet Nachweis, Beweis, Hinweis.
Evidenzbasierte Praxis (EBP)	Ist der gewissenhafte, ausdrückliche und vernünftige Gebrauch der gegenwärtig besten externen, wissenschaftlichen Evidenz für Entscheidungen in der Patientenversorgung. (→ Evidenz)
G	
Gegeneinschärfungen	Befehle und Zuschreibungen aus der späteren Kindheit, die vom Kind bereits bewusst wahrgenommen werden. (→ Einschärfungen, Antreiber)
Gestalttherapie	Ein humanistisches Psychotherapieverfahren, begründet von LORE und FRITZ PERLS, bezieht sich auf die Wahrnehmung von der Gestalt, zum Beispiel einer Körperempfindung, eines Gefühls, eines Gedankens.
Gestaltungstherapie	Ist ein tiefenpsychologisches Psychotherapieverfahren mit gestalterischen Mitteln.
Grandiosität	Über- oder Untertreibung der eigenen Eigenschaften und von anderen Personen oder Situationen, um Gefühle des Ungenügens zu kompensieren. (→ Symbiose, pathologische)
Grundeinstellung oder Grundposition, existenzielle	Gefühl für den eigenen Wert und für den Wert der Mitmenschen, dargestellt als o.k.-ok.-Position.
I	
ICD	Internationale statistische Klassifikation der Krankheiten und verwandter Gesundheitsprobleme (WHO). Ist das Klassifikationssystem im deutschen Gesundheitswesen.
ICF	International Classification of Functioning, Disability and Health. Ist ein Klassifikationssystem (WHO).
Ich-System	Ein komplexes, lebendes, sich selbst-organisierendes System, das die Persönlichkeit des Menschen darstellt. Neufassung von ERIC BERNES Konzeptmodell der drei „psychischen Organe", von INGO RATH als Subsysteme beschrieben: Exteropsyche, Neopsyche und Archeopsyche. (→ Psyche; Ich-Zustand; Autoregulation)
Ich-Zustand	Ein in sich schlüssiges Muster des Denkens, Fühlens und Erlebens, das mit einem entsprechenden, in sich schlüssigen Muster von Verhaltensweisen verbunden ist. Es werden drei Klassen von Ich-Zuständen unterschieden: Eltern-Ich, Erwachsenen-Ich, Kind-Ich. (→ Ich-System; Psyche; Schema)
Implementierung/ Implementation	Die Realisierung oder Umsetzung von festgelegten Strukturen und Prozessabläufen in einem System unter Berücksichtigung von Rahmenbedingungen, Regeln und Zielvorgaben, im Sinne einer Spezifikation.
Induktion	Hereinführen von unten nach oben. (→ Deduktion)

Begriff	Erläuterung
Interkulturelle Kompetenz	Sich selbst im Gespräch von kulturellen Auffassungen, Normen und Wertvorstellungen der eigenen Kultur lösen und sich der eigenen Stellung und Position in der Gesellschaft und der wechselseitigen Beeinflussungen in der Klient-Therapeut-Beziehung bewusst sein.
Intimität (TA)	Die Fähigkeit, echte Gefühle wahrzunehmen und situationsangemessen auszudrücken. Die soziale Ebene und die psychologische Ebene sind kongruent. (→ Autonomie; Psychologische Spiele)
Introjekt	Abbild einer anderen Person, wird unbewusst imitiert, und zwar im Fühlen, Denken und Verhalten. (→ Eltern-Ich-Zustand)
Inventarisierung/ Inventarisation	Ist eine Bestandsaufnahme mithilfe von Assessments.
K	
Kind-Ich-Zustand	Gruppe von Gefühlen, Einstellungen und damit zusammenhängenden Verhaltensmustern, die Reste aus der Kindheit dieser Person sind. (→ Ich-Zustand; Archaische Relikte)
Klient, primärer	Person, der Ergotherapie verordnet wurde oder die um Ergotherapie bittet.
Klientengruppe	Eine Gruppe von Personen, die ähnliche Probleme bei der Ausführung von Betätigung haben, die aber nicht verwandt sind und auch sonst nicht miteinander in Beziehung stehen.
Klientenkonstellation	Besteht sowohl aus der primären Person als auch aus weiteren Personen, die mit ihr zusammenwohnen, arbeiten oder sonst eng mit ihr verbunden sind, sofern sie von deren Betätigungsproblemen betroffen sind. Es werden nur die Menschen zur Klientenkonstellation gerechnet, die selbst ein Performanzproblem in Bezug auf Arbeit oder Interaktion mit einer primären Person haben.
Kommunikations-modell (TA)	Stellt die zwischenmenschliche Kommunikation einfach und anschaulich dar. Die Transaktionen werden durch Pfeile zwischen zwei Rollenmodellen dargestellt.
Konfrontation	Therapeutische Intervention, die den Widerspruch zwischen eigenem Wunsch oder Ziel und dem dafür nicht förderlichen oder verhindernden Verhalten aufzeigt.
N	
Neuentscheidung	Aufhebung einer einschränkenden Skriptentscheidung durch eine autonome, eigene und Lebendigkeit bejahende Entscheidung. (→ Autonomie; Skriptentscheidung)
O	
Organisation	Jean Piagets Entwicklungstheorie: Der angeborene Wille, die mit der Umwelt gemachten Erfahrungen zu ordnen und miteinander in Beziehung zu setzen. Unterschiedliche physische und psychische Vorgänge werden in Schemata zusammengefasst. Die Organisation regelt und steuert die Adaptationsprozesse sowie ihre eigene Veränderung oder Entwicklung, um eine Adaptation zu ermöglichen. (→ Schema; Adaptation)

Begriff	Erläuterung
P	
Passivität	Symbiose aufrechterhaltendes Verhalten: Nichtstun, Überanpassung, Agitiert-Sein, Selbst-Beeinträchtigung durch Krank- oder Verrücktwerden. (→ Symbiose; Abwertung; Agitiert-Sein).
PEOP	Person-Environment-Occupation-Performance-Inhaltsmodell.
Performanz-fertigkeiten	Sind zielgerichtete Aktionen und die kleinsten beobachtbaren Einheiten der Betätigungsperformanz, die nacheinander bei einer Aktivität ausgeführt werden. Von Anne Fisher unterteilt in: motorische Fertigkeiten, prozessbezogene Fertigkeiten, soziale Interaktionsfertigkeiten. (→ Betätigung; Betätigungsperformanz; Aktivität; Aufgabe)
Phänomen	Unmittelbar erlebbare seelische Erscheinung oder seelischer Vorgang.
Programm	Gelebtes Vorbild der Eltern von ihrem eigenen Frau-Sein oder Mann-Sein oder Divers-Sein. (→ Skript; Skriptmatrix)
Psyche	Ein komplexes, lebendes, sich selbst-organisierendes System, das Informationen empfängt und abruft und die Informationen verfügbar macht, während ein Individuum zur Welt in Beziehung steht. (→ Ich-System; Organisation; Autoregulation)
Psychologische Spiele	Sie dienen, um als unbewusste manipulative Verhaltensmuster das Skript zu bestätigen und zu erfüllen. Typische Rollenwechsel lösen Verwirrung aus. (→ Skript; Drama-Dreieck)
R	
Re-definition	Interner Mechanismus des Umdeutens von Realität, um den eigenen Bezugsrahmen aufrechtzuerhalten. (→ Bezugsrahmen; Symbiose; tangentiale Transaktion)
Regression	Spontanes Wiedererleben oder im Rahmen von Therapie gezieltes Wiederbeleben einer früheren Entwicklungsstufe.
Rollenmodell	Inhaltsmodell zur Beschreibung der Funktion der Ich-Zustände, kategorisiert in drei Ur-Rollen: die Elternrolle, die Erwachsenenrolle und die Kindrolle. (→ Ich-Zustand)
S	
Schema	Jean Piagets Entwicklungstheorie: Ein Schema ist eine bestimmte Art und Weise der aktiven Auseinandersetzung mit der Umwelt, mit der sich das Individuum die damit verbundenen Informationen zu eigen macht. (→ Assimilation; Adaption)
Skript	Unbewusster, auf in der Kindheit getroffener Entscheidungen beruhender, Lebensplan. Dieser wird von den Eltern bestärkt und durch nachfolgende Ereignisse gerechtfertigt. Sein Höhe- und Schlusspunkt bildet eine selbst gewählte Alternative. (→ Skriptbotschaften, Skriptentscheidungen, Skriptüberzeugungen; Skriptmatrix)

Begriff	Erläuterung
Skriptbotschaften	Sammelbegriff für alle elterlichen Botschaften, die das Skript mit konstruieren. Beinhaltet förderliche und einschränkende Botschaften gleichermaßen. (→ Einschärfungen; Gegeneinschärfungen; Antreiber)
Skriptentscheidungen	Versuch, die destruktiven elterlichen Botschaften so in Verbindung miteinander zu bringen, dass ein Lebensrecht daraus abgeleitet werden kann. (→ Skript; Skriptmatrix; Skriptüberzeugung)
Skriptmatrix	Grafische Prozessdarstellung des Einflusses der Eltern bei der Skriptbildung durch Skriptbotschaften. (→ Einschärfungen; Programm; Gegeneinschärfungen; Antreiber)
Skriptüberzeugungen	Sie ergänzen die Skriptentscheidungen mit einem fest gefügten Weltbild: So bin ich, so sind die anderen, so sind das Leben und die Welt. (→ Skript; Skriptentscheidungen)
Spontaneität (TA)	Psychische Fähigkeit, aus einer großen Anzahl von Alternativen im Fühlen, Denken und Verhalten frei auswählen zu können.
Symbiose (pathologische)	Zwei Personen kombinieren Ich-Zustände, die zusammen die Struktur einer einzigen vollständigen Persönlichkeit ergeben. (→ Ich-Zustand)
Systemtheorie	Neue Annäherungsform zum Studium komplexer Erscheinungen, legt den Schwerpunkt auf das Ganze und auf die Zusammenhänge zwischen den verschiedenen Unterteilen des Ganzen.

T

Begriff	Erläuterung
TA	Transaktionsanalyse
Top-down	Denkrichtung von oben nach unten, um vom Abstrakten, Allgemeinen, Übergeordneten schrittweise hin zum Konkreten, Speziellen, Untergeordneten zu gelangen. (→ Bottom-up)
Transaktion	Grundeinheit der Kommunikation, die aus Anfangsbotschaft, Stimulus und unmittelbar darauf erfolgende Antwort, Reaktion besteht. Grundsätzlich kann der Stimulus von jeder Rolle ausgehen und sich an jeden Rollenaspekt des Partners wenden; ebenso kann auch die Reaktion von jeder Rolle ausgehen und ihrerseits den Partner an jedem seiner Rollenaspekte ansprechen. (→ Rollenmodell; Kommunikationsmodell)
Transaktion, blockierende	Bewirkt einen Stopp der Transaktionen und dient dazu, eine fantasierte Bedrohung des Bezugsrahmens zu vermeiden, falls sich die Transaktionen wie vermutet fortsetzen. (→ Bezugsrahmen)
Transaktion, komplementäre (parallel)	Die Reaktion bestätigt diejenige Rolle, die durch den Stimulus angesprochen wurde. Parallele Transaktionen können sich endlos fortsetzen. (→ Transaktionen)
Transaktion, nicht komplementäre (gekreuzt)	Die Reaktion erfolgt aus einer anderen Rolle als der angesprochenen. Die Reaktion ist meist auch an einen anderen Rollenaspekt gerichtet als den, von dem der Stimulus ursprünglich ausging. Eine gekreuzte Transaktion unterbricht den bisherigen Fluss der Kommunikation. (→ Transaktionen)

Begriff	Erläuterung
Transaktion, tangential	Die Reaktion greift einen nebensächlichen Aspekt des Stimulus auf und geht an seinem Fokus vorbei. Einer tangentialen Transaktion liegt intern eine Re-definition der Realität zugrunde. (→ Re-definition)
Transaktion, verdeckt	Jede Transaktion hat eine inhaltliche und eine psychologische Ebene. Zur psychologischen Ebene gehören die verdeckten Transaktionen, die unbewusste Botschaften beinhalten. Die verdeckten Transaktionen bestimmen den Fortgang der Kommunikation.
Trübung der Ich-Zustände	Die Wahrnehmungs- und Urteilsfähigkeit des Erwachsenen-Ich-Zustands werden durch einen Eltern-Ich-Zustand und/oder einen Kind-Ich-Zustand bestimmt, ohne dass dies der betroffenen Person bewusst ist. (→ Ich-Zustand)
U	
Überanpassung	Vernachlässigen oder Missachten der eigenen Wünsche und Bedürfnisse zugunsten der Wünsche und Bedürfnisse einer anderen Person oder zugunsten einer Idee. (→ Passivität)
V	
Vertrag	Faire Abmachung auf Gegenseitigkeit unter gleichberechtigten und verhandlungsfähigen Partnern.

16 Literaturverzeichnis

Alward, A. (2009). Handwerk in der Ergotherapie. Stuttgart: Thieme.

Atkinson, K., & Wells, C. (2000). Creative Therapies – A Psychodynamic Approach within Occupational Therapy. Cheltenham: Stanley Thornes Publishers Ltd.

Bandura, A. (1979). Sozial-kognitive Lerntheorie. (R. Verres, Hrsg.) Stuttgart: Klett-Cotta.

BAR (2019/2020). Stufenweise Wiedereingliederung in den Arbeitsprozess. Arbeitshilfe. Frankfurt a. M.: Bundesarbeitsgemeinschaft für Reha (BAR) e. V.

Bärtsch, B., & Huber, M. (2019). Jobcoaching für Menschen mit psychischer Erkrankung. Köln: Psychiatrie Verlag.

Berg, D., Oster, J. L. & Takacs, C. (2019). Betätigungs... was?! – Fachterminologie nach Anne G. Fisher. ergopraxis, 12(05), 26-28.

Berne, E. (1961/dt. 2001). Die Transaktions-Analyse in der Psychotherapie. (U. Müller, Übers.) Paderborn: Junfermann.

Berne, E. (1964/dt. 2002). Spiele der Erwachsenen: Psychologie der menschlichen Beziehung. (W. Wagmuth, Übers.) 2. Aufl. Hamburg: Rowohlt.

Berne, E. (1966/dt. 2005). Grundlagen der Gruppenbehandlung. Paderborn: Junfermann.

Berne, E. (1972/dt. 2004). Was sagen Sie, nachdem Sie „Guten Tag" gesagt haben? 19. Aufl. München: Kindler Verlag.

Berne, E. (1977/dt. 2005). Transaktionsanalyse der Intuitionen. Paderborn: Junfermann.

BIH (2018). ABC Fachlexikon Beschäftigung schwerbehinderter Menschen. Köln: BIH Bundesarbeitsgemeinschaft der Integrationsämter und Hauptfürsorgestellen.

BIH. Bundesarbeitsgemeinschaft der Integrationsämter und Hauptfürsorgestellen (BIH) e. V. https://www.bih.de abgerufen am 03.01.2023

Boeckh, A. (2006). Gestalttherapie – Eine praktische Orientierungshilfe. Stuttgart: Kreuz-Verlag.

Bohm, D. (1980/2018). Die Implizite Ordnung: Grundlagen eines ganzheitlichen Weltbildes. 5. Aufl. München: Dianus Trikont Buchverlag.

Borgetto, B., Bünemann-Geißler, D., & Düchting, M. (2007). Die Forschungspyramide – Diskussionsbeitrag zur Evidenz basierten Praxis in der Ergotherapie. ergoscience, 2(2), 56-63.

Bowlby, J. (2021). Bindung als sichere Basis: Grundlagen und Anwendung der Bindungstheorie. München: Ernst Reinhardt.

Brink, L. (2021). Geoffrey Chew: Architect of the Bootstrap. (C. Detar, L. Brink, & R. C. Brower, Hrsg.) Singapore: World Scientific Publishing Co. Pte. Ltd.

Bundesministerium der Justiz (2018). Bundesamt für Justiz (B. d. Justiz, Hrsg.) Gesetze im Internet. https://www.gesetze-im-internet.de/sgb_9_2018/__184.html abgerufen am 31.01.2023

Bundesministerium der Justiz (2021). Gesetz über den Beruf der Ergotherapeutin und des Ergotherapeuten (ErgThG). https://www.gesetze-im-internet.de/bearbthg/BJNR012460976.html abgerufen am 30.10.2022

Capra, F. (1980). Der kosmische Reigen. Physik und östliche Mystik – ein zeitgemäßes Weltbild. Bern: Otto Wilhelm Barth.

Capra, F. (2022). In Memoriam Geoffrey Chew 1924-2019. https://www.fritjofcapra.net/in-memoriam-geoffrey-chew/ abgerufen am 28.10.2022

Christmann, D. M. ONKO-Internetportal – krebsgesellschaft.de. (D. M. Christmann, Hrsg. & D. V. GmbH, Produzent) (2014). Personalisierte Krebsmedizin. https://www.krebsgesellschaft.de/onko-internetportal/basis-informationen-krebs/basis-informationen-krebs-allgemeine-informationen/personalisierte-krebsmedizin.html abgerufen am 10.09.2014

Daniëls, R., & Verhoef, J. (2019). Professionelles Reasoning. In: M. le Granse, M. v. Hartingsveldt, & A. Kinebanian (Hrsg.), Grundlagen der Ergotherapie. (M. Vieten, Übers.) Stuttgart: Thieme, 502-517.

Deutsche Gesellschaft für Supervision und Coaching (DGSv) (2023). Supervision/Coaching. https://www.dgsv.de/dgsv/supervision/ abgerufen am 31.01.2023

Deutsche Gesellschaft für Transaktionsanalyse (DGTA) (2022). Was macht Transaktionsanalyse aus? https://dgta.de/ueberblick/ abgerufen am 29.10.2022

Dörner, K., Plog, U., Teller, C., & Wendt, F. (2009). Irren ist menschlich: Lehrbuch der Psychiatrie und Psychotherapie. 23. Aufl. Köln: Psychiatrie-Verlag.

DVE (2019). Kompetenzprofil Ergotherapie. Idstein: Schulz-Kirchner Verlag.

Eidmann, M., & Huppertz, F. (2021). Achtsamkeit als Prävention. In: M. Huppertz, Achtsamkeitsbasierte Therapie und Beratung. Frankfurt a. M.: Mabuse-Verlag, 136-144.

Elbing, U. (2014). Nichts passiert aus heiterem Himmel ... es sei denn, man kennt das Wetter nicht. Dortmund: Verlag modernes Lernen.

English, F. (1976). Transaktionale Analyse und Skriptanalyse. Hamburg: Wissenschaftlicher Verlag Altmann.

English, F. (1985). Merkmale des guten Therapeuten, Heft 2. In: U. Hagehülsmann, Zeitschrift für Transaktionsanalyse in Theorie und Praxis (ZTA), 88-92. DGTA.

English, F. (1985). Der Dreiecksvertrag, Heft 2. In: D. G.-A. (DGTA), Zeitschrift für Transaktionsanalyse in Theorie und Praxis (ZTA), 106-108. Paderborn: Junfermann.

Fisher, G. (2009/2022). OTIPM Occupational Therapy Intervention Process Model. Ein Modell zum Planen und Umsetzen von klientenzentrierter, betätigungsbasierter Top-down-Intervention. 3. Aufl. (B. Dehnhardt, Übers.) Idstein: Schulz-Kirchner Verlag.

Frater, H. (2006). wissenschaft.de. (K. M. GmbH, Hrsg.) Warum jeder Mensch so einzigartig ist. https://www.wissenschaft.de/erde-umwelt/warum-jeder-mensch-so-einzigartig-ist/# abgerufen am 03.01.2023

Freud, A. (1999/2001). Sigmund Freud – Gesammelte Werke in achtzehn Bänden: Mit einem Nachtragsband. Frankfurt a. M.: Fischer Verlag.

Frohme, G., & Schmale-Riedel, A. (2014). Psychodynamik von Antreibern – Vortrag auf dem „World Congress for Psychotherapy", 12.–15. Oktober 2008 in Beijing. (D. W. Weishaupt, Hrsg.) Freie Psychotherapie – Magazin des VFP.

Gadebusch Bondio, M., & Michl, S. (2010). Individualisierte Medizin: Die neue Medizin und ihre Versprechen. Deutsches Ärzteblatt, (21) 1062-1064.

Glöckner, A. (2011). Enttrübung – wie geht denn das? https://angelika-gloeckner.de/images/stories/PDF/Entrbung_-_wie_geht_denn_das_Mrz_2011.pdf abgerufen am 03.01.2023

Goulding, M. M., & Goulding, R. L. (1986/2005). Neuentscheidung. 7. Aufl. Stuttgart: Klett-Cotta.

Gremmler-Fuhr, M. (1999). Grundkonzepte und Modelle der Gestalttherapie. In: R. Fuhr, M. Sreckovic, & M. Gremmler-Fuhr, Handbuch der Gestalttherapie. Göttingen: Hogrefe, 345-392.

Guddat, S., & Voelzke-Neuhaus, M. (2021). Kunsttherapie im Rahmen der DBT – Skillsatelier für Borderline-Patienten. Stuttgart: Schattauer.

Gudemann, W.-E. (1993). Bertelsmann Universal Lexikon. (W.-E. Gudemann, Hrsg.) Gütersloh: Verlagsgruppe Bertelsmann GmbH.

Harrer, M. E. (2013). Achtsamkeit in der psychotherapeutischen Beziehung. In: U. Anderssen-Reuster, P. Meibert, S. Meck, U. Anderssen-Reuster, P. Meibert, & S. Meck (Hrsg.), Psychotherapie und buddhistisches Geistestraining: Methoden einer achtsamen Bewusstseinskultur. Stuttgart: Schattauer, 277-297.

Hartingsveldt, M. v., & Pellegrom, S. (2019). Person-Environment-Occupation-Performance-Modell (PEOP) und PEOP Occupational Therapy Process. In: M. le Granse, M. v. Hartingsveldt, & A. Kinébanian (Hrsg.), Grundlagen der Ergotherapie. (M. Vieten, Übers.) Stuttgart: Thieme, 439-453.

Hartingsveldt, M. v., & Piskur, B. (2019). Canadian Model of Occupation Performance and Engagement (CMOP-E) und Canadian Practice Process Framework (CPPF). In: M. le Granse, M. v. Hartingsveldt, & A. Kinébanian (Hrsg.), Grundlagen der Ergotherapie. (M. Vieten, Übers.) Stuttgart: Thieme, 378-393.

Hennig, G., & Pelz, G. (2002). Transaktionsanalyse: Lehrbuch für Therapie und Beratung. Paderborn: Junfermann.

Hirsch, T., & Hötten, R. (2015). Arbeitsfelder und Prozesse im Jobcoaching. In: W. Höhl, P. Köser, & A. Dochat (Hrsg.), Produktivität und Teilhabe am Arbeitsleben – Arbeitstherapie, Arbeitsrehabilitation, Gesundheitsförderung. Idstein: Schulz-Kirchner Verlag, 151-159.

Hirschberg, P. (2008). Piagets Theorie der kognitiven Entwicklung. Greifswald: Institut für Psychologie.

Höhl, W. (2015). Die Bedeutung empirischer Evidenz für ergotherapeutische Ansätze im Bereich Produktivität und Teilhabe am Arbeitsleben. In: W. Höhl, P. Köser, & A. Dochat (Hrsg.), Produktivität und Teilhabe am Arbeitsleben – Arbeitstherapie, Arbeitsrehabilitation, Gesundheitsförderung. Idstein: Schulz-Kirchner Verlag, 183-193.

Hötten, R., & Hirsch, T. (2014). Jobcoaching – Die betriebliche Inklusion von Menschen mit Behinderung gestalten. Köln: Balance Buch + Medien Verlag.

Houten, J. v., & Hartingsveldt, M. v. (2019). Die Entwicklung des Betätigens. In: M. le Granse, M. v. Hartingsveldt, & A. Kinébanian (Hrsg.), Grundlagen der Ergotherapie. (M. Vieten, Übers.) Stuttgart: Thieme, 273-286.

Iwama, M. (2009). Blick durch die kulturelle Brille – Michael Iwama stellt das KAWA-Modell vor. ergoscience, 4(3), 127-128.

Iwama, M. K. (2008). Alles ist im Fluss. ergopraxis, (1) 24-27.

Jecht, G., & Pelz, G. (2022). Transaktionsanalyse. Weinheim: Beltz.

Jerosch-Herold, C. M. (1999/2004). Konzeptionelle Modelle für die ergotherapeutische Praxis. Berlin, Heidelberg, New York: Springer.

Joines, V. S., & Stewart, I. (2008). Persönlichkeitsstile – Wie frühe Anpassungen uns prägen (Bd. 1). Paderborn: Junfermann.

Joyce, P., & Sills, C. (2015). Gestalttherapeutische Kompetenzen für die Praxis. Bergisch Gladbach: EHP – Andreas Kohlhage.

Kahler, T., & Capers, H. (1974). The Miniscript. Transactional Analysis Journal, 4(1), 26-42.

Karpman, D. B. (2016). Ein Leben ohne Spiele. Weilheim: Process Training and Consulting e. K.

Kielhofner, G., Marotzki, U., & Mentrup, C. (2005). Model of Human Occupation (MOHO). (U. Marotzki, C. Jerosch-Herold, & B. M. Hack, Hrsg.) Heidelberg: Springer.

Kottwitz, G., & Gooss, B. (1994). Integrative Transaktionsanalyse (Bd. 3). (G. Kottwitz, Hrsg.) Berlin: Institut für Kommunikationstherapie.

Kouwenhoven, K. E. (2002). Schwere Persönlichkeitsstörungen. Wien, New York: Springer.

Kriz, J. (1985/2014). Grundkonzepte der Psychotherapie. 7. Aufl. Weinheim: Beltz.

Krupa, T., Edgelow, M., Chen, S.-p., Mieras, C., Almas, A., Perry, A., ... Bransfield, M. (2010/2017). Handeln ermöglichen – Trägheit überwinden. (U. Marotzki, C. Mentrup, P. Weber, Hrsg.; A. Pfeiffer, & W. Höhl, Übers.) Edition Vita Activa. Idstein: Schulz-Kirchner.

Kubny, B. (2020). Ergotherapie in der Psychiatrie. 4. Aufl. Stuttgart: Thieme.

Kubny-Lüke, B. (2003). Ergotherapie im Arbeitsfeld Psychiatrie. (B. Kubny-Lüke, Hrsg.) Stuttgart: Thieme.

Kümmel, W. (2001). „Ich würde gerne wieder an irgendetwas Spaß haben!" – Ergotherapie unter Einbezug gestalttherapeutischer Elemente. praxis ergotherapie, (1) 13ff.

Kümmel, W. (2002). Gestalttherapie als klientenzentrierter Ansatz im Vergleich zum CMOP. WFOT-Bulletin, 20ff.

Kümmel, W. (2003). Der Gestaltansatz in der ergotherapeutischen Praxis. Vol. 45. Bergisch-Gladbach: EHP – Andreas Kohlhage.

Kümmel, W. (2004). Gestalttherapie-Elemente in der ergotherapeutischen Arbeit mit ADHS-Kindern. praxis ergotherapie, (1) 16ff.

Kümmel, W. (2016). „Wenn doch nur die Angst weg wäre ..." – Ergotherapie von Menschen mit Angst-, Zwangs- und Panikerkrankungen. praxis ergotherapie, (2) 146ff.

Kümmel, W. (2017). Präsent sein, innehalten und loslassen. Achtsamkeit in der Therapie. ergopraxis, (9) 24ff.

Kümmel, W. (2020). Ergotherapie von Menschen mit Depressionen. praxis ergotherapie, (3) 282ff.

Lagemann, H., & Brandt, B. (2020). Ergotherapie in der Psychiatrie. 4. Aufl. (B. Kubny, Hrsg.) Stuttgart: Thieme.

Lagemann, H., & Flotho, W. (2003). Ergotherapie im Arbeitsfeld Psychiatrie. (B. Kubny-Lüke, Hrsg.) Stuttgart: Thieme.

Law, M., Baptiste, S., Carswell, A., McColl, M. A., Polatajko, H., & Pollock, N. (2023). COPM Canadian Occupational Performance Measure (5th Ausg.) 6. Aufl. (U. Marotzki, C. Mentrup, P. Weber, Hrsg.; B. Dehnhardt, S. George, & A. Harth, Übers.) Edition Vita Activa. Idstein: Schulz-Kirchner Verlag.

Levin, P. (1988). Cycles of Power: A User's Guide to the Seven Seasons of Life. (P. Rudolph, & G. Hallstein, Übers.) Ukiah: The Nourishing Company.

Loomis, M. (2001). Veränderungsverträge. In: D. G.-A. (DGTA, & U. Müller (Hrsg.), Zeitschrift für Transaktionsanalyse in Theorie und Praxis (ZTA), (3) 91-101. Paderborn: Junfermann.

Mac Goldrick, M., Gerson, R., & Petry, S. (2008). Genogramme in der Familienberatung. Bern: Huber.

Mahler, M. (1975/1985). Die psychische Geburt des Menschen. Frankfurt a. M.: Fischer.

Mohr, G. (2008). Coaching und Selbstcoaching mit Transaktionsanalyse. Bergisch-Gladbach: EHP – Andreas Kohlhage.

Nicolaisen, T. (2019). Emotionen in Coaching und Organisationsberatung. Heidelberg: Carl-Auer-Systeme-Verlag.

Nitsch-Berg, H., & Kühn, H. (2000). Kreative Medien und die Suche nach Identität – Methoden der integrativen Therapie und Gestaltpädagogik für psychosoziale Praxisfelder. (A. Kohlhage, Hrsg.) Gevelsberg: EHP – Andreas Kohlhage.

Parkinson, S. (2018). Genesung aktivieren und Teilhabe fördern: Therapieprogramm auf Grundlage des Model of Human Occupation (MOHO). Bern: Hogrefe.

Parkinson, S., Forsyth, K., & Kielhofner, G. (Hrsg.) (2005). Das "Model of Human Occupation Screening Tool" (MOHOST), Übersetzte Vision 1.0. (C. Adler, A. Michel, & G. J. Keutgen, Übers.) Dortmund: Verlag modernes lernen.

Perls, F. S. (1979). Gestalttherapie in Aktion. 3. Aufl. Stuttgart: Klett-Cotta.

Pesso, A., & Lowijs, P. (2008). Die Bühne des Bewusstseins oder: Werden, wer wir wirklich sind. München: CIP-Medien.

Piaget, J. (1959). Das Erwachen der Intelligenz beim Kinde. Stuttgart: Klett.

Quitmann, H. (1996). Humanistische Psychologie: Psychologie, Philosophie, Organisationspsychologie. 3. Aufl. Göttingen: Hogrefe.

Rath, I. (1992). Ansätze zur Entwicklung einer stimmigen Theorielandkarte der Transaktionsanalyse: Wissenschaftstheoretische Überlegungen zu den Grundlagen der Transaktionsanalyse. In: DGTA, & H. Hagehülsmann (Hrsg.), Zeitschrift für Transaktionsanalyse (ZTA), (2-3), 90-120. Paderborn: Junfermann.

Rogers, C. R. (1981). Der neue Mensch. 7. Aufl. Stuttgart: Klett-Cotta.

Rogers, C. R. (1983/2019). Therapeut und Klient – Grundlagen der Gesprächspsychotherapie. 24. Aufl. (U. Seeßlen, Übers.) Frankfurt a. M.: Fischer.

Rosenberg, M. B. (2001/2016). Gewaltfreie Kommunikation. 12. Aufl. Paderborn: Junfermann.

Schaumburg-Reis, P. (2023). Integrationsamt Hessen. https://www.integrationsamt-hessen.de/beschaeftigte/in-arbeit-sein-und-bleiben/integrationsfachdienst-ifd/ abgerufen am 31.01.2023

Scheepers-Assmus, C. (2016). Konzentrative Bewegungstherapie und Ergotherapie. Idstein: Schulz-Kirchner Verlag.

Scheiber, I. (1985). Ergotherapie in der Psychiatrie. 2. Aufl. Köln: Stam Verlag.

Schiff, J. L. (1975). Cathexis Reader: Transactional Analysis Treatment of Psychosis. New York: Harper and Row.

Schlegel, L. (1993). Die „psychischen Organe" und ihr Verhältnis zu den Ich-Zuständen nach Berne. In: DGTA, ZTA, 155-161. Paderborn: Junfermann.

Schlegel, L. (2002). Handwörterbuch der Transaktionsanalyse. DSGTA. 2. Aufl. Zürich: Leonhard Schlegel, https://dsgta.ch/ für Fair Use (Deutschschweizerische Gesellschaft für Transaktionsanalyse), abgerufen am 03.07.2006

Schmale-Riedel, A. (2016). Der unbewusste Lebensplan – Das Skript in der Transaktionsanalyse, Typische Muster und therapeutische Strategien. München: Kösel.

Schneider, J. (2002). Auf dem Weg zum Ziel. Paderborn: Junfermann.

Schneider-Landolf, M., Spielmann, J., & Zitterbarth, W. (2014/2017). Handbook of Theme-Centered Interaction (TCI). 3. Aufl. Göttingen: Vandenhoeck & Ruprecht.

Schulz von Thun Institut für Kommunikation. Das Kommunikationsquadrat: https://www.schulz-von-thun.de/die-modelle/das-kommunikationsquadrat abgerufen am 31.01.2023

Sorge, A. (2011). Examensarbeit zum Transaktionsanalytiker Psychotherapie (CTA). Marburg.

Sorge, A. (2019). Transaktionsanalyse. Dem Verhalten auf den Grund gehen. ergopraxis, (7-8) 42ff.

Sorge, A. (2020). PEZI – PsychErgo-Zielplanungs-Instrument. unveröffentlichtes Manuskript.

Sorge, A., & Kümmel, W. (2009). Möglichkeiten psychisch-funktioneller Ergotherapie in der ambulanten Praxis. praxis ergotherapie, (2) 74ff.

Sorge, A., & Oberste-Frielinghaus, C. (2020). PEBI – PsychErgo-Betätigungsproblemanalyse-Instrument. unveröffentlichtes Manuskript.

Statistisches Bundesamt (2022). DE STATIS Statistisches Bundesamt. Pressemitteilung Nr. 259 - 7,8 Millionen schwerbehinderte Menschen. https://www.destatis.de/DE/Presse/Pressemitteilungen/2022/06/PD22_259_227.html abgerufen am 31.01.2023

Steiner, C. (2000). Wie man Lebenspläne verändert. 10. Aufl. Paderborn: Junfermann.

Stewart, I., & Joines, V. (2000). Die Transaktionsanalyse. Eine Einführung. Freiburg/Brsg.: Herder.

Sumsion, T. (2002). Klientenzentrierte Ergotherapie: Umsetzung in die Praxis. Stuttgart: Thieme.

Sura, C., & Schäfer, C.-S. (2020). Das kanadische Modelltriplet: CMOP-E, CPPF und CMCE. https://dve.info/ergotherapie/ergotherapeutische-modelle: https://dve.info/resources/pdf/ergotherapie/ergotherapeutische-modelle/3975-20-05-05-cmop-e-cppf-cmce-end/file abgerufen am 31.01.2023

Temple, S. (2007). Das Functional-Fluency-Modell in der Pädagogik. In: D. G. (DGTA), & U. Müller (Hrsg.), Zeitschrift für Transaktionsanalyse (ZTA), 76-88. Weinheim: Beltz.

Theuretzbacher, K., & Nemetschek, P. (2013). Coaching und systemische Supervision mit Herz, Hand und Verstand. Stuttgart: Klett-Cotta.

Verhoef, J., & Zalmstra, A. (2019). Model of Human Occupation (MOHO). In: M. le Granse, M. v. Hartingsveldt, & A. Kinébanian (Hrsg.), Grundlagen der Ergotherapie. (M. Vieten, Übers.) Stuttgart: Thieme, 395-411.

von Spreti, F. (2022). Kunsttherapie kompakt – Schöpferisch denken – therapeutisch handeln. (F. von Spreti, W. Bertram, & T. Fuchs, Hrsg.) Stuttgart: Schattauer.

Ware, P. (1983). Personality adaptations. In: McNeel, J. R., et.al., Transactional Analysis Journal, 13(1), 11-19.

Ware, P. (1992). Anpassung der Persönlichkeit (Türen zur Therapie). In: H. Hagehülsmann, Zeitschrift für Transaktionsanalyse in Theorie und Praxis (ZTA), (4) 183-197. DGTA.

Watzlawick, P. (1995/2005). Wie wirklich ist die Wirklichkeit? Wahn, Täuschung, Verstehen. München: Piper.

Watzlawik, P., Beavin, & J. H., Jackson, D. D. (1990). Menschliche Kommunikation. Formen Störungen Paradoxien. 8., unveränd. Aufl. Bern, Stuttgart, Toronto: Huber.

Weiß, J. (Hrsg.) (1996). Meyers Taschenlexikon. Mannheim: Bibliographisches Institut & F. A. Brockhaus.

WHO/DIMDI (2001, 2005). Internationale Klassifikation der Funktionsfähigkeit, Behinderung und Gesundheit. Köln: Deutsches Institut für Medizinische Dokumentation und Information (DIMDI).

Winkelmann, I. (Hrsg.) (2009). Handwerk in der Ergotherapie. Stuttgart: Thieme.

Wurll, P. (2007/2011). Achtsamkeit als therapeutische Grundhaltung. 2. Aufl. In: U. Anderssen-Reuster, & U. Anderssen-Reuster (Hrsg.), Achtsamkeit in Psychotherapie und Psychosomatik. Stuttgart: Schattauer, 69-77, 110-121.

Zamath, F. (2020). Ergotherapie in der Psychiatrie. (L. Kubny, Hrsg.). 4. Aufl. Stuttgart: Thieme.

Zeides, S. (2021). KAWA-Modell. https://dve.info/ergotherapie/ergotherapeutische-modelle: https://dve.info/resources/pdf/ergotherapie/ergotherapeutische-modelle/4332-kawa Abgerufen am 31.01.2023

Zimbardo, P. G., & Gerring, R. J. (2008). Psychologie. München: Pearson Education Deutschland.

17 Anhang

Weiterführende Informationen zur Fortbildung mit Zertifikat PsychErgo-Expertin, nützliche Assessments und interessante Publikationen finden Sie auf der PsychErgo-Institut Internetseite: **https://psychergo-institut.de**

Die aktuellen Versionen des PEBI, PEZI, PEZI-mini und PEPRI – im Buch mit dem Symbol gekennzeichnet – können Sie auf der oben genannten Internetseite in der Rubrik „Seminare" → „Publikationen" kostenlos herunterladen.

PsychErgo®-Konzept

PEBI PsychErgo®-Betätigungsproblemanalyse-Instrument

Version 23.5 -

Das PEBI ist angelehnt an die Struktur und Durchführung des COPM (Canadian Occupational Performance Measure), verknüpft mit der ICF (Internationale Klassifikation der Funktionsfähigkeit, Behinderung und Gesundheit). Es dient der Erhebung von Problemen (und Ressourcen) bei der Ausführung von Aktivitäten und Betätigungen, die nach ICF-Kategorien geordnet sind, sowie zur Vorbereitung der Anwendung des PEZI (PsychErgo®-Zielvereinbarungsinstrument).

Stempel

Anleitung

1. Beschreiben Sie Ihre Schwierigkeiten bei der Ausführung von Aktivitäten oder Betätigungen und tragen Sie diese auf Seite 2 jeweils bei der passenden ICF-Kategorie ein.
2. Bewerten Sie dann, auf einer Skala von 1 - 10, wie wichtig Ihnen die zugehörige Aktivität oder Betätigung ist. Die "1" bedeutet "überhaupt nicht wichtig" und die "10" "besonders wichtig".
3. Anschließend wählen Sie aus den Problembeschreibungen die 5 Aktivitäten oder Betätigungen aus, die Sie überhaupt oder besser ausführen wollen. Tragen Sie diese auf Seite 1 bei "A" bis "E" ein.
4. Bewerten Sie nun, wie Sie die einzelne Aktivität oder Betätigung derzeit ausführen. Bewerten Sie, wie zufrieden Sie mit der Ausführung der einzelnen Aktivität oder Betätigung sind.

Erklärung: *Abkürzung 1. E. = 1. Erhebung, 2. E. = 2. Erhebung; in jedem Bereich der Aktivität oder Betätigung sind Lernen und Wissensanwendung (d1) u. allgemeine Aufgaben und Anforderungen (d2), z.B. tägliche Routine durchführen u. mit Stress u. anderen psychischen Anforderungen umgehen, enthalten.*

Klient:in	**Datum Erhebung**	**Ergotherapeut:in**
Vor-/Nachname	**1.E.**	
geb. am	**2.E.**	

Bemerkungen ____________________________________

zu 1.E.

zu 2.E.

Ausgewählte Aktivitäten oder Betätigungen *(mit Problemen bei der Ausführung, Übertrag von Seite 2)*		**Ausführung**	**Zufriedenheit**
A		**2.E.**	**2.E.**
		1.E.	**1.E.**
		Differenz:	**Differenz:**
B		**2.E.**	**2.E.**
		1.E.	**1.E.**
		Differenz:	**Differenz:**
C		**2.E.**	**2.E.**
		1.E.	**1.E.**
		Differenz:	**Differenz:**
D		**2.E.**	**2.E.**
		1.E.	**1.E.**
		Differenz:	**Differenz:**
E		**2.E.**	**2.E.**
		1.E.	**1.E.**
		Differenz:	**Differenz:**

PsychErgo®-Konzept

PEBI PsychErgo®-Betätigungsproblemanalyse-Instrument Version 23.5 -

Beschreibung des Problems bei der Ausführung der Aktivität oder Betätigung, *(zugeordnet zu den folgenden sechs ICF-Kategorien)*	**Wich-tigkeit**
Selbstversorgung (d5): *die Pflege des eigenen Körpers u. seiner Teile; sich waschen, abtrocknen, An- u. Ausziehen der Kleidung, Essen u. Trinken, die Toilette benutzen, für die eigene Gesundheit sorgen*	
Mobilität (d4): *die eigene Bewegung durch Änderung der Körperposition oder -lage oder Verlagerung von einem Platz zu einem anderen, sich fortbewegen (Gehen, Rennen, Klettern, Steigen), der Gebrauch verschiedener Transportmittel, Gegenstände tragen, bewegen, handhaben*	
Häusliches Leben (d6): *Lebensmittel u. Kleidung beschaffen, Mahlzeiten vor- u. nachbereiten, Reinigungs- u. Reparaturarbeiten durchführen oder beauftragen, Haushaltsmitgliedern helfen*	
Bedeutende Lebensbereiche (d8): *Arbeit und Beschäftigung, bezahlte u. unbezahlte Tätigkeit ausführen, Kinder versorgen, Lernen in Schul-, Aus- u. Fortbildung, wirtschaftliche Transaktionen durchführen (z.B. Geld benutzen oder sparen, Bankgeschäfte, Hauskauf)*	
Interpersonelle Interaktionen und Beziehungen (d7); u. **Kommunikation** (d3): *in sozial angemessener Weise mit Fremden, Freunden, Verwandten, Familienmitgliedern und Liebespartnern umgehen; u. Konversation beginnen, aufrecht erhalten und beenden*	
Gemeinschafts-, soziales und staatsbürgerliches Leben (d9): *sich an organisiertem sozialen Leben außerhalb der Familie beteiligen, Religion u. Spiritualität, Menschenrechte, politisches u. staatsbürgerliches Engagement, Erholung u. Freizeit ausüben*	

PsychErgo®-Konzept

PEBI PsychErgo®-Betätigungsproblemanalyse-Instrument Version 23.5

Einstufungskarten

PSYCHERGO Institut Marburg

Wichtigkeit

1	2	3	4	5	6	7	8	9	10

überhaupt nicht wichtig — besonders wichtig

PSYCHERGO Institut Marburg

Ausführung

1	2	3	4	5	6	7	8	9	10

überhaupt nicht — besonders gut

PSYCHERGO Institut Marburg

Zufriedenheit

1	2	3	4	5	6	7	8	9	10

überhaupt nicht zufrieden — hoch zufrieden

PsychErgo®-Konzept

PEZI PsychErgo®-Zielvereinbarungsinstrument
Version 23.5

Meine Zielvereinbarung

1. Was genau ist das Problem oder die Aufgabe, welche ich, ______________, lösen möchte?
   (Welche Betätigung will ich ändern? Was genau möchte ich an mir ändern?)

2. Mein SMART-Ziel:

3. Welchen Nutzen habe ich, wenn ich das Problem oder die Aufgabe gelöst habe?
   (Weshalb will ich das Ziel erreichen?)

4. Welche Konsequenz bringt meine Zielverfolgung mit sich? *(Auf was werde ich verzichten müssen, wenn ich mein Ziel erreichen will? Wer könnte was dagegen haben, wenn ich am Erreichen meines Ziels arbeite?)*

5. Woran werde ich *(im Alltag)* spüren, dass ich mein Ziel erreicht habe? *(Wie geht es mir dann?)*

PsychErgo®-Konzept

PEZI PsychErgo®-Zielvereinbarungsinstrument
Version 23.5

6. Woran werden es andere merken? *(Was wird ... sagen, welche Gefühlsäußerung wird er/sie zeigen?)*

7. Wie kann ich mich selbst daran hindern, mein Ziel zu erreichen? *(Wenn ich .... nicht tue / nutze.)*

8. Was ist ein erster kleiner Schritt, um mein Ziel zu erreichen? Welchen Schritt als Nächstes?

Schritt A:

Schritt B:

Schritt C:

Schritt D:

Meine Zielvereinbarung überprüfe ich am: ____________ .

Datum: ____________ Meine Unterschrift: ____________

Meine Zielvereinbarung habe ich besprochen mit: ____________ .

PsychErgo®-Konzept

PEZI-mini PsychErgo®-Zielvereinbarungsinstrument
Version 23.05

Name: ______________________

1. Mein kleines SMART-Ziel.

____

____

2. Weshalb will ich dieses Ziel erreichen?

____

____

____

3. Wie kann ich mich selbst daran hindern, mein Ziel zu erreichen?

____

____

____

____

____

____

Reflexion der Zielbearbeitung

____

____

____

____

____

PsychErgo®-Konzept

PSYCHERGO Institut Marburg

PEPRI PsychErgo®-Professionelles-Reasoning-Instrument

Version 23.5

Beschreibung, der als Therapie eingesetzten Aktivität oder Betätigung:

Vorbereitung

Ist Ihr Klient passiver Empfänger der Intervention? Bereiten Sie den Klienten auf spätere Teilnahme an therapeutischen Aktivitäten vor? Führen Sie die Behandlung zur Wiederherstellung, Entwicklung oder Aufrechterhalt von personenbezogenen Faktoren oder Körperfunktionen durch?

☐ nein ☐ ja

Wenn ja, schätzen Sie die Tendenz ein. Bei nein, wechseln Sie zur nächsten Aktivitätsgruppe.

irrelevant	← Bezug zum Alltag →	relevant
simuliert	← Umweltrelevanz →	natürlich
Therapeutin	← Bestimmung der Bedeutung und des Zwecks →	Klient

Notizen:

Mechanisches Üben

Übt Ihr Klient wiederholt dieselbe Aktivität, um personenbezogene Faktoren und Körperfunktionen wiederherzustellen, zu entwickeln oder zu erhalten? Bezwecken Sie durch Übungen die Introspektions- und Reflexionsfähigkeit zu verbessern?

☐ nein ☐ ja

Wenn ja, schätzen Sie die Tendenz ein. Bei nein, wechseln Sie zur nächsten Aktivitätsgruppe.

irrelevant	← Bezug zum Alltag →	relevant
simuliert	← Umweltrelevanz →	natürlich
Therapeutin	← Bestimmung der Bedeutung und des Zwecks →	Klient

Notizen:

Simulierte Betätigung

Führt Ihr Klient Aktivitäten außerhalb des natürlichen Kontextes oder konstruierte Aufgaben aus, um diese später in seinen Alltag zu transferieren? Versuchen Sie die Aktivität bedeutsamer und zweckdienlicher realer Alltagsaufgaben anzunähern? Sind die Interventionen auf Wiederherstellung, Entwicklung oder Erhalt personenbezogener Faktoren oder Körperfunktionen oder auf Wiedererwerb, Entwicklung oder Erhalt von Betätigungsfertigkeit ausgerichtet?

☐ nein ☐ ja

Wenn ja, schätzen Sie die Tendenz ein. Bei nein, wechseln Sie zur nächsten Aktivitätsgruppe.

irrelevant	← Bezug zum Alltag →	relevant
simuliert	← Umweltrelevanz →	natürlich
Therapeutin	← Bestimmung der Bedeutung und des Zwecks →	Klient

Notizen:

PsychErgo®-Konzept

PEPRI PsychErgo®-Professionelles-Reasoning-Instrument
Version 23.5

Wiederherstellende Betätigung

Ist Ihr Klient aktiv an der für ihn bedeutsamen und zweckdienlichen Betätigung beteiligt? Führt er diese im Alltag mit echten Gegenständen in seiner Umwelt aus? Dient die Betätigung der Wiederherstellung, Entwicklung oder dem Erhalt personbezogener Faktoren und Körperfunktionen?

☐ nein ☐ ja

Wenn ja, schätzen Sie die Tendenz ein. Bei nein, wechseln Sie zur nächsten Aktivitätsgruppe.

irrelevant	← Bezug zum Alltag →	relevant
simuliert	← Umweltrelevanz →	natürlich
Therapeutin	← Bestimmung der Bedeutung und des Zwecks →	Klient

Notizen:

___

Akquisitorische Betätigung

Führt Ihr Klient die alltagsrelevante und für ihn bedeutsame und zweckdienliche Betätigung in natürlicher Umwelt mit echten Gegenständen zielgerichtet aus? Findet dabei ein Wiedererwerben, Entwickeln oder Erhalten von effektiven Betätigungsfertigkeit statt, um seine Alltagsaufgaben so ausführen zu können, wie es für Personen dieses Alters, dieses Geschlechts und dieser kulturellen Gruppe normal ist?

☐ nein ☐ ja

Wenn ja, schätzen Sie die Tendenz ein. Bei nein, wechseln Sie zur nächsten Aktivitätsgruppe.

irrelevant	← Bezug zum Alltag →	relevant
simuliert	← Umweltrelevanz →	natürlich
Therapeutin	← Bestimmung der Bedeutung und des Zwecks →	Klient

Notizen:

___

Adaptive Betätigung

Ist Ihr Klient an der alltagsrelevanten und für ihn bedeutsame und zweckdienliche Betätigung in natürlicher Umwelt mit echten Gegenständen beteiligt? Übt der Klient kompensatorische Betätigungsfertigkeiten, die sich darin unterscheiden, wie es Menschen üblicherweise tun? Zielen die Interventionen unmittelbar auf die Kompensation von ineffektiven Betätigungsfertigkeiten ab und nicht auf Wiederherstellung, Entwicklung oder Erhalt personbezogener Faktoren oder von Betätigungsfertigkeiten?

☐ nein ☐ ja

Wenn ja, schätzen Sie die Tendenz ein. Bei nein, wechseln Sie zur nächsten Aktivitätsgruppe.

irrelevant	← Bezug zum Alltag →	relevant
simuliert	← Umweltrelevanz →	natürlich
Therapeutin	← Bestimmung der Bedeutung und des Zwecks →	Klient

Notizen:

___

Das PEPRI unterstützt Ihr professionelles Reasoning hinsichtlich der als Therapie eingesetzten Aktivitäten oder Betätigungen. Das Reasoning-Instrument ist orientiert an Anne Fishers Vier Kontinua und den Sechs Hauptaktivitätsgruppen (vgl. Fisher, G., OTIPM Occupational Therapy Intervention Process Model. (B. Dehnhardt, Übers.) Fort Collins, CO(USA)/ Idstein: Three Star Press; Schulz-Kirchner Verlag, 2009/2018 2. Aufl.).